薬に頼らない 個々に合ったうつ病治療

パーソナライズドメディスン◆9つのステップ

The Breakthrough Depression Solution
A Personalized 9-Step Method

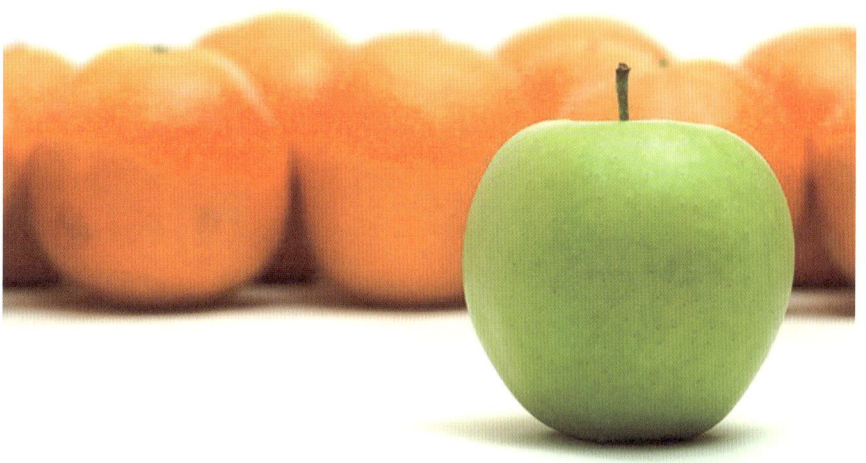

精神科医 ジェームズ・グリーンブラット [著]

精神科医 千村 晃 [訳]

コスモス・ライブラリー

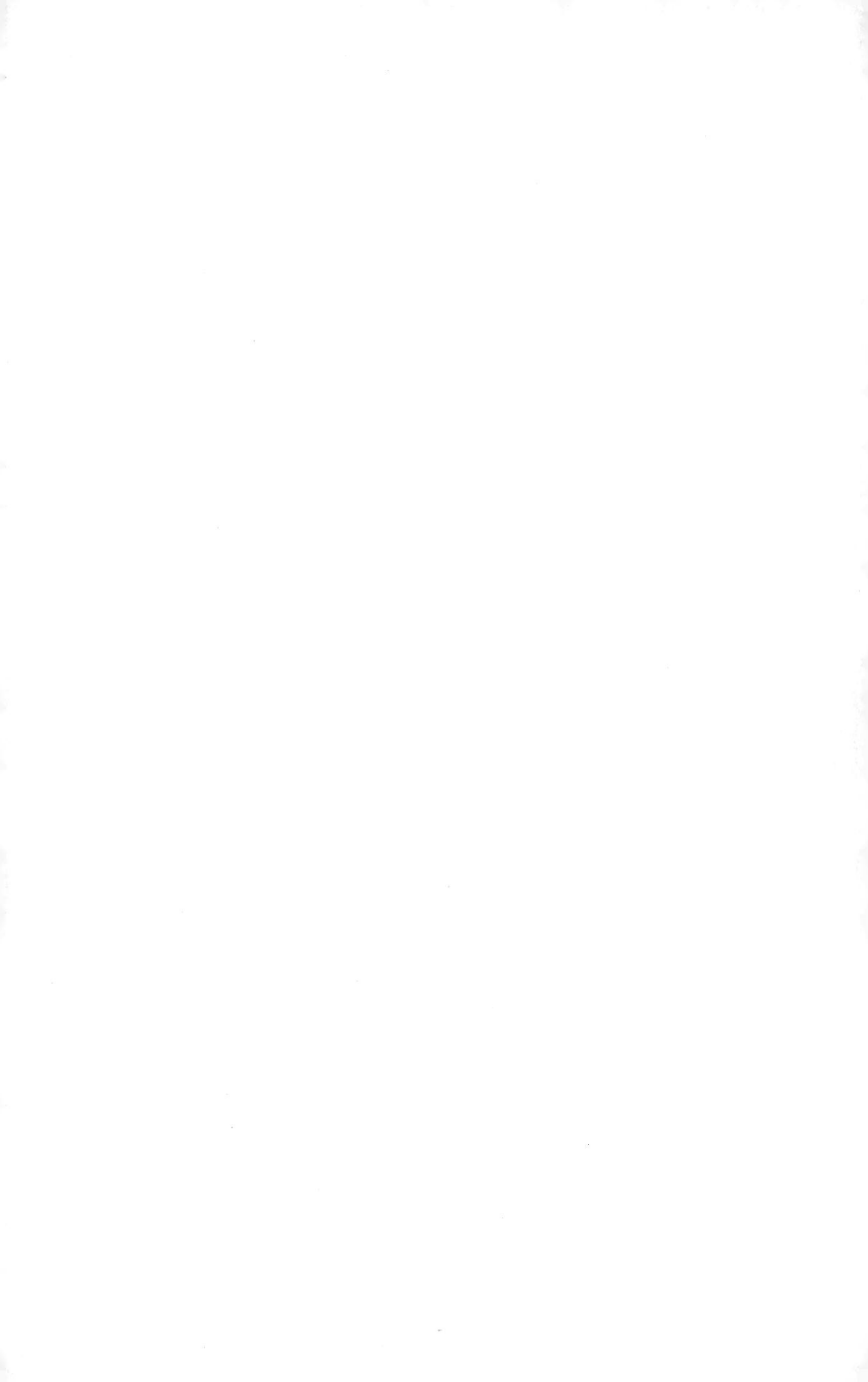

ジェームズ・グリーンブラット医師からのメッセージ

　うつ病は、子ども、成人、高齢者が罹患し、障害をともなう病気です。従来は、純粋に精神的な病気と考えられたり、またあるいは純粋に生化学的な病気と考えられたりしてきました。これまでは、私たちの多くの患者にとって、薬剤が治療の頼みの綱となってきました。しかし、この10年間で、うつ病の薬物治療には限界があることが、よりいっそう明らかとなってきました。

　この本は、栄養がいかに脳機能に影響を与えているのか、栄養がいかにうつ病の発症、重症度、持続にとって重要な鍵となっているのか、あなたにご理解いただくための手引き書です。私は、あなたがこの本をお読みになり、ジェネティクスと生化学的な固有性という概念がいかに重要かを、十分に認識理解してくださることを願っています。

　私たちは、みんな、ひとりひとり固有です。私たちの遺伝子は環境と相互に作用しあい、日常生活のストレスは固有な生化学的パターンを創りあげるのです。うつ病を効果的に治療するには、この固有な生化学的パターンを理解する必要があります。

　私たちは、つい、ひとつの治療様式に頼り過ぎてしまいます。この本の目的は、複雑で表面から見えない栄養不足があり、それが気分と行動に影響する可能性があるということを、みなさんにご理解いただくお手伝いとなることです。

　私たちが、薬剤と栄養をどのようにうつ病治療のサポートに活用できるのか、共に協力して理解を進めれば、障害をもたらすうつ病という病気を最適に予防治療することができるでしょう。

ジェームズ・グリーンブラット医師からのメッセージ

　翻訳者の千村晃医師がこの本をお読みになり、日本の多くのみなさんにご紹介いただく決心をなさったことに感謝いたします。多忙な診療スケジュールの合間に、この本の翻訳のため多くの時間と努力を注いでくれたこと、そしてこの本を幅広い読者のみなさんにとって、より一層理解しやすいものにしてくれたことに、こころから感謝いたします。

　さらに、この本の日本語版翻訳の実現にご協力くださった、Dr. Steven Carter医師と柳澤厚生医師にも心から感謝申し上げます。

　みなさまの健康を祈って

ジェームズ・グリーンブラット

〈免責条項〉

(1) この本の中の内容や情報に関しては、原著発行の2011年現在で、通常可能な範囲で正確さを保つべく配慮しています。しかし、この分野の研究や発見は日進月歩であり、この本の内容や情報は最新の標準、進歩、治療を反映していない場合があります。

この本は情報提供と教育目的のために執筆・翻訳されたものであり、病気の診断・治療のためのものではありません。この本の中の内容や情報は専門の医師による直接の診断・治療に代わるものではありません。

また、テーマについてすべて漏れなく網羅されているわけではありません。

したがって、必ず直接に専門の医師の診断・治療・指導を受けてください。

(2) 本書に記載されている薬剤名、栄養素名、サプリメント名、検査項目名など、およびそれらの用量や数値などは、すべて原著発行時点のアメリカ国内の状況下での原著者の見解です。

これらの項目の情報、栄養素やサプリメントの使用の許容レベルや効果は、国、人種、気候、風土、文化、生活習慣などの違い、体質などの個人差により、大きく異なります。また、サプリメントについては、メーカーにより品質に大きな差があります。したがって、本書の内容をそのまま、あなた、あなたの知人もしくはあなたの患者に当てはめることはしないでください。必ず栄養療法に詳しい医師に直接相談し、診察・指導を受けてください。

(3) 原著者、原著出版者、日本語翻訳者、日本語版出版者は、こ

〈免責条項〉

の本の中の内容情報に関して読者とその関係者に直接的に、または間接的に生じたいかなる結果、症状の固定や悪化、損害、損失、障害についても、その責任は負いません。必ず、専門の医師の診断・治療・指導を受けてください。

（この本の中の症例の個人が特定可能な場合は、ご本人またはご家族が読者のみなさんの理解のため、その方の病歴を例示することを原著者に承認してくださったものです。）

目次

ジェームズ・グリーンブラット医師からのメッセージ ----- i

〈免責条項〉 ----- iii

謝辞 ----- xi

序章 ----- 1
　パーソナライズされた医療（パーソナライズドメディスン） ----- 1
　栄養療法 ----- 4
　薬物療法 ----- 6
　スティグマを乗り越えて ----- 7

第1部　問題を理解する

第1章　**うつ病とは？** ----- 11
　うつ病の症状 ----- 12
　うつ病の種類 ----- 15
　最もうつ病の危険性が高いのは誰か？ ----- 21
　うつ病の原因 ----- 23
　◎ *うつ病と自殺：統計と事実* ----- 24
　◎ *うつ病の原因となる薬剤* ----- 26

第2章　**うつ病は治る** ----- 31
　精神医学的症状評価とは何か？ ----- 32
　◎ *DSMの今後* ----- 37
　現在の治療の欠点を乗り越える ----- 41
　統合的アプローチを採用する ----- 43

v

目次

第3章　現在の治療法は、思っているほどは効果がない ―― 45
信頼性をそこなう製薬会社による支援 ―――――――――――― 46
産業規模の問題 ―――――――――――――――――――――― 47
◎直販広告 ―――――――――――――――――――――――― 49
私たちの薬は本当に効くのか？ ――――――――――――――― 50
"ミラクルな"薬があふれているのに、うつ病は3倍に ――――― 51
副作用はどうなのか？ ――――――――――――――――――― 53
新しい方法 ――――――――――――――――――――――― 57

第4章　うつ病と生化学的個別性 ―――――――――――――― 59
メディカルマーカー ―――――――――――――――――――― 60
個人ではなく、"集団"を治療する ――――――――――――― 61
同じ人間は1人としていない ――――――――――――――― 63
心と脳は別々のもの？ ――――――――――――――――――― 64
無視された早期の可能性 ―――――――――――――――――― 65
精神科的症状と脳機能 ――――――――――――――――――― 67
◎一つの疾患に異なる原因と治療法があるのか？ ―――――――― 67

第5章　ジェネティクス、エピジェネティクス、そしてあなた ――― 71
◎ジェネティクスとは ――――――――――――――――――― 72
太ったマウスと痩せたマウス、ジェネティクスとエピジェネティクス ――――――――――――――――――――― 73
エピジェネティクス："オーバーライド"の集合体 ――――――― 75
◎エピジェネティクスに光を当てる ―――――――――――――― 76
何がエピジェネティックなプロセスを開始するのか？ ――――― 77
エピジェネティックな変化はどのように現れるのか？ ――――― 81
人それぞれに、それぞれの疾患 ―――――――――――――――― 83

vi

第6章　THE ZEEBrA アプローチによる個別化医療 ------- 85
　個別化医療実現への道 ------ 86
　統合精神医学 ------ 87
　THE ZEEBrA アプローチ ------ 89
　THE ZEEBrA アプローチは効くのか？ ------ 100

第2部　脳を育てる：THE ZEEBrA アプローチ

第7章　自分自身をケアする ------ 103
　食生活とうつ病 ------ 104
　消化とうつ病 ------ 105
　睡眠とうつ病 ------ 110
　糖分とうつ病 ------ 119
　ストレスとうつ病 ------ 125

第8章　ホルモン ------ 129
　甲状腺とうつ病 ------ 130
　◎甲状腺機能低下の症状 ------ 131
　DEHA とうつ病 ------ 139
　性ホルモンとうつ病 ------ 141
　この章のまとめ ------ 145

第9章　取り除く ------ 147
　セリアック病とうつ病 ------ 147
　カゾモルフィン、グリアドルフィンとうつ病 ------ 157
　フードアレルギーとうつ病 ------ 160
　その他の胃腸関連問題とうつ病 ------ 162
　最後に ------ 163

目次

第10章　亜鉛とその他のミネラル ―― 165
亜鉛とうつ病 ―― 165
◎亜鉛味覚テスト ―― 172
銅とうつ病 ―― 175
◎銅のチェック ―― 178
マグネシウムとうつ病 ―― 179
リチウムとうつ病 ―― 183
クロムとうつ病 ―― 186
ヨードとうつ病 ―― 188
鉄とうつ病 ―― 190
この章の重要ポイント ―― 192

第11章　必須脂肪酸とコレステロール ―― 195
脂肪酸：脂肪をつくり上げるブロック ―― 195
コレステロールとうつ病 ―― 204
見逃してはいけないこと ―― 212

第12章　運動とエネルギー ―― 213
科学は運動を支持している ―― 213
エネルギーなしでどうやって運動できるのか？ ―― 220
"運動阻害性無気力"をビタミンB_{12}で克服する ―― 222
カルニチンで細胞のエネルギー工場にエネルギーを与える ―― 224
リボースとホエイで細胞エネルギーを創り出す ―― 227
やる気を起こそう！ ―― 229

第13章　ビタミンBとその他のビタミン ―― 231
葉酸（ビタミンB_9） ―― 233
ビタミンB_{12} ―― 239
ビタミンD ―― 241

SAMe ---------- 246
　イノシトール ---------- 248
　ビタミン B_1（チアミン）、B_3（ナイアシン）、
　　B_6（ピリドキシン） ---------- 250
　あなたに固有の生化学的ニーズに基づき、
　　チェック＆チャージアゲイン ---------- 253

第14章　リファレンスドEEG ---------- 257
　脳を"読む" ---------- 259
　科学の裏づけ ---------- 263
　バイオマーカー修正で症状を取り除く ---------- 264
　魔法の弾丸ではない ---------- 265

第15章　**アミノ酸とプロテイン** ---------- 267
　プロテインを構成するピース ---------- 268
　アミノ酸と気分 ---------- 269
　アミノ酸とうつ病 ---------- 270
　アミノ酸レベルを低下させるもの ---------- 272
　塩酸レベル低下リスクの高い人とは？ ---------- 273
　酸レベル低下 ---------- 273
　酸を増強する ---------- 275
　アミノ酸とタンパクのレベルを適切に保つ ---------- 276
　くり返し伝えたいこと ---------- 280

第16章　**主治医がオーダーする臨床検査** ---------- 281
　はじめに ---------- 282
　努力する価値があります！ ---------- 293

目次

第3部　こころを育む

第17章　生化学の向こうに ---- 297

第18章　祈りとプラセボ ---- 303

第19章　手放す ---- 307
視覚化すること ---- 308
呼吸と瞑想 ---- 309
笑うこと ---- 310
チャンティング ---- 311
許し：手放すための究極の方法 ---- 312

結び　パーソナライズされた医療 ---- 315
最も脆弱な患者 ---- 317
うつ病治療の将来 ---- 321
新しい方法 ---- 322

エピローグ　今こそ始めよう ---- 325

参考文献 ---- 327

訳者あとがき ---- 343

著者／訳者プロフィール ---- 355

謝辞

　この本の執筆のために、ほとんどの朝と週末に家を不在にしていた間、忍耐と理解を示してくれた私の妻ジュディーと3人の子どもに感謝を表します。また、これまでの人生で、いつも変わらぬ支援と励ましを与え続けてくれた両親に感謝します。

　最後に、この本は、Lee Yuan, Virginia Taylor そして Suzanne Stoterau 医師のみなさんの、調査研究、執筆、編集への協力なしには、完成させることはできなかったでしょう。

　そして何よりも重要なことは、何千人もの患者さんたちに感謝いたします。治療で助けになりそうなものではなく、真に助けとなるものは何か、私がそれを考える道筋を開いてくれたのは、多くの患者さんたちなのです。

序章

　またうつ病に関する新しい本ですか？　読者の皆さんは、おそらく、新しい治療への期待や最新薬の特長の宣伝に興奮した経験がおありでしょう。特に、もし、あなたが、いまだにうつ病を患っているなら、不満や皮肉を感じて当然でしょう。

　私にはわかります。20 年以上もうつ病患者さんの治療に携わってきたのです。その間、私は、悲しみとともに生きるくらいなら死んだほうがましだと訴える幼い子どもと話したことがあります。うつ病の感情的な苦痛から逃れたくて自分自身を傷つける若者の治療もしてきました。そして、もはや仕事ができず、うつ病の脅威により人間関係を破壊された成人を救ったこともあります。

　しかし、是非もう一度希望を取り戻し、この本を読み続けるようお願いします。この本で、私はある特定の療法や新薬を勧めるつもりはありません。事実、私は、2020 年までに世界中で最も主要な病気となるおそれがあるうつ病の複雑な症状のために、いかなる療法をも誇大に推奨はしていません。

　うつ病の原因は多種多様です。ひとりひとりのうつ病の事例の根底にある特定の原因を突きとめない限り、治療は失敗することになるのです。

　この本で、私はうつ病に対するパーソナライズされた治療を確実に行なうために考案された方法を提案します。

パーソナライズされた医療（パーソナライズドメディスン）

　私たちは、幼い頃から、自分の周りの人々には、外見や性格に

無数の違いがあることを理解しています。ですから、私たちが生化学的にも唯一無二であること、つまり、私たちの体の機能はひとりひとり異なっているのだと理解することは難しくありません。例えば、あなたの体が最適に機能するために必要なビタミンとミネラルの量は、あなたの母親や父親、あるいはまったくの他人とは異なるのです。このような生化学的な繊細さは、私たちの脳、気分、そして回復に影響を与えています。

うつ病に携わる私のアプローチは、パーソナライズされた治療に基づいています。このアプローチの基本的根拠は、あなたの性格や外見が唯一無二であるのと全く同じように、あなたのうつ状態に関与している要因の組み合わせも唯一無二である、ということです。このような要因の多くは従来の精神科治療では長い間無視されてきましたが、それを特定し、治療することで、症状はよくなるでしょう。

従来までの治療法は、調査研究の結果に基づいています。これらの研究は、大きな母集団から統計をとっています。しかし私たちは、大きな母集団に基づく一般的な統計から、あなたに効果があると考えられるある特定の治療法を確実に推測することはできません。

一方、パーソナライズされた医療は、あなたのうつ病に関連すると考えられるすべての要因をつきとめようと努めます。これは、統合的アプローチで、栄養、遺伝、ストレス、そして必要な時には、あなたの生化学特性に的を絞った医療を確実に行なう技術にフォーカスしています。パーソナライズドメディスンが目指すのは、あなただけのためにデザインされた治療アプローチです。

パーソナライズドメディスンの項目のひとつひとつを覚えやすくするために、THE ZEEBrA という語を考案しました。第1章の始めに、それぞれのアルファベットが何を意味しているのか説明しますが、ここではこの頭文字の元になった動物についてお話しましょう。

Introduction

　子どもの頃から、私はシマウマ（zebra）が好きでした。シマウマはとても繊細で警戒心が強く、敵を避けるためにジグザグに移動し、そしてスタミナがあるので長生きすると教わりました。シマウマは、鋭い嗅覚や味覚と同時にとても優れた視力と聴力を持っています。しかし、私にとって何より興味深い特徴は、——今も昔も変わらず——シマウマは、1頭1頭異なった固有の縞模様を持っているということです。シマウマは、よく知らない人が見るとすべて同じように見えますが、よく見ると、縞には、茶色い縞も、黒い縞もあります。さらには、白い縞模様の黒いシマウマもいます。シマウマの縞模様は、1頭1頭に固有のものです。

　この本では、シマウマ1頭1頭の縞模様が固有であることをたとえに、うつ病について伝えたいのです。シマウマは、この本がうつ病について伝えたいことを象徴しています。うつ病という病気は、1つの診断名と見なす上で十分に共通な特徴を持っている一方で、ひとりひとりのうつ病のパターンは固有のものです。それ故、うつ病の治療を効果的に行なうには、ひとりひとりの病気に関わる要因が特有に混在していることを考慮に入れなくてはなりません。シマウマの縞が1頭1頭異なるように、私たちもみなひとりひとり固有なのです。

　私は、うつ病の原因があなたの過去、両親、そして何よりあなたにある、ととがめることには興味がありません。私は、脳の中で起きていることは、体とは切り離せないということを理解してほしいのです。脳の健康、あるいは私たちが心と呼ぶものは、体の健康に直接依存しているのです。栄養物、ホルモン、遺伝的特徴、ストレスなどの要素が複雑にまざり合い、どのように心が働き、どのように個人が人生の出来事に反応するのかに影響しています。つまり、この世界のあなたの苦悩は、精神的に健康であるか、あるいはうつ病で悩むのかを決める複数の要因の組み合わせの1つでしかないのです。

序章

　この本の中で私が詳述する主要な要因のうちのいくつかについて説明しましょう。

栄養療法

　精神科医として開業し20年間に、何千人もの患者さんを診察して、私は、効果的なうつ病治療の基礎は、脳をよく育てることだと確信するに至りました。それにもかかわらず、このシンプルな真実はしばしば見落とされています。医師は、医学校で栄養について学んでいないという理由もあり、栄養という観点からは考えない傾向にあります。全米科学アカデミーが行なったある研究によると、アメリカの医学校の卒業生は、栄養学について十分な訓練を受けていません。2006年に行われた追跡調査でも同様の結論が出ました。医師は、栄養学の重要性を理解し、患者さんにカウンセリングをするために必要な訓練を受けていません。

　もし、他の疾患と同様に、うつ病治療において栄養学がとても重要であるなら、なぜ医学界はシンプルで費用のかからない栄養学的介入をなかなか受け入れようとしないのでしょうか？　実はシンプルで費用がかからないということこそ、その理由のひとつなのです。企業は、利益を生み出す薬のテストのための調査研究には投資をします。あなたの主治医の机上にふと置かれている抗うつ薬の洒落た、まことしやかな広告や、私たちの子どもが見ているテレビコマーシャルは、医薬品会社に利益をもたらす薬を押し売りしています。医師たちは、彼らにとって馴染みのある治療法、例えば医学雑誌で読んだことのある治療法を選択します。このような薬物治療は、研究論文（通常、製薬会社が資金を提供していますが）がこれらの薬の使用を支持しているので、標準的な治療法と思われています。

医療の専門家は、栄養学的介入について、概してすぐには受け入れようとはしてきませんでした。保健上の革新導入に関することばの流布を扱った研究で、医師ドナルド・バーヴィックは1601年にレモンジュースが壊血病を予防することを発見した英国海軍司令官のジェームズ・ランカスター・キャプテンの話をしています。英国政府は、シンプルで費用のかからないこの介入治療方法をすぐには採用しませんでした。しかし、264年後に、その効果が決定的に証明されたのです。多数の医師が栄養学的治療法の利点に見向きもしないからといって、これらの治療方法には効果がないという訳ではありません。

　"トマト効果"と呼ばれる現象がありますが、これは、医学界が栄養学的療法の恩恵を理解しようとしない例として、わかりやすいでしょう。"トマト効果"は、ジェームズ・グットウィン医師によって、1984年に *Journal of the American Medical Association* という雑誌でとりあげられました。彼は、"薬のトマト効果が生じるのは、ある病気に有効な治療が、すでに認められているその病気のメカニズムや薬物作用から考えると、"効くはずがない"として、無視されたり、拒否されたりする時である。"と書いています。

　"みんな、それは効くはずがないと知っているから"という理由で実は有益な治療が拒否されることが、"トマトは毒である"という、16世紀から19世紀にかけてのアメリカの頑固な信念に由来してトマト効果と呼ばれました。

　人が自分の視野にはない治療法を否定するというこの傾向を理解することは、――自説をくつがえす証拠を眼の前にしたときでさえ――医療専門家が、うつ病治療のための栄養学的介入を頑なに拒否し続けていることの説明に役立ちます。それでもなお、私たちは、うつ病の治療法として認められるために、遅々として進まない現状をもはや受け入れることはできません。うつ病による

犠牲——例えば、喜び、エネルギー、チャンス、人間関係、人生そのものなど——は多大なものです。医師は、患者とその家族のために、長年にわたり続いてきた誤った推測を打破する義務があります。

薬物療法

　患者の栄養状況をまず調べる代わりに、今日、精神科医は、多分に薬を処方する傾向があります。精神科医はそれぞれ、特定の薬剤を好む傾向があります。ある医師はプロザックを、また別の医師はレクサプロをはじめに処方します。最初の処方は、時には効果を示しますが、しばしば、患者のうつ状態を長引かせることになるのです。通常、別の薬が処方され、時には、しばしば1番目と2番目の薬の副作用のために3番目の薬が処方されることもあります。医師たちは神経伝達物質と呼ばれる脳内の化学物質が、これらの薬によって影響を受けると考えられるにもかかわらず、1つには、彼らが抗うつ薬が実際どのように働くのか十分には理解していないために、さらに継続的に薬を処方します。たとえ、これらの薬が完全にリスクのないものであるとしても、患者は、この試行錯誤の期間に投じたお金と時間を無駄にしたことになるでしょう。しかし、うつ病を抱えて生きること自体がリスクをもたらし、長く患えば患うほど、回復するのが困難になります。さらに、私たちは、おそらく、——特に子どもと年配者に——薬を処方することによる潜在的危険性を、まだ十分には理解できていません。

　精神科に従事するものが、処方薬を過信していることを認識するために、DNA構造を解明したノーベル生理学・医学賞受賞者のジェームズ・ワトソン医師は、"医療従事者は、精神疾患をより

良く理解するための研究や投資に重点を置くように"と呼びかけています。2010年に行ったスピーチの中で、彼は、精神疾患の原因を究明し、その結果に基づいた治療を発展させる突破口が必要であると述べています。

前途有望な技術に、リファレンスドEEG（rEEG）と呼ばれるものがあります。これは、患者の生化学的個人特性に基づいて精神科医が薬を選択する手がかりとしてすでに用いられています。この技術は、シンプルかつ非侵襲的で、THE ZEEBrA アプローチの一つとして詳述します。この本は、うつ病治療のためにあなたが処方された薬の、実際の効果を十分に引き出すために、あなたと主治医がどのような技術をどう使えばいいかをお伝えします。

栄養や代謝のテストや、処方薬の潜在的な効果をアセスメントすることで、ひとりひとりのうつ病の性質を理解することができます。その時初めて、治療はその患者さんに合ったものとなります。それは縞模様を理解して初めて、シマウマを理解することができるのと同じです。

スティグマを乗り越えて

一般社会の教育が進んでいる今日でも、精神疾患はスティグマにおおわれています。患者さんは、うつ病に苦しんでいることに加え、罪と自責の念に苛まれながら生活する傾向があります。私は、このスティグマはある部分、うつ病を曖昧で心理学的な用語で説明する私たちの文化的傾向から来ていると信じています。ある患者さんは、離婚から立ち直ることができずにいることを恥と思い、別の患者さんは、育児に専念できなかった母親に育てられたということから回復するのに長い時間かかっていることを嘆いています。あるいは、別の患者さんは、父親が診断未確定のうつ

序章

病で衰えた様子をみて、自分の回復力に希望を持てないでしょう。

もちろん、人生経験は私たちの気分に影響を与えます。私たちの遺伝的設計図は、私たちが先祖から受け継いだ贈り物あるいは不幸の元凶であり、健康と病気に関する私たちの生化学的潜在能力に影響しています。それでも、人生経験が私たちを決める訳でもなく、また、遺伝的特徴が運命を決める訳でもありません。

私たちの文化は、うつ病に影響すると思われる、具体的かつ生化学的な他の要因に目を向けないので、自責の念にとらわれるという罠に陥りやすくなります。セリアック病や、血液中の亜鉛欠乏症の診断で罪を感じることはないでしょう。甲状腺機能低下の診断について罪の意識を感じることはないでしょう。

この本で私は、あなたのうつ状態が続いているいろいろな潜在的要因を理解し考える方法を示します。みんな固有の生化学的特徴を持っているので、この本で、あなたのうつ病を解決するただ1つの治療法を示すことはできません。でも、この本では、うつ病について何が問題なのか考えるためのツールを提供することはできます。

うつ病の生物学的原因に取り組み始めれば、あなたは回復への希望、モチベーション、力を見いだすでしょう。私の患者のひとりは、自分のうつ病の感覚を、暗い穴の中にいるようだ、と例えました。彼は穴の底にいて、そこには光までとどく梯子があったのですが、その梯子には足をかける横木がなくて、彼はそれを登るだけの力がなかったと語っていました。

あなたにとって、この本の中で示すツールは横木です。精神的要因と生物的要因がいかに関連し合っているか理解できるでしょう。THE ZEEBrA アプローチは、うつ病からの回復と寛解に至る道を明らかにし、あなたが光を見出す一助となるでしょう。

第1部　問題を理解する
Part 1. Understanding the Problem

第1章

うつ病とは？

　ほとんどすべての人が、時折、うつ病、つまり悲しみの感情、エネルギー不足、疲労、そして時には、希望もない、と言う感情を経験しています。うつ病とは、ラテン語の"deprimere"という語に由来していますが、"下に押しつける"という意味で、まるで重いおもりがあなたの頭の上、肩や心臓を押しつけているように感じられます。

　愛する人の死、失業、あるいは離婚などのような難しい状況や欲求不満の状況では、このように悲しく、また落ち込んだ感情というのは、間違いなく正常な反応です。しかし、このような悲しい気持ちはさらに強くなると、なぜかわからないうちに日々続くようになり、あるいは、状況から考えると不自然と思われるくらい長引いて、うつ病的障害の様相を呈するようになります。

　この章では、メンタルヘルス専門家のバイブルであるDSM-IV（精神疾患の診断・統計マニュアル）や他の精神科関係の本に記載されている様々なタイプのうつ病、その症状、そして可能性のある原因を示します。この章を、うつ病の初級講座と考えていただき、あなたが主治医やメンタルヘルス専門家と話し合う際の参考にしてください。また、この章を通して、なぜ現在のうつ病についての視点が、その治療を妨げているのかということを理解していただけるでしょう。

第1章 うつ病とは何か？

うつ病の症状

あなたは、自分が落ち込んでいるかどうかわかりますね。しかし、自分の苦しみが本当にうつ病から来ているのかどうか、どのようにしてわかるのでしょうか。うつ病は、糖尿病やリウマチ性関節炎のように、共通したわかりやすいメカニズムをもっている病気とは異なり、うつ病であるとしっかりと確定できるテストや客観的な基準がありません。うつ病は、人によって様々なのです。つまり、感情的な側面から、行動的そして身体的側面まで、いかなる症状の組み合わせとしてでも現れます。また、これらの症状が明らかな人もいれば、きわめて曖昧な人もいて、正確な診断を難しくしています。

それでもなお、特定の症状は、うつ病の指標となるでしょう。DSM-IVによれば、同一の2週間の間に、以下に挙げる症状のうち5つの症状（そのうち、少なくとも1つは最初の2つのうちのどちらか）があれば大うつ病エピソード、とみなされます。

- ほとんど一日中、ほとんど毎日の持続した悲しみ、不安、あるいは空虚感
- ほとんど毎日、ほとんどすべての活動における興味、喜びの著しい減退
- 過食／体重増加あるいは、拒食／体重減少
- 睡眠過剰または不眠
- 易疲労感または気力の減退
- 焦燥感または活動が過剰に鈍くなる
- 無価値感または不適切な罪責感
- 集中力と記憶力の低下
- 自殺念慮
  （自殺念慮を除く以上の症状は、死別反応、つまり愛する人を亡く

した後2ヶ月以内では、普通に生じる症状と考えられています。)

それでは一方、上に示した症状がなければ、うつ状態ではないと言えるのでしょうか？　必ずしもそうではありません。それほど明確ではない多くの症状がうつ病を示すこともありますが、それらの症状はこのリストには載っていません。それらの症状には、持続的な胃痛のような身体症状、怒りっぽくなるなどの感情的症状や、仕事に没頭するなどの行動的症状が含まれます。(しかし、これらの症状は、うつ病とはまったく別の何かがあることを示しているかもしれません。)

以下に、うつ病の可能性がある広範囲の症状をいくつか挙げます。
- うずきと痛み、消化不良、あるいは、治療しても良くならないその他の身体的不調
- アルコールやドラッグの乱用
- チェーンスモーキング
- 慢性的な極度の疲労感
- 泣くことが多い
- ほとんど毎日、身体的活動が減少している
- 無謀で、危険な行動をする。
- 朝起きるのに大変苦労する
- 易刺激性、欲求不満
- エネルギーやモチベーションの欠除、欠乏
- 性欲の減退
- 不必要に長時間働く
- 慢性的な不眠

うつ病は、多岐にわたり深刻に、生活にネガティブな影響を与えるでしょう。この疾患は、仕事で効率的に機能することを難し

くし、それにより、失業や収入が減少することもあるでしょう。うつ病により生活できなくなり、それにより、家族や友達との関係を失うこともあるでしょう。他の病気をもたらし悪化させ、あるいは、単に自分自身をケアして大切にするエネルギーや意志が持てなくなることを通して、身体的健康にネガティブな影響を与えるでしょう。そして、うつ病は疾病や死の危険性を増幅させうるのです——米国国立精神衛生研究所によると、うつ病の人は、うつ病罹患歴のない人に比べて、心臓発作を起こす可能性が4倍高くなります。そして、心臓発作の後、再発や、亡くなる可能性が著しく高くなります。うつ病の人は、アルコールや薬物乱用の危険性も高くなります。

うつ病の人は、まず、助けを求めて医者を受診します。そして、彼らは、たいてい、悲しい気持ちや意気消沈した気持ちよりも、疲労感、不眠、あるいは説明のつかない痛みを訴えます。ほとんどの人が、これらの問題を最初精神科医ではなく、一般開業医、内科医、あるいはその他身近な医者に相談します。これらの医師たちは、患者を精神科医に紹介する前に、まず問題を治療しようとします。この事は、多くの抗うつ薬や抗不安薬が、精神科医以外の医師により処方されていることを意味します。実際、2009年のある研究では、抗うつ薬の62％の処方箋と抗不安薬の65％の処方箋を一般開業医が書いており、精神科医や依存症専門家による処方は、抗うつ薬の21％、抗不安薬の13％にすぎないということが分かりました。

ふつうはまず、身体的な問題の方に気がつくので、うつ病の診断はたやすくはありません。特に自分自身でうつ病かどうか診断することは、難しいでしょう。ですから、自分がうつ病かもしれないと思ったら、メンタルヘルス専門家を訪ねることが重要です。うつ病は治療可能です。もし治療せずにいたら、あなたの精神的、感情的、身体的健康が損なわれてしまうかもしれません。

Chapter 1. What Is Depression?

うつ病の種類

DSM-IVには多くの種類のうつ病が載っていますが、最も一般的なタイプは、大うつ病性障害と気分変調性障害です。その他の種類としては、双極性障害、産後うつ病、精神病性うつ病、季節性感情障害（SAD）、非定型うつ病、ダブルデプレッション、続発性うつ病、仮面うつ病、そして慢性治療抵抗性うつ病が含まれます。

大うつ病

大うつ病は、人が食べ、眠り、働き、普通に生活をして、そして以前は楽しいと感じていた活動に従事する能力を妨げる症状が組み合わさっているのが特徴です。特に、前述したうつ病の基本的な指標のうち5つ以上があり、それらが2週間以上続いて、そして、その症状のうちの1つが抑うつ的な気分であるか、あるいは、以前は楽しめていた物事を楽しめないのであるなら、おそらく、あなたは大うつ病のエピソードです。

> リサ（53歳、女性、専門職）は、朝起きるのが日々辛くなっていることに気づきました。彼女は最近、癌で夫を亡くし、長時間働き、ひとりで2児を育てていました。夫が死んで1年以上が経ちましたが、友達と会って話をしたがらず、食欲がめったに起こりませんでした。彼女が本当にしたいのは、ただ眠ることだけでした。毎晩、ワインを1－2杯飲むことだけを日々の楽しみにしていました。自殺についてあれこれ思いを巡らすようになった時、彼女はついに治療を求めました。彼女の深い悲しみの後に続いたうつ病は、彼女の生活全般に影響していました。

愛する人の死、離婚、身体障害、慢性的な身体疾患、トラウマ、

物質乱用、出産、失業——これらはすべて、大うつ病のきっかけとしてよく見られるものです。うつ病エピソードの経験が1回だけの人もいます。これら大うつ病のエピソードを経験した人のうち少なくとも半数は、次のエピソードも経験します。時には、明確なきっかけがない人もいます。そして、繰り返しエピソードを経験した人の場合、再発可能性は90%以上になります。しかし、何らかの治療を受けているのは、大うつ病と診断された人の50%にすぎません。

小うつ病（気分変調症）

気分変調症あるいは、気分変調性障害として知られている小うつ病は、慢性の軽度うつ病で、少なくとも2年間続き、前述したうつ病の基本的な指標のうち、少なくとも2つを含みます。小うつ病は大うつ病ほど重くはなく、障害にはならないかもしれませんが、日々を普通に過ごし生活を楽しむ能力を妨げ、とても深刻な状態が長期間続きます。18歳以上のアメリカ人300万人以上が、小うつ病に苦しんでいると推測されています。一般人口において（つまり、まだいずれかのタイプのうつ病の症状に苦しんだことのない人々）、人生において大うつ病あるいは小うつ病を発症する危険性は約20%になります。

> ジョン（45歳、男性、離婚歴あり）は、電気技師として週60時間働いていました。彼は自分の義務を果たし、週末には自分の子ども達に会っていましたが、日々"虚しさ"と"不満"を感じ、エネルギーが低いと訴えていました。彼は、もはや、友達と時間を過ごすこと、ギターを弾くことが楽しめなくなりました。

多くの精神科医や研究者が、気分変調症を、軽度で、深刻ではないタイプのうつ病であるとみなしていますが、新しい研究で、

気分変調症に苦しんでいる人々は、社会心理的機能において多くの機能障害を呈していることが明らかになりました。この研究では、施設・病院などに入所入院していない米国成人 43,093 人からの調査回答を分析しました。そのうち、328 人が気分変調症であると分かりました。一般人口および急性大うつ病と判明した 712 人の被検者と比べて、気分変調症の人々は、社会保障障害手当（Social Security Disability Income）を受ける人が多く、医療健康保険メディケイド（低所得者のための米国医療保障）を受ける人が多く、そしてフルタイムで働く人が少ないことがわかりました。気分変調症は健康に負担をもたらし、それに苦しむ人々の生活を大きく損なっています。

双極性障害

　以前は躁うつ病として知られていた双極性障害は、大うつ病の期間が最低 1 回と、躁病期あるいは高揚期が最低 1 回の場合です。躁病は、多幸的、開放的で、その人のいつもの性格とは異なるいらだたしさがあり、少なくとも以下の症状のうち 3 つが生じると定義されています。

- 自尊心の肥大
- 睡眠欲求の減少
- 多弁
- 観念奔逸（考えが次々に移りまとまりがない）
- 注意散漫
- 良くない結果に終わる可能性が高い快楽的活動に熱中すること。（例：無謀にお金を浪費する。思慮にかける企業投資をする。ハイリスクな性行動をする。）

　　ロビン（30 歳、女性）の気分は、とてつもなく高揚し幸せな状

態から、地べたに押し付けられるように落ち込んだ状態まで上下に変動しました。彼女は幸せな気分の時には、休みなく話し続け、終りなく社交的に活動し、猛スピードで運転し、最高の気分で買い物にふけっていました。しかし、気分が落ち込んでいる時には、会話、食事、外出などがほとんどできなくなりました。実際、彼女はベッドから起き上がれずにいましたし、時にはそれが何日も続きました。

双極性障害では、躁状態とうつ状態は変動し、気分は高い状態から低い状態まで振れ、また戻ります。このような気分の変動により、私生活と職業生活は破壊的となり、失業や人間関係の破綻が生じ、子育てがおろそかになり、経済的に混乱します。約2.6%のアメリカ人が双極性障害に罹患していますが、性差はなく、通常、26歳までに発症します。

産後うつ病

出産後の女性の10−15％が、産後うつ病を経験していると推測されています。産後うつ病は、出産後1カ月以内に発症する、大うつ病エピソードが特徴です。母親になると、はっきりした理由もなしに、自分自身が"落ち込んで"いて、無力で、罪深く、不安で、怒りっぽくなったと感じます。自分が産んだ子どもに対して、相反する感情を感じたり、否定的な感情を持ったりします。このような症状が、1年ほど続くこともあります。

ジャニス（24歳、女性）は、第一子（女児）を腕に抱いた時、今まで見たものの中で一番美しいものだと思いました。しかし、第二子（男児）を産んだ時に、その男の子を見て"だから、何だっていうの？"と思いました。この新しい子どもや、さらには第一子、その他人生におけるすべてのものに興味が持てないことに、彼女

は不安を感じていました。子ども達が必要とするものを与えようと努力しましたが、第二子に関しては、腕に抱いて食事を与えながら、食事が終わるまで抱き続けるのに耐えられませんでした。できる限りすぐにこの子をベビーベッドに寝かせ、どちらかの子どもが彼女に何かを要求するまで、座って裏庭を眺めていました。

"ベビーブルー"と呼ばれる産後うつ病の軽い症状は、通常、産後1日から3日のうちに現れ、80%の産後女性が経験します。この症状の特徴は、気分の変動、易刺激性、不眠、泣きじゃくる、希望もなく無力で弱いと感じる、などです。"ベビーブルー"は数週間続くことがあります。

産後うつ病は単純ではなく、産後急に起こるホルモンレベルの変化などいろいろな要因の結果と考えられています。ベビーブルーは普通数週間で落ち着きますが、産後うつ病は何ヶ月も続くことがあります。

精神病性うつ病

精神病性うつ病は、重度のうつ病が別の精神病と併発している時に生じ、幻覚（本当には存在しないものを見たり聞いたりする）、妄想（不合理な信念や恐れ）や、その他、現実とは一致しない症状が現れます。精神病性うつ病を発症する人は、通常、自分の考えや恐れが、現実に基づいていないことを知っており、恥ずかしいので、それらを隠そうとします。しかし、それが診断を妨げます。うつ病で入院している患者さんの25%は、精神病性うつ病に悩まされていると推測されています。

37歳のアレックスは、彼の父親の突然の死を受けて、新しい海外赴任の仕事から戻ってきました。葬儀の後、彼は自分が段々落ち込むようなり、毎日ほとんどベッドで過ごしていることに気

づきました。1年が過ぎ、妄想傾向が進行するようになり、海外に旅行しているという理由で、CIAの標的にされているという考えを持つようになりました。彼は、CIAにつけられていると確信するようになり、もし見つかったら殺されるだろうと思うようになりました。

季節性感情障害（SAD）

SADは、季節が変わると生じる重度に落ち込んだ気分のことです。時には春や夏の間に発症する場合もありますが、通常、秋や冬に発症します。典型的なうつ病症状の他に、SADの患者は、甘いものや炭水化物を強く好み、過剰に眠り、エネルギーが不足し、社会的な状況から引きこもる傾向があります。冬の間、昼間の時間が非常に短くなる北方地域でより多く発症するため、日照時間が減ることが原因であると多くの専門家は考えています。

ジャネットは、家族でフロリダからマサチューセッツに引っ越した時に、20歳でした。彼らが引っ越しをした夏の間は、すべてが順調でしたが、ハロウィンまでに、彼女は無気力になり、学校や友達に興味がなくなり、そして炭水化物を好むようになりました。昼間の時間が短くなるにつれ、彼女はますます落ち込むようになりました。

非定型うつ病

"非定型"と呼ばれていますが、実はこのタイプのうつ病はかなり一般的で抑うつ状態である人の40%近くになります。通常の大うつ病の人は、何が起きても気分が落ち込んだままであるのに対して、非定型の人では、何か良いことがあると、気分が改善し楽しめるようになります（気分の反応性）。非定型うつ病の人は、次に挙げる症状のうち、少なくとも1つを経験します——睡眠過

剰、過食あるいは体重増加、鉛様の麻痺（重い、鉛のような手足の感覚）、対人関係の拒絶に敏感であること。

ダブルデプレッション
この種のうつ病では、軽度のうつ病（気分変調症）の患者に大うつ病エピソードが発症します。つまり2つのうつ病が同時に生じます。

続発性うつ病
脳卒中、パーキンソン病、アルツハイマー病、あるいはエイズのような疾病の発症や、パニック障害、過食症のような精神科的症状に続いてうつ病が生じた時、続発性うつ病と言われます。

仮面うつ病
このタイプのうつ病は、臓器や器官に原因が見当たらない身体的な訴え（胃痛、不眠、便秘等）として現れます。このタイプのうつ病の診断には時間がかかります。よくある例として、医師は多くの時間を用いて検査をしたり、症状を手掛かりに経過観察をしますが、結局診断確定に至らない場合があります。

慢性治療抵抗性うつ病
1年以上うつ病が続き、抗うつ薬や他の薬、そして、時に精神療法などの治療を行っても反応しない時に、慢性で治療抵抗性であると見なされます。

最もうつ病の危険性が高いのは誰か？

うつ病は驚くほど一般的な病気で、世界中で約12,000万人が罹

患しています。米国国立精神衛生研究所は、米国では、毎年、1,500万人の成人、あるいは18歳以上の人口の7％がうつ病に罹患していると推定しています。発症年齢に関しては、どの年齢でも発症し、平均年齢は32歳です。

性別に関係なく発症しますが、女性は男性に比べ少なくとも約2倍リスクが高くなります。経済状態、人種にかかわらず発症します。うつ病に悩まされているのは成人だけではありません。青年期の8人に1人、子どもの33人に1人が臨床的うつ病（治療など介入が必要なほど重篤なもの）に苦しんでいます。しかし積極的に治療を求め、受けているのは、うつ病に苦しむ人の3分の1以下です。

うつ病は、家族性に発症する傾向があり、うつ病疾患の家族歴がある人は、家族歴がない一般の人々に比べると、うつ病に悩まされる可能性が3倍高くなります。別の危険因子はうつ病そのものです。一般的な病気や症状とは関連がない大うつ病のエピソードを一回でも経験した人は、少なくとも50％高い確率で2回目を発症する傾向があります。そのようなエピソードを数回経験した時は、再発の危険性が90％にまでなります。

うつ病には高いコストがかかります。これから20年ほどで、うつ病はアメリカなど所得の高い国では、障害の原因の第1位に、また世界全体でも第2位になるだろうと予測されています。米国だけでも、うつ病にかかる年間コストは300－400億ドルと試算されています。しかし、個人的コストは見積もることができません。痛み、苦しみ、失った収入、壊れた人間関係などは測定不能だからです。そして、うつ病と闘っている人の中には、自分の人生というかけがえのないものを失う人もいます。自殺を図った人の90％以上が診断可能な精神疾患に苦しんでおり、典型的なのは、うつ病か、あるいは、物質乱用障害です。

うつ病の原因

　医師たちは、うつ病はある考えやきっかけの結果生じるものだと信じてきました。しかし、研究により、うつ病は、考えられていた以上に、より複雑なものであることがわかっています。うつ病が、ある1つの原因で生じるということはめったにありません。うつ病は、生化学的、身体的、遺伝的、そして、あるいは心理的要因が組み合わさった結果、生じる傾向にあります。

生化学的要因

　脳スキャンにより、うつ病の人の脳機能は、気分、行動、食欲、睡眠、思考を制御する脳の部分が、健常者とは異なっていることが示されてきました。おそらくこれは、うつ病の人では、通常、神経伝達物質と呼ばれる脳内化学物質、特にセロトニンとノルエピネフリン、そして場合によってはドーパミンレベルのバランスが崩れていることに苦しんでいるためです。セロトニンの減少は、睡眠の問題、過食、易刺激性に関連しており、一方で、ノルエピネフリンの減少は、気分の低下と疲労を引き起こすことがあります。ドーパミンについては、あまりに多量が長時間存在する場合、あるいは、低水準の場合のどちらかで問題が生じます。

　なぜ、神経伝達物質の水準が下がるのでしょうか？　おそらく、体の神経伝達物質生産に問題が生じているからでしょう。アミノ酸、またはビタミン・ミネラルなど共に働く栄養素が欠乏し、気分に影響を与えるこれら重要な化学物質の減少を引き起こしているのかもしれません。あるいは、体が、神経伝達物質をあまりに速く分解しているのかもしれません。神経系の科学的機能不全をもたらす神経伝達物質低下の原因となりうるメカニズムは多くあります。

うつ病と自殺：統計と事実

自殺は米国では死因の中の8番目で、毎年32,000人が亡くなっています。自殺報告のうち3分の2以上は、うつ病が原因です。

1. うつ病と診断される人の数は、男性にくらべて、女性が2－3倍多いですが、自殺による死亡は男性が女性の4倍多い傾向にあります。しかし、自殺企図の可能性は、女性が男性の3倍です。
2. 不安が強い時期に、薬物やアルコールの乱用に関連して、そしてあるいは、うつ病が未治療もしくは不適切な治療に留まっている場合には、何か重要で特別な日の前後で自殺のリスクが増大します。
3. 衝動的な傾向、精神疾患、物質乱用、自殺、別離、離婚、または家庭内暴力などの場合、自殺のリスクが高まります。
4. このように自殺の危険性が高い人の治療は、驚くほど不足しています。カナダで行われた大規模研究では、自殺を考えたことがある人のうち2人に1人、そして、自殺企図歴のある人のうち4人に1人は、治療を受けたことがない、または治療の必要があると考えたことさえないと報告しています。
5. うつ病でありながら治療を受けていない人のうち、約15%は、自ら命を絶っています。

身体的要因

何かの病状を持っているかまたは病気に罹患している人のうち、多くの人がうつ病を併発します。

癌患者の 3 – 50%
摂食障害患者の 50 – 75%
心臓発作から回復した人の 20 – 40%
HIV 患者の 10 – 20%
ハンチントン病患者の 50%
慢性疼痛患者の 30%
パーキンソン病患者の 50%
脳卒中発症歴のある人の 25 – 50%
重症の耳鳴り患者の 60%
物質乱用問題を抱える人の 27%
アルツハイマー病患者の 30 – 35%

さらに、うつ病は、不安障害やニコチン中毒にもしばしば関連しています。うつ病は、このような病状が原因で発症する場合があります。また、摂食障害や物質関連問題など他の病気の発症に関与している事もあります。

研究者は、うつ病の患者は、2 型糖尿病と循環器疾患になりやすいことを見出しています。そして、アルツハイマー病や物質乱用などの病状では、うつ病は原因にも結果にも成り得るかもしれません。

処方薬、薬局での購入薬を問わず、また元気回復のためのものでも、様々な薬が、うつ病の発症に関与している可能性があります。その中には、抗精神病薬、抗ヒスタミン剤、β ブロッカー、経口避妊薬、降圧剤、抗炎症剤、副腎ホルモン、コルチコステロイド剤が含まれます。

うつ病に関与するその他の身体的要因には、運動不足、精製糖あるいは精製穀物から作った炭水化物の過剰摂取、アミノ酸のアンバランス、ビオチン、カルシウム、銅、ビタミンBとC、葉酸、鉄、マグネシウムやカリウムのような栄養素の欠乏などが含まれます。

免疫システムの過剰活動：大きな身体的要因

　感染に対する通常の反応として、疲労、眠気、集中力低下、生産的活動に対する無気力が生じますが、これがいわゆるシックネスビヘイビア（sickness behavior）です。興味深いことに、シックネスビヘイビアとうつ病は、多くの症状が共通しています。ですから、感染やけがによる免疫システムの過剰活動とうつ病との間に関連があることは驚くべきことではありません。

　長期にわたる感染やけがの間、炎症誘発サイトカインと呼ばれる化学物質——これは、炎症過程で産出されます——が神経伝達物質の変化をもたらし、その結果うつ病に関係している可能性があります。サイトカインは、神経伝達物質の放出を持続的に刺激しているので、神経伝達物質は欠乏してしまう可能性があるからです。

うつ病の原因となる薬剤

副作用としてうつ病をもたらす可能性のある薬剤や違法薬物には、以下のようなものがあります。

アルコール
アムホテリシンB（ファンギゾン）
抗精神病薬
βブロッカー（ベタキソロール、ナドロール、プロプラノロール、チモロール）

硝酸ビスマス
カルバマゼピン
シス-レチノイン酸
経口避妊薬
コルチコステロイド
サイクロセリン（セロマイシン）
シクロスポリン
ジギタリス
エストロゲン治療
フルナリジン
H-2ブロッカー（シメチジン、ラニチジン）
インターフェロン
レボドパ
マジンドール
水銀
メチルドーパ
メチルキサンチン（カフェイン、テオフィリン）
メトクロプラミド（レグラン）
メトロニダゾール
ニフェジピン
有機硝酸塩
フェニトイン
精神刺激薬（フェンフルラミン、メチルフェニデート、ペモリン、フェニルプロパノールアミン）
レセルピン
睡眠鎮静薬(バルビツール酸塩、ベンゾジアゼピン、メタカロン)
タリウム
サイアザイド利尿剤
ビンブラスチン
ビンクリスチン

最近の研究で、大うつ病患者ではサイトカインレベルが変動していることが見つかっています。いくつかの研究では、うつ病患者において、炎症誘発サイトカインの上昇と、抗炎症性サイトカインの低下が示されています。ある研究では、単極性のうつ病患者23人と比較対照健常者群25人を対象に、研究開始時と、8週間の抗うつ薬サートラリン（商品名ゾロフト）による治療を行った後の、サイトカイン水準を測定しました。研究開始時では、炎症誘発サイトカイン（IL-2, IL-12とTNF-α）が、うつ病患者群で著しく高かったのです。うつ病患者群の抗炎症性サイトカイン（IL-4とTGF-$\beta 1$）は、著しく低いことが分かりました。サートラリンによる治療の後、炎症誘発サイトカインIL-12の顕著な減少と、抗炎症性サイトカイン（IL-4とTGF-$\beta 1$）の増加が認められました。この研究とその他の研究は、うつ病は、あるケースでは、免疫システムの過剰活動によって生じている可能性があるという考えの根拠になっています。

このような免疫システムの役割は、うつ症状がみられる時には常に考慮せねばなりません。うつ病治療の多くは、神経伝達物質のアンバランスを回復させることのみに焦点を当てていますが、このアンバランスが免疫システム活動の増大によってもたらされているかも知れず、それが脳内の炎症反応の引き金になるのです。

ホルモンの要因

ホルモンもうつ病に関連しています。女性は思春期には、同年代の男性よりうつ病にかかりやすいということはありませんが、成人期に入ると、かなり早い時期から、うつ病患者数で男性を上回るようになります。

女性では、月経期間前の7－10日間（月経前症候群、あるいはもっと重い場合は、月経前不快気分障害）や、出産後14日間（"ベビーブルー"あるいはもっと重い場合は、産後うつ病）に、一時的なうつ

病エピソードが生じることがあります。うつ病は、閉経周辺期や閉経期の症状として現れることもあります。

男性では、男性ホルモンのテストステロンの低水準が、うつ病に関連している可能性があります。標準の抗うつ薬の効き目がない男性で、テストステロンの値が低水準あるいは基準内でも低めのケースが見られます。うつ病の男性にテストステロン補充療法が行われ、効果が見られています。

遺伝的要因

研究により、祖父母の代、あるいは父母の代にうつ病罹患歴がある家族では、うつ病の発生率が高いことが示されています。実際、遺伝するのはうつ病という病気自体ではなく、うつ病になりやすい傾向なのですが、うつ病の家族歴があるとうつ病発生リスクは3倍まで増加します。さらに、不安や神経症的傾向などの遺伝しやすい個人的特性は、うつ病と強い相関関係を示す傾向があります。

心理学的要因

親密な人の死、離婚、障害、社会的支援の欠如、慢性疾患、事故、失業や、夢や希望を見失うことなどのような、ストレスフルでトラウマをもたらす状況は、うつ病のきっかけとなり、うつ病に関係する可能性があります。さらに、人生において困難な出来事を多く経験したり、非常にストレスフルな人生早期を過ごしたり、悲観主義的考えの人は、うつ病になる傾向がより強いでしょう。

加齢もうつ病のきっかけであり、高齢者うつ病患者の約16％が、人生で初めてうつ病を患っています。高齢者が、愛する人々の死、社会的孤立、重要な人間関係の終焉、慢性疾患、収入の減少、自立性の減少をより多く経験していることを考えると、これは驚くべきことではありません。高齢者は、食事摂取量と吸収量が減り、

栄養の欠乏にも悩まされる傾向がより強く、これもうつ病発症の危険性を増加させる可能性があります。

第2章

うつ病は治る

　うつ病は、その人の人生と精神を妨げ、心身にわたる健康を深刻に損ない、障害をもたらす病気です。うつ病は、ごく一般的な病気で、米国だけで1,500万人以上が罹患していますが、その回復に関する統計は私たちを滅入らせます。うつ病の標準的治療で、完全な回復、または、症状が概ね消失に至るのは、患者のうちわずか33％で、その中で約70％の患者が再発に至ります。

　私たちは統計数値を引用しなくても、うつ病が広く蔓延している、解決困難な問題であることをよくわかっています。自分や家族や友人がうつ病との闘いで、いかにその生活を失っていくかを目のあたりにしているからです。私は、うつ病を患っている患者の話を20年以上の年月にわたり聴いてきて、現在の治療が悲劇的なほど不適切であることを痛感しています。

　　スーザン（女性20歳）は、8年間治療をうけています。彼女は数年にわたり8種類もの薬を試していますが、うつ病や気分変動から回復する兆しがありません。

　　ハロルド（男性26歳）は、自分の両親と一緒に暮らしており、高校生の時からうつ病と闘っています。彼は自殺を2回試み、重いうつ病で4回入院したことがあります。彼はとても聡明ですが、大学を卒業できずにいます。

　　メラニー（女性）は、毎朝、"何でベッドから起きなくてはいけないのだろうか"と自問しながら、目を覚ましていました。彼女はいつも2人の子どもと夫にイライラしており、頻繁に怒りを

爆発させます。"私は、何年も治療を受けています。処方された薬はすべて試してみましたが、どれも私には効きません。"

精神医学的症状評価とは何か？

　数多くの科学記事が、なぜうつ病治療が困難であるのか分析してきましたが、長い研究論文の結論を苦労して読み通すよりも、典型的な患者が精神科医を訪ねた時に何が起きるのか考えてみましょう。実際に、あなたが精神科医のオフィスに足を踏み入れた場合をイメージしてください。あなたは、主治医から精神科医を紹介されました。その主治医は、睡眠の問題、疲労、不安そしてうつ病のために、あなたに抗うつ薬を処方してきました。

　精神科医のオフィスを訪ねて、まず最初に気づくことは、それが典型的な医療オフィスではないということです。聴診器、血圧計、そしてその他患者を精密に測定する時に医師が用いる道具はありません。その代わりに、2つの椅子とティッシュの箱があります。明らかに、通常の診察は行われないでしょう。精神科医は医師で、カレッジの後、4年間、メディカルスクールに通っており、その後、最低でも4年間は、精神科で専門的訓練を受けているという事実があるにもかかわらず、です。あなたは少し不安になってきました。

　医師は座ると、あなたにも椅子を勧め、あなたに症状について詳しく話すようにうながします――"今日は、どんなことでいらっしゃいましたか？"あなたは、どこから話し始めていいのかわからないので、ますます不安になります。もし、あなたが落ち込んでいたら、症状として、以前は楽しめたことへの興味がなくなる、発作的に泣く、怒りっぽくなる、疲労、睡眠パターンが変化する、自分が無価値であると感じる、などが含まれます。精神科医は、

これらすべての症状を書きとめ、診断に必要とする情報を聞き出すための面接を行います。

あなたは"精神科の診断とはなんだろう"と不思議に思い始めます。客観的な基準ではなく、あなたとの会話だけをもとに、精神科医はどのように診断するのだろうかと不思議に思い続けるでしょう。ですから、あなたはオフィスに入って来た時よりも、もっと不安で混乱した気持ちで終わることになるのです。

精神科医は、自分の椅子の後ろの本棚の大きな灰色の本、DSM-IV を調べます。医師は、あなたが話した症状の数々と一致する症状リストを DSM-IV の本の中に見つけようとします。例えば、DSM-IV の大うつ病エピソードの区分には、下記の症状が上げられています。

- ほとんど1日中、ほとんど毎日の抑うつ気分
- 活動における興味の著しい減退
- 食事療法をしていないのに、著しい体重減少、あるいは体重増加
- ほとんど毎日の不眠あるいは睡眠過剰
- ほとんど毎日の易疲労感
- 無価値観、または不適切な罪悪感
- 集中力や決断力の困難
- 死についての思考または自殺企図

1つ1つのうつ病の型には、それぞれの症状リストがあります。あなたの数々の症状リストが、DSM-IV に見られるものと一致したら、精神科医は、正式な診断ができるのです。例えば、双極性うつ病には、多少、異なった症状リストがあり、大うつ病と最低1回の躁病期（異常な高揚状態、開放的、苛立たしい気分であり、自尊心の肥大、極端な多弁、注意散漫というような症状を伴う）から成り

ます。産後うつ病の症状リストには、出産後の不適切感、罪悪感、はっきりとした理由もない不安感が含まれます。一方、精神病性うつ病の症状リストには、重度のうつ病に、幻覚や、その他の精神病症状が加わるのが特徴です。

精神科医がまとめる基本的症状のリストは、ひとりひとりの症状のパターンや重症度によるので、DSM-IVとは異なっているかもしれません。ここであなたは"これはとても複雑だ!"ということに気づき始めるのです。うつ病に種類があることを知らなかった方もいるでしょう。そこで、医者は、個人に合わせた診断ができるように、あなたの正確な症状リストに焦点を絞るのです。これは、良いことです。結局、すべての人は、異なっているのですから。診断の後、医者は、適切な治療についてあなたと話します。

DSM-IVのリストについて……

精神医学が医学の一分野として発展する途上で、精神疾患に苦しむ患者さんが耐えている困難な状況を専門家が調査検討するために、診断分類を明確にすることが必要になりました。目標は、分類を正確に定義することでしたが、精神医学という科学は、その進歩の陰で、どれくらい正確だったのでしょうか？

1952年に米国精神医学会から出版されたDSM初版には、107の精神障害が記載されています。どの障害をリストに含めるかは、学会会員による投票で決められました。最初のDSM草案を承認するように求められたのは、学会会員の約10%にすぎませんでした。そのうちの半分を若干下回る数の会員（つまり全会員の5%）が承認し、DSMを採用することを圧倒的に支持しました。つまりこれは、95%の会員が、メンタルヘルス診断の基準として承認されることになる文書の情報を知らなかった、ということを意味します。

正確には、何を"精神疾患"と呼ぶべきなのでしょう？　ある

人が精神的に病気かどうか、どのように決めるのでしょうか？ DSM に記載された様々な"症状リスト"は、単に、専門家の主観的意見にすぎません。それ以上の何物でもないのです。精神疾患を特定する客観的な方法、病原菌、血液検査、精神疾患の存在を確定できるその他の検査法がないからです。最も優れた精神科医であれば、"見ればわかる"と言うでしょう。たしかに、私たちは、たくさんの精神疾患を目の前にしています。1994 年に出版された DSM-IV では、365 の疾患が記載されており、これは、初版 DSM に記載されていた疾患の 3 倍以上の数にのぼります。本当に、近年、このようにたくさんの精神疾患があるのでしょうか？ それとも私たちは、すべての小さな問題に病名をつけるのに夢中になりすぎたのでしょうか？ これは、見解の問題です。そして見解は変わります。例えば、以前の DSM では、ホモセクシャルが精神的なかたよりとして記載されていましたが、現行の DSM には載っていません。

現行の DSM では、365 の精神障害を、300 近い様々なカテゴリに分けています。抑うつ気分に関連して 10 の異なった診断があります。本当に、そんなに異なった精神疾患があるのでしょうか？

大うつ病は、メランコリー型うつ病と全く違うものなのでしょうか？ 非定型うつ病は型分類が難しいタイプのうつ病と本当に全く違うのでしょうか？ あるいは、それらは実際は同じもので、同じ根本的な問題が異なった形であらわれているのでしょうか？ 本当のところは誰にもわかりません。客観的に言えば、誰にもわかり得ないのです。診断やカテゴリの急増が、ひとりひとりの患者の診断を難しくしているのです。

経験による推測

精神科の診断には、二重の主観的なかたよりがあります。精神科医は、あなたの症状にどの症状が含まれているか、あるいは含

まれていないかについて、個人的（主観的）な決断を下します。ある症状は明らかに含める必要がある一方、別の症状はさほど明らかではありません。例えば、気分や行動は"社会的、職業的、あるいはその他重要な機能分野において、臨床的に重篤な落ち込みや機能不全"を引き起こしている場合に限って、患者の症状リストに含めてもよい、というDSMの注釈があります。どんな時に、症状が"臨床的に重篤な"機能不全を引き起こしていると言えるのか、常に100％明らかという訳ではありません。このことは、要するに、精神科医はあなたの症状について、多分に知識と経験から推測するしかないということを意味しています。精神科医が、主観的に編集されたDSMの症状リストと、自分の経験と知識に基づく推測を比較対照すると、二重に主観的判断になるのです。

　このような主観性にもかかわらず、DSMは役に立つツールです。DSMにより、メンタルヘルス専門家は患者の状態を分類できるので、患者が直面している困難をより良く理解することが可能となります。また患者について検討する場合には、基準となるわかりやすい共通用語にもなります。問題は、DSMが診察のための参考書という存在から、多くの臨床家が無条件に受け入れる"バイブル"のような存在になり、それに基づいて診断や治療の決定をしていることです。その結果、ほとんどすべての患者の症状は、リストのいずれかに、何らかの形で一致させられることになったのです。

DSM の今後

　DSM マニュアル第5版が2013年5月に出版される予定です。DSM-V では、新しい診断が発表され、現行のものは変更されるでしょう。新しく追加提案されているものには次のようなものがあります。

Temper dysregulation disorder with dysphoria　不快気分を伴う気分調整障害
Binge eating disorder　むちゃ食い障害
Hypersexual disorder　性行動過剰障害
Hoarding disorder　物質ためこみ障害
Restless leg syndrome　むずむず脚症候群
Cannabis withdrawal　大麻離脱
Nicotine-use disorder　ニコチン使用障害
Alcohol-use disorder　アルコール使用障害
Premenstrual dysphoric disorder　月経前不快気分障害
　［訳註：上の診断名の正式日本語訳は未定のため、暫定的訳を示しました。］

　さらに、患者の症状の全体的な変化（例えば、物質使用、睡眠問題と気分変化の測定など）と症状重篤度をたどれるような、分野横断的次元的評価ツールが提示される予定です。

　これらは、本当に新しい障害なのでしょうか？　それとも古い障害を新たに別の視点から見たものなのでしょうか？　誰が基準を決めているのでしょうか？　将来は精神科の診断とは見なされなくなるような、単なる"一時的流行病名"なのでしょうか？　本当のところは、誰にもわからないのです。

精神医学的評価に欠けているものは何か？

　仮説による最初の精神医学的評価に含まれていないものは何か？　それについて考慮することも重要です。あなたや、あなたのきょうだい、両親、そして祖父母が、現在あるいは過去に、どのような（内科的）疾患や身体症状を有しているのか、精神科医がいつもたずねるとは限りません。精神科医が、聴診、心拍数測定、目や皮膚の診察、または、何らかの身体症状が、あなたの抑うつ的な気分、エネルギー不足や不眠と関係があるかどうかをチェックすることはまれでしょう。仮説に基づく診断評価では、患者が普段何を食べているのか、あるいはどんな化学物質にさらされてきたのか話すことはなく、患者の栄養状態やホルモンレベル、あるいは患者の体に蓄積されてきた環境毒素を調べるために、検査が依頼されることもありませんでした。さらに、患者のアレルギー（患者自身が気づいていない場合も含めて）が、気分に影響している可能性を発見しようという試みもありませんでした。

　上述のことが省略されていることから、精神医学では、"体で起こっていることが心で起こっていることに影響している" という原則に基づいて診療が行なわれていないことが、はっきりわかるのです。このような精神科専門家にとっては、脳は脳、体は体であり、これらは2つの別々のもので、まったく異なったものなのです。このように脳と体を分けて考えてしまうと、内科医もメンタルヘルス専門家もうつ病の本当の原因を発見することができません。

ショット・イン・ザ・ダーク

　精神科の仮説にもとづく症状評価に話を戻しましょう。次は治療方針を決めることになりますが、これが診断よりさらに難しい判断なのです。なぜでしょう？　それは、精神科医は治療対象となる障害の "原因" を理解せず、薬を処方するからです。わかり

やすく言えば、目を閉じて銃を撃っているようなものなのです。

内科医、循環器科医、胃腸科医やその他診療科の専門家は、背後にある生物学的問題を解決するよう組み立てられた特定の医療を患者に提供します。例えば、細菌感染症の場合は、抗生物質を処方します。コレステロールが高い患者には、スタチン系の薬剤、あるいはコレステロールを減らすための運動と食生活の改善を勧めるでしょう。内科医あるいは感染症専門家は、どのバクテリアが症状の引き金になっているのかを正確に決定するために血液検査をして、症状治療に最適の抗生物質を処方するのです。

一方、メンタルな障害には、"うつ病病原菌"やその他、明らかな原因となる脳内異常は存在しないので、何がうつ病を引き起こしているのか知る方法がないのです。たしかに、ある遺伝子がなんらかの精神障害に関連していますが、しかし、それらの遺伝子は、ある精神障害発症を予測するというより、発症しやすい傾向があることを示しているに過ぎません。脳内物質の不均衡が、うつ病と関係していると思われていますが、その物質の不均衡状態が、本当にうつ病の原因になっているのか、証明できる人は誰もいないのです。

それゆえ、精神科医は、何も見えていない状態で治療を決定し、1つ、また1つと薬を処方しては、そのうちのどれか、あるいはいくつかの薬の組み合わせが効くのではないかと願っているのです。ほとんどの精神科医は自分の個人的な好みに頼っています。ゾロフトやプロザックなど古い抗うつ薬を好む医師と、サインバルタ、レメロンなど、新しいものを好む医師など様々です。いずれにせよ、患者は通常2-3種の抗うつ薬を同時に処方され、さらに、睡眠薬や、おそらく、抗不安薬も処方されます。医学雑誌 *Archives of General Psychiatry* に掲載された最近の研究で、この傾向が確認され、精神科診療所を受診した患者のうち59.8％もの患者が2つ以上の向精神薬を、そして、約3分の1の患者は、3

種以上の向精神薬を処方されていることがわかりました。そして、最初の処方薬で効果がなければ、新しい薬が処方されていました。

これは、精神科医は何が効くのか確かめるために、1つ、また1つと薬剤を試そうとしているということです。幸運にも、最初の処方で症状の軽減が見られるのは半数以下の患者でしょう。最初の処方薬では効果が不十分であることが多く、2つ目、3つ目、4つ目、時には5つ目の薬が処方されます。中には、効果のない薬を処方し続けながら、新しい薬を追加する医師もいます。うつ病治療では、多剤投与が悲しい現実なのです。

> ジェイソン（44歳、弁護士）は、慢性うつ病のため障害者となりました。15種類の薬剤と電気けいれん治療（ECT）は、効果がありませんでした。私が彼に出会うまで、彼は働くことができず、ただ、セラピスト、専門家、医者を訪れるだけの毎日を過ごしていました。彼の、将来約束されていたキャリアは、反復性うつ病により台無しになりました。しかしながら、rEEG、代謝や栄養の検査一式を含む徹底的な評価を行ったところ、ジェイソンは現在、回復に向かっています。セリアック病と診断された後、rEEGにより推測された2種類の薬と、グルテン抜きの食事療法をきちんと実行し、現在、彼は継続的に仕事ができています。

目標を見失う

薬は、現代生活における偉大な恩恵です。薬は、毎年、何億人もの命を救っています。私が開業医として働いてきた何年もの間に、精神科の薬が多くの人々の健康と機能を回復したのを見てきました。しかし、薬でうつ病を治療する私たちの力は、当初考えられていたほど、良くはないのです。抗うつ薬による治療が"有効である"とされてきたうつ病患者の3分の2は、日常の機能を損なう後遺症に悩まされ続けており、28％の患者が軽度機能障害

を、23％の患者が中等度機能障害を、12％の患者が重度機能障害を、そして4％が最重度機能障害を呈しています。即ち、標準的な薬で"治った"とされた患者の大部分は、生活の重要な側面を損なううつ病の後遺症から脱することができずにいるのです。

抗うつ薬効果に関する証拠は、あまり明確なものではありません。医学文献（1987年から2004年までの研究に基づく）では、抗うつ薬治験の94％が肯定的で有益な結果を示していますが、現実の数字は51％前後なのです。というのは、米国食品医薬品局（FDA; U.S. Food and Drug Administration）に提出された否定的結果を示した治験の3分の1は、全く公表されなかったからです。これは、約半数の治験で、薬剤がプラセボ（薬剤を全く含まない作用のない錠剤）より優れた効果を示すことができなかったことを意味しています。

残念ながら、あらゆる世代のうつ病患者で、精神科のうつ病治療が無効であったということを、私はこれまで何度も見てきました。多くの薬を繰り返しためしても、抑うつ気分、易刺激性、疲労との苦闘は続いているのです。

精神科薬剤の議論については、第3章でより詳しく述べます。ここでは、抗うつ薬の効果の背景にある"科学"の多くは、実は薬を販売する製薬会社により作られた神話なのかもしれない、と述べるにとどめておきましょう。

現在の治療の欠点を乗り越える

要約すると、うつ病の精神医学的治療は、以下に示すように、いくつかの理由により、不適切なのです。

- 私たちは、うつ病とそれに関連する病気は、脳の化学物質が異

常をきたしているという理論を伴う純粋に心理的な障害であり、患者の体の中で起こっていることは何も影響していないと見なしている。
- 私たちは、うつ病をDSMに定義された、いくつかの障害に細かく分類しているが、うつ病のどの型についても、脳に由来する原因を発見できず、いわば手当たり次第という状態で薬を処方している。
- 驚くことではないが、私たちの治療の成功率は低く、改善しているように見える時でも、後遺症や頻繁な副作用が生じている。

これらの問題を悪化させているのは、私たちが、治療がうまくいかない場合に患者のせいにする傾向があることです。"患者が治療に失敗した"とか"患者は治療抵抗性である"という表現から、私たちの考え方にはゆがみがあることがわかるでしょう。もし、ある患者が、医師が処方した薬を服用しても回復しないとしたら、一体、失敗したのは誰でしょうか？ うつ病からの回復を求めて、メンタルヘルス専門家を訪ねる何百万の人々を失望させるのをストップすべきだ──今がその時であると、私は思います。

あまりに長い年月、精神医学は精神療法と薬物療法の間を揺れ動き、今や、製薬業界にハイジャックされています。多くの精神科医は、医学部で学んだ基本的な生化学のこと、そして、医師として精神科医の目標は精神疾患の原因を特定し、患者の苦しみを取り去る治療法を見出すことであることを忘れてしまったかのようです。

精神科で働く私の同僚の多くは、純粋に薬理学的なモデルを受け入れてきました。

彼らの開業スタイルは"メッドチェック（med checks）"の時に、10-15分間患者を診察するというものです。そして、何か治療や

医療行為を行なうのではなく、処方量の調節や処方内容を変更するのです。このようなメッドチェックは、保険会社により奨励されていて、特別な請求コードが設けられているのです。

多くの患者が、最初の処方薬に良い反応を示さないので、このようなメッドチェックのやり方は、おそらく睡眠や不安のため2番目、さらには3番目の薬が追加されることを実質的に奨励しているのです。元々は1つの病名の治療のため、3-5種の薬を出されることは、患者にとって、珍しいことではないでしょう。副作用が増悪するにつれ、患者は薬物療法に不満を募らせ、すべての薬は"悪"であると考え、どんな薬も拒絶するようになります。すでに、数多くの消費者団体が、薬の危険性についての情報を広めています。代替医療医や従来からの医療を行なっている医師たちの中には、うつ病に対するすべての薬を完全に拒否し、その代りビタミンやハーブを用いて治療するように奨励してきたものもいます。

その結果、患者は板挟みになるのです。医者の診察で、うつ病は見ることも、聞くことも、触れることもできません。しかし、うつ病は生命を脅かし、生活を奪い、障害をもたらし、世界保健機構によると、世界で第4位の病気です。広範囲に広がり、衰弱をもたらす障害をどのように治療するのかについて、あまりに曖昧で、根拠のない考えしか持てないということは、すべての医療専門家にとって耐えがたいものです。

統合的アプローチを採用する

うつ病は、"すべて頭の中で起こっている"訳ではないことを示す研究は、数十年に値する価値がありながら、ほとんど無視されてきました。しかしこの研究をうまく活かせば、私たちは適切

に、よりうまくやれるでしょう。心と体は1つです。体で起こっていることは常に心に影響しています。栄養状態、体の中に存在する毒素の量と種類、ホルモンレベルとそのバランスが保たれているかどうか、アレルギー、合併する身体疾患、そしてその他のファクターが、うつ病の発症と経過に重要な役割を果たすのです。

　今こそ、統合的なうつ病アプローチの時です。それは、伝統的医学と栄養学的補完医療的な療法を組み合わせたうつ病の治療方法です。本当に成功するためには、このアプローチは科学的でなければなりません。マニュアルに記載された主観的リストに合致する、同じく主観から導き出された症状リストではなく、客観的に測定された体の異常や欠乏にもとづいて、1つ1つの処方や提案を行なわねばなりません。生化学的個別性にもとづくうつ病の統合的治療アプローチでは、薬を拒絶するわけではありませんが、問題に関与していると考えられる栄養学的かつ代謝的な異常を対象として、治療を行なうのです。

第3章

現在の治療法は、思っているほどは効果がない

　この本の始めに、薬により完全に、あるいはほぼ完全に症状が消えるのは、うつ病回復を求めている患者の33％のみであり、回復したと思われる患者の70％で再発が見られると指摘しました。

　うつ病の標準的治療の効果は良好ではない、または十分に良好という訳ではないのです。私は、自らを語る多くの患者のことを考えます。多くの人々がうつ病の再発を経験し、また、絶望して治療に背を向けてしまう事実は、私たちが多くのうつ病患者の治療に失敗していることの証です。あまりにも多くの患者にとって、標準的な治療は成功しているとは言えないのです。

　圧倒的大多数の精神科医や精神医学研究者達は、私たちの現在の治療を支持しています。そして、うつ病を和らげる抗うつ薬やその他の薬の効果を実証する何千もの研究を指摘することにより、自分たちがそれらを支持していることを正当化するのです。

　そして、彼らの支持はエビデンスに基づいています——ハーバード、イェール、スタンフォード、メイヨークリニック、その他世界中の権威ある一流大学、研究所、病院などの有名な研究者による、文字どおり山のような研究があります。抗うつ薬、その他の薬剤がうつ病治療に有効であるとする、これらすべての研究が間違っているなどということがあるでしょうか？　それらの研究が、間違いだらけであるというわけではありません。しかし、それらの研究の中には、仮にその研究が"正しい"という結果が出れば、何百万ドル（もしかしたら何10億ドル）も手にする立場

にある製薬会社から研究者が財政的支援を受けているという事実により、問題点をかかえているものもあるのです。それでは、このような精神科研究の欠陥について見ていきましょう。

信頼性をそこなう製薬会社による支援

　米国では、精神科の薬の効果を試験する研究に、毎年、何億ドルも費やされています。このような研究は、政府、大学、そして多くの場合は、これらの薬を製造する製薬会社そのものにより支援されています。実額は様々でしょうが、このような研究では、製薬会社が最も大きな割合を負担していると言って間違いないでしょう。

　一見すると、これは理にかなっているように思われます。薬を製造し、販売している会社が、自分たちの製品が安全で効果的であることを証明する研究を実施するのは当然です。実際、私たち消費者は、製薬会社がそのような研究をすることを要求すべきなのではないでしょうか？　問題は、研究を実施し、出資している製薬会社が、大きな利益相反を抱えていることなのです。製薬会社はできる限り良い薬を製造したい一方、できる限り多くの薬を売りたいのです。企業はもっぱら収支を追求しているビジネスなので、売上を増やしたいという欲望の方が勝ることがしばしばです。

　薬の研究には多くの資金がかかります。研究計画を作成するため、研究者や実験用機器確保のため、ボランティアを募集し、場合により補償するため、数字を取り扱う統計専門家を雇うため、などに数百万ドルが必要なのです。政府も大学も、通常、効果が証明されていない薬の研究に、そんな大金を費やしたくないので、財政的な負担は製薬会社が担わなくてはなりません。しかし、資金を出すことは研究中や研究後に起こることをコントロールでき

ることを意味しているので、実は製薬会社にとって出費は何でもないことなのです。

産業規模の問題

The New England Journal of Medicine に掲載された2008年のある研究によると、FDAに提出された否定的な結果が出た抗うつ薬治験のうち、約3分の1はいまだ公表されていません。この研究の著者たちは、1987年から2004年までの医学文献で、うつ病治験のうち94％が（プラセボと比較して）肯定的で有効な結果を示していることを見出しました。しかし、未公表の否定的な結果が出た治験を考慮に入れた場合、肯定的な結果が出た研究の実数は51％にまで減少します。肯定的結果の研究を選択公表していることで、製薬会社は医学界と一般人を、抗うつ薬は実際よりも効果があると信じるように、誤った方向へ導いているのです。

米国では、FDAが登録簿とデータベースを作成し、このような選択的公表とならないようにしています。1997年に、一般人が、現在進行中の治験情報にアクセスすることを認める法律が成立しました。この法律の下では、製薬会社は、FDAの承認過程中に、自社の薬を支持する目的で行なっているすべての治験を登録しなければなりません。インターネット上の登録として www.clinicaltrials.gov が、公式に許可されたデータベース提供のため2000年に創設されました。不完全な情報を含んでいたデータベースの問題を契機に、2007年に食品医薬品局の修正法令が成立しました。この法令によると、研究終了後12ヶ月以内（その薬がFDAの審査中の場合は24ヶ月以内）に、研究参加者と治験結果の登録情報を更新しなければなりません。

これらの変更により、治験が選択的に公表されるという問題の

いくつかを解決するのに役立つかもしれませんが、薬の研究における資金的な利益相反の問題を取り扱ってはいません。ハーバード大学医学大学院マサチューセッツ総合病院の研究者グループの指摘によると、"資金的な利益相反は、生化学的医学研究においては極めて一般的です。利益相反関係にある研究者は、より肯定的結果に至る傾向があります。バイアスのかかった研究デザイン、業界による否定的結果の抑えつけ、そして、成果を上げる見込みのある、あるいは、結果解釈が恣意的であるプロジェクトに、製薬業界がより優先的に投資する結果、利益相反を抱えた研究者は、より肯定的な結果を出そうとします。"

イェール大学医学大学院の3人の研究者は、研究のために雇われた科学研究者や大学が、資金的に製薬会社と結びついている時に生じる利益相反について、同様の結論に至りました。とりわけ彼らは、製薬会社の研究を行うために雇われた大学が、まさに彼らを雇ったその会社の共同所有者である場合が少なくないことを見出しました。さらに、このことは、大学は自らが試験をしている薬の共同所有者であり、良い結果が出れば、大学に大きな財政的利益がもたらされることを意味しています。

このようなことが、本当に研究に影響するのでしょうか？ 医学研究者たちは、最善の治療方法を見つけることに純粋に関心があるのではないでしょうか？ もちろん、あるのです。しかし、お金が関わると、事態は怪しくなります。このことが、研究が医薬品産業の資金援助による場合や、研究者が研究結果に財政的興味を持つ場合に、研究で薬がプラセボよりも優れているという結果になりやすい理由なのかもしれません。実際、ハーバード大学医学大学院の研究者が、2005年の*American Journal of Psychiatry*に発表された論文で指摘したように、医薬品会社により支援されている研究と、少なくとも研究者の一人が資金的利益相反を抱えている研究では、製薬会社と資金的結びつきがない研究と比べ、

研究対象の薬を"有効"と報告する傾向が 4.9 倍高くなります。

直販広告

　毎年、数十億ドルが、直販広告（DTCA; direct-to-consumer advertising）に費やされ、2003 年ではその金額は、32 億ドルと推定されています。しかし、このような広告は、患者や医師たちにどう影響しているのでしょうか？

　何よりもまず、直販広告は、米国とニュージーランドのみの問題です。他の国では、直販広告が違法とされているからです。直販広告に賛成する人たちは、治療を受けていない人が、健康増進の貴重な情報を入手できると主張しています。一方で、反対する人たちは、多くの健康な人々が不要な薬を服用することになり、健康を害する危険があり、経済的負担が大きくなる、と主張しています。

　これらの論議は別として、直販広告により薬の使用が増加していることを私たちは知っています。直販広告は、ある特定の抗うつ薬の選択には影響を与えませんが、経験的エビデンスから、ある分野の薬の直販広告費が 10% 増えると、その分野の薬の使用が、結果として 1% 増加することが示唆されてきました。抗うつ薬の場合、課税に関する米国議会両院共同委員会（The Joint Committee on Taxation）のエコノミストであるアダム・ブロックは、直販広告がきっかけで新しく抗うつ薬を服用する人のうち、うつ病ではない人が 94% を占めると推測しています。直販広告によって、うつ病患者 1 人に対して、抗うつ薬治療を受けているうつ病ではない人の割合は 15 人にまで達している可能性があります。

　不適切で行き過ぎた処方という一般的傾向は、患者が直販広告を見た結果、かかりつけ医の 73% と専門医の 63% が、処方

する方向へのプレッシャーを感じる、というFDAの調査にも表われています。このような患者の要求の増加は、結果として医師の処方の仕方を変えるまでになっています。また別の研究では、23.5％の医師が、直販広告が自分たちの処方の仕方を変えたと確信していると報告しています。

私たちの薬は本当に効くのか？

たとえ精神科の薬が、すべての薬のように、製薬会社によって過剰に売られているとしても、また、たとえ製薬会社が精神科医や医師たちと親密過ぎるとしても、私たちは肝心な次の質問への答えを必要としています。薬は効くのでしょうか？

もしもあなたが精神科の薬の効果に関して発表された何千もの研究を調べたとしたら、多くの人にある程度は効く、という結論に達せざるをえないでしょう。しかし、前述のように、否定的な結果となった多くの研究は意図的に公表を控えられているので、ある特定の薬の真の効果について正確な事実を知るのは難しいのです。1つ確かなことは、このように"葬られた研究"では、研究対象の薬は非常に有効というわけではない、あるいは、まったく効果がないと示唆されている可能性が高いということです。

少数の研究者や精神科開業医たちは、かねてより精神科薬の効果を疑問に思ってきました。2001年に、イギリスの精神科医ジョアンナ・ノンクリーフは論文を発表し、その中で彼女は大胆にも"急増している抗うつ薬の使用が、うつ病の負担を軽減しているという徴候はない"と主張しました。言い換えれば、より多くの人々がうつ病と診断され、それに応じて治療されても、状況は改善しなかったのです。

10年間に及ぶ何百万もの抗うつ薬処方の後に、彼女の言葉が、

真実として響き続けているのです。実際、2010 年、*Journal of the American Medical Association* に掲載された研究では、抗うつ薬は"大うつ病の患者には最も確立された治療法である"とされる一方、標準的抗うつ薬は、軽度うつ病の患者にはプラセボ以上の効果を示さないことがわかりました。特に、その研究者たちは、パキシル（選択的セロトニン再取り込み阻害薬、SSRI、プロザックと同種）とイミプラミン（長く使用されてきた、比較的古い薬の１つ）で、軽度・中等度・重度のうつ病患者の投薬に見合う症状軽減がなかったことを見出しました。つまり、これらの薬は、うつ病重症度測定に用いられるハミルトンうつ病評価尺度（HDRS; Hamilton Depression Rating Scale）の得点をわずかに低くしたかもしれません。しかし、その得点の減少は非常にわずかであり、患者の日常生活機能を改善させるほどではありませんでした。抗うつ薬は、"最重度うつ病"と分類される患者、つまりハミルトンうつ病評価尺度スコアが 25 点以上の患者にのみ、改善を示しました。他の患者では、プラセボと比較して抗うつ薬を服用するメリットは、"最小限であるか存在しないであろう"という結果でした。

この研究結果は衝撃的で、特に、患者さんの約 70％で、ハミルトンうつ病評価尺度スコアが 22 点以下であるということを考えるとなおさらです。つまり、彼らにとっては、どの抗うつ薬もプラセボ以上には効果がないであろうということです。それでもなお、うつ病と診断された患者さんはほとんどすべて、抗うつ薬を処方されているのです。

"ミラクルな"薬があふれているのに、うつ病は 3 倍に

ロバート・ウィタカーは、最近、"Anatomy of an Epidemic"というタイトルの本を出版し、その中で細心の注意と共に、50 年間

分の精神医学論文を精査し、私たちをかなり困惑させる事実を暴露しました。それは、長い目で見ると、投薬を受けていない多くの患者の方が、投薬を受けている患者よりも良くなっている、ということです。1970年代を通じて、プロザックのような"第2世代"の精神科薬剤が出現する前、うつ病を患っている患者——特に、軽度あるいは中等度の症状の患者で、このような薬を処方されていたのは比較的少数でした。軽度あるいは中等度のうつ病患者の大部分は2-3ヶ月の経過のうちに回復し、仮に次のうつ病が起きたとしても、ほとんどの人は、それまでの何年間は健康に過ごしていました。しかし今日、医師は、しばしば、すぐに精神科の薬を処方します。ウィタカーは、このことが慢性うつ病や再発性うつ病と、生涯にわたる薬への依存の端緒になりうると論じています。

ウィタカーは、1987年には、125万人のアメリカ人が精神疾患により能力の障害を呈していたと注記しています。今日、その数は、3倍以上の400万人になっています。もし、精神科治療が、精神医学の支配層が言うように良好であるとしたら、過去20年間に数多くの新薬が導入され、そのいくつかは次の"特効薬"と大きく宣伝されてきたのに、なぜ、患者の数が3倍以上に増えたのでしょう？ そして、なぜ、精神疾患による障害児の数が、16,000人から60万人にまで急増したのでしょうか？

ウィタカーが指摘するように、精神科論文を注意深く分析すると、長期的には、薬による治療を受けたうつ病患者の15％しか寛解しておらず、残りの85％は慢性うつ病になっていることがわかります。それから、過去数十年間に、大部分の患者が、うつ病の単一エピソードを経験し、しばしばその後数年の間隔を開けて、長期間の気分障害を患うようになりました。そして、薬に依存することで、精神的苦痛に認知機能低下を伴うようになる可能性もあるのです。

問題の多くは、通常は6週間のみ継続するだけで、抗うつ薬は

効果があると主張している短期的研究に、私たちが、ほぼ完全な信頼を置いていることにあります。たしかに、薬は多くの人を救っていますが、これらの研究は、研究後の数年ないし数十年の期間、患者を追跡調査できていないものがほとんどです。それゆえ、私たちは、研究が終わった後に何が起こっているのかわからないのです。さらにまた、これらの研究では、概して、投薬された人とされていない人との比較ができていないのです。長期的な結果を追跡調査し、投薬された人とされていない人とを比較した数少ない研究が、多くの人が投薬をまったく受けないで回復しうることを示唆していることを考えると、われわれの認識には大きなギャップがあるのです。

副作用はどうなのか？

抗うつ薬によりもたらされる副作用のリストは長く、以下のものが含まれます。

興奮	不安
視覚低下	便秘
性欲減退	めまい
口渇	勃起障害
疲労	不眠
骨粗鬆症	吐き気
不穏焦燥	体重増加

これらの副作用の中には、簡単に防止することができ、また軽減できるものもあります。例えば、食事と共に服薬し、一回の食事量を減らし、食事回数を増やせば、多くの人で吐き気を除去す

ることができます。しかし、体重増加、性欲減退、重度の便秘などその他の副作用は、対処がより難しく、さらに薬を必要としたり、生活面での調整をかなり必要とします。精神科医は、副作用を和らげるために、患者がすでに飲んでいる薬に、新しい薬を追加することがしばしばあります。しかしそれは、患者にあえて新しい副作用を経験させることを意味していて、さらに多くの薬を必要とする結果になりうるのです。

　23歳のヘザーは、私たちと最初のミーティングを行った時に、まず初めに、"私は、体重が増える薬は飲みません。最後に処方された抗うつ薬を飲んでから、30ポンドも太ったので、もうそんなことはこりごりです。"と言いました。

　48歳のジムは、10年以上うつ病と闘っていましたが、ため息をつきながら言いました。"時々、私は何が悪いのかわからないのです。うつ病なのか、それとも副作用なのか？私は、まったく性欲がなくなってしまったので、妻との間には、ストレスがいっぱいです。"

疑うまでもなく、抗うつ薬使用の最も厄介な副作用は、自殺の危険性が高くなることです。2004年3月にFDAは、複数の抗うつ薬の製薬会社に、これらの薬がうつ病悪化に関連があること、及び、または、自殺の危険性が高まるという事実を、医師と患者に知らせるよう、薬のラベルに注意書きを追加するように指導しました。関係のある抗うつ薬は次のとおりです。

- プロザック（フルオキセチン）
- ゾロフト（セルトラリン）
- パキシル（パロキセチン）
- ルボックス（フルボキサミン）

- セレクサ（シタロプラム）
- レクサプロ(エスシタロプラム)
- ウェルビュトリン（ブプロピオン）
- エフェクサー（ベンラファキシン）
- サーゾーン（ネファゾドン）
- レメロン（ミルタザピン）

　FDA は、"大うつ病およびその他の病気のために、精神科及び精神科以外で、抗うつ薬を処方された成人及び小児患者において、不安、興奮、パニック発作、不眠、易刺激性、敵意、衝動性、アカシジア（[重度の]静坐不能）、軽躁病、躁病が報告されている。"と警告しています。

　2007 年 5 月に、FDA は、抗うつ薬を服用した若い成人の間で、自殺の危険性が高まることに関して、新しい警告を出しました。この警告では、以下のように、さらに多数の薬が対象となっています。

- アナフラニール（クロミプラミン）
- アセンディン（アモキサピン）
- アベンチル（ノルトリプチリン）
- セレクサ（シタロプラム臭化水素酸塩）
- サインバルタ（デュロキセチン）
- デジレル（トラゾロン HCI）
- エラビル（アミトリプチリン）
- エフェクサー（ベンラファキシン HCI）
- エムザム(セレギリン)
- エトラフォン（パーフェナジン / アミトリプチリン）
- マレイン酸フルボキサミン
- レクサプロ(エスシタロプラム)

- リンビトロール（クロルジアゼポキシド / アミトリプチリン）
- ルジオミール（マプロチリン）
- マープラン（イソカルボキサジド）
- ナルディル（硫酸フェネルジン）
- ノルプラミン（デシプラミン HCI）
- パメロル（ノルトリプチリン）
- パルネート（硫酸トラニルシプロミン）
- パキシル（パロキセチン HCI）
- ペクセバ（メシル酸パロキセチン）
- プロザック（フルオキセチン HCI）
- レメロン（ミルタザピン）
- サラフェム（フルオキセチン HCI）
- セロクエル（クエチアピン）
- サーゾーン（ネファゾドン HCI）
- シネクアン（ドキセピン）
- スルモンチール（トリミプラミン）
- シンビアックス（オランザピン / フルオキセチン）
- トフラニール（イミプラミン）
* トフラニール - PM（パモ酸イミプラミン）
* トリアビル（パーフェナジン / アミトリプチリン）
* ビバクチル（プロトリプチリン）
* ウェルビュトリン（ブプロピオン HCI）
* ゾロフト（セルトラリン HCI）
* ザイバン (ブプロピオン HCI)

多くの人が口にしにくいと感じている副作用は、抗うつ薬に関連した数多くの性的問題に関係しています。SSRIを処方された30-60%の患者が、性に関する何らかの副作用を経験していると推定されています。多くの患者さんは、この問題について語りたが

らず、あるいは薬を飲むのをやめてしまうので、これは、最も控えめな推定です。通常、これら性的機能不全には、勃起障害、性欲減退、射精障害、女性のオルガスム障害が含まれます。

性的な副作用が存在することは、患者をとても混乱させる可能性があり、その結果、多くの患者が治療を完全に中断してしまうことがあります。この副作用を避けるために、患者あるいは医師は抗うつ薬は減量する方がいいと考えるかもしれません。いずれの場合でも、うつ病に苦しむ患者は、治療に必要な量の薬を服用せず、その結果、うつ病に苦しみ続けることになるのです。

新しい方法

私は薬物療法に反対しているのではありません。問題は薬自体ではなく、薬が研究され、宣伝され、使用される方法なのです。パーソナライズドメディスンと栄養生化学を包括した統合的アプローチの一部として使用されれば、抗うつ薬は健康回復に重要な役割を果たし得るのです。それには、ひとりひとりの患者にとって、正しい量の正しい薬を見つけることが必要です。そのためには、研究、医学と製薬会社の間に生じる利益相反をより良く理解することが必要です。第4章以降で、うつ病治療のためのパーソナライズドメディスンが、ついに現実のものとなってきたことをご紹介しましょう。

第4章

うつ病と生化学的個別性

　測定は科学的医学の基本です。定期診断のため主治医を訪ね、診察室に入るとすぐに測定が始まるか、廊下で待つ間に看護師があなたに身長や体重測定を指示します。医師による体の診察には、例えば、ある部位を押した時に痛みはどの程度か調べたり、喉は赤いかどうか調べたりする客観的測定に準じるもの、それに加え心電図（ECG）、コレステロールレベル、肝臓や甲状腺機能などの一連の客観的測定が含まれます。これらの測定はすべて、医師があなたの体の"プロフィール"を作成し、持続している疾患や損傷の程度を見極めるのに役立ちます。

　精神科も医学の一分野ですが、"測定しない医学"であり、疾患の診断、治療、そして治療効果のために客観的測定を使わない唯一の専門分野です。精神科医が客観的に見ている問題を、私たちは測定できません。なぜなら、私たちは何を探しているのか、実はわからないからです。本当のところ、精神障害とは何なのでしょうか？　何が引き金なのでしょうか？　精神障害が脳の中で何らかのダメージをもたらしているとしたら、それは何なのでしょう？　私たちにはわかりません。

　私たちは、症状という形で精神障害の結果を見ることができます。しかし、何が原因かわかりません。例えば、"うつ病腫瘍"を見つけて治療したり、"うつ病菌"を除去したり、"うつ病遺伝子"の影響を弱めることはできません。精神的苦痛のマーカー、つまり貧血における鉄分の低下や糖尿病における高血糖のような、何か危険信号になるものすら見つけることができません。つ

まり、客観的には、何を治療しようとしているのか、それをどのように見つけるのか、必ずしもわかっている訳ではありません。治療が何をもたらすのかわかりませんし、治療が有効かどうかもわからないのです。

メディカルマーカー

　疾患のマーカーはある病気が存在するかもしれないということを端的に示し、患者の診断治療のガイドラインとして医師によって長く使われてきました。例えば、コレステロール上昇は心疾患のマーカーになりますが、これは、コレステロールが多すぎると、心筋に栄養を供給する動脈を塞ぐ原因になり得るからです。冠動脈を開き、血管の内側の動脈閉塞のサインを調べるのは、現実にはできないので、心臓疾患の有無を測るために医師はコレステロール検査を実施するのです。コレステロールレベルが高い場合には、冠動脈性心疾患のリスクも下げることを期待して、コレステロールを減らす食事と薬が処方されます。しかし、コレステロール上昇と、心疾患は同じものではないので、冠動脈性心疾患がコレステロール検査で見つかるわけではありません。コレステロール測定値の上昇は心疾患のマーカー、つまり危険性があるという指標としてのみ役割を果たしています。

　一般的に使われるもう１つの疾患マーカーは、前立腺特異抗原（PSA）血液検査で、これは、前立腺ガンの存在を示すと言われています。PSAレベルが４以下では問題ないと考えられていますが、6-7以上に上がると、医師は患者の前立腺ガンの可能性を疑い始めます。そして、ひとたびPSAが10を超えると、通常医師は前立腺の組織生検をオーダーします。PSA自体はガンではなく、生体によって作られる正常な物質です。しかし、PSAレベル上昇

は、ガンが存在する可能性を示唆するマーカーとなります。

結局、疾患を示唆するものとしてマーカーを使用することは、医学で十分確立された方法です。たとえマーカーと疾患の関係が良く理解されていない場合でも、意味があります。マーカーは、私たちに何かがおかしい、と教えてくれます。そして、例えば高コレステロールを下げるなど、治療のゴールを与えてくれます。

個人ではなく、"集団"を治療する

精神障害の原因と治療を測定し、数え、定量化し、客観化することが不可能であるという理由から生じる、いくつかの問題について述べてきました。もう1つの問題は、診断と治療をパーソナライズできないことです。そして、これが深刻なハンディキャップなのです。

多くの医師は、患者個人の医学的ニーズに合わせ治療を組み立てようとします。例えば、内科医は、疾患の原因のバクテリアを正確に特定するために、血液サンプルを検査に出し、その結果によりそのバクテリアに最も有効な抗生物質を選ぶことができます。腫瘍医は、進行度と悪性度とを決定するために、ガン腫瘍を測定し、"ステージ分類"することができます。それに従って、有効な治療法を絞り込むのです。心臓専門医は、患者の食の好みに合わせた"ヘルシーハート"食を提案することができます。皮膚科医は発疹を診察することができるので、どの薬が最も有効か判断できます。

治療についても身体疾患では、ほぼ正確に評価することができます。内科医は、細菌が消失したかどうか、血液の再検査をすることができます。腫瘍専門医は、腫瘍が縮小したか測定することができます。心臓専門医は、血清コレステロールレベルを再検す

ることができます。皮膚科医は発疹が消えたか診察することができます。もし、治療効果が不十分であれば、別の治療を試します。しかし、心に関しては、精神科医にできる治療の評価法は症状に何か変化があったかどうか患者に尋ね、あるいは、患者の気分について尋ねるハミルトンうつ病評価尺度のような主観的な"筆記式"検査を患者に記入してもらうことくらいです。

　患者の苦悩の原因そのものを測定し、その苦しみが他の苦しみとどのように違うのかを決定できないので、精神科医は、その人にとって効果が大いに期待できるアプローチに焦点を絞れないのです。それはまるで、貧血の原因が鉄不足なのか、鉛中毒なのか、銅不足なのか、それとも遺伝的障害なのかがわからないまま、貧血の治療をしようとするようなものです。ですから、精神科医は、"ショット・イン・ザ・ダーク（当て推量）"アプローチをするしかなく、どれかが成功するのを願いながら、その症状に推奨される薬剤リストの一番上から始め、リストの下に向って試していきます。これらの推奨リストは、非常に多数の人が参加した研究にもとづいていますが、これは、薬物による"解決法"は、当然個人に合わせたものではないことを意味しています。

　この方法は個人に合わせたものではないだけでなく、間違いやすい傾向もあります。パーソナライズされていない精神科薬剤は、医師がたまたま正しい治療法に出会うか、患者が"もう十分です！"と言うまで、次々と治療の誤りが生じるように"保証されている"ようなものです。一連の治療の誤りを避ける唯一の方法は、精神科治療をパーソナライズする、つまりその人に合わせたものにすることです。そして、このための唯一の方法は、患者の脳や体の中に特有の客観的な問題、マーカー、またはアンバランス（あるいは、これらのいくつかの組み合わせ）を見つけることで、これは、診断治療のための信頼できる指針として使うことができます。

同じ人間は1人としていない

はっきりとは語られませんが、精神医学の背景にあるものは、"同一であること"です。DSMの視点から言えば、ある特定のタイプのうつ病（例えば、大うつ病、気分変調症、双極性障害）の患者はすべて、多かれ少なかれ、同じ症状を持っています。例えば、42歳の3児の母親で、企業弁護士として働き、不眠、疲労と過食に苦しんでいる人は、78歳の引退した修理工で、不適切な罪悪感と自殺念慮に苦しんでいる人と大体同じと見なされます。DSMに関する限り、どちらも大うつ病の型に当てはまり、それゆえ、同じような薬物治療に反応するはずなのです。

同様に、以前は楽しめた活動に対して、喜びが著しく減退し悩んでいる、女性の大学一年生が、不安、落ち着きのなさと虚無感に苦しむ35歳の2児の父親と、ほとんど同一と見なされるのです。かれらは、どちらも、気分変調症に悩み、それゆえ（DSMによると）同じタイプの薬を飲むことで良くなるはずなのです。様々なうつ病の型に個別のDSMのコード番号（例えば、大うつ病は296.3で、気分変調症は、300.4）が完備されていて、すべてが非常に整然としています。しかし、これらのコード分類で有効とされる治療は、万人に適合するという訳ではありません。

現代の精神医学の原則によると、精神科医の仕事は患者の症状を発見することで、これらの症状によって患者をカテゴリー分類し、その分類向けに推奨された方法に従って、患者を治療するのです。これは、牛をその皮膚の色により、別々の囲いに追い込むようなものです。もし、推奨薬剤を1つ以上服用した大うつ病の患者さんのほとんどが回復したら、何の問題もありません。薬剤が効いた理由はもちろんのこと、たとえ、この障害の基本的メカニズムがわからなくても、少なくとも患者は良くなっていると、私たちは言えるでしょう。ごくわずかの患者にはまったく効果が

ない場合でも、私たちは、"ほとんどの患者が完全に回復し、多くの患者が部分的に回復している"と言えるでしょう。

しかし、実際はそうではありません。うつ病に苦しむ多くの人で、複数の薬剤を試しても改善がないのです。そして、当初寛解した患者では、再発率が驚くほど高いのです。

明らかに、現在のアプローチには限界があります。加えて、多くの研究が、精神医学の基礎が不正確であることを示唆しています。同じ障害に苦しんでいる患者はまったく同じではありませんし、症状に基づいた障害分類では、厳密にグループ分けすることはできません。むしろ反対に、症状を指標にすると、脳や体の中で何が起こっているのか、判断を誤る可能性があります。なぜなら、私たちは、それぞれ固有の生化学的、身体的プロフィールを持つ異なった個人だからです。つまり、障害の状態は、それぞれに固有の形で現れるのです。

心と脳は別々のもの？

根本的に、精神医学は、うつ病やその他多くの精神医学的障害の身体的な理由を無視してきました。それどころか抑うつ気分は、精神的な葛藤やストレスの結果、何らかの方法で、その人の考えを乗っ取ってしまう、不可解で表現しがたい"ゴースト"になるのです。このゴーストは、幼少期を通じて長期にわたって続く情緒的虐待のように年とともに蓄積され、またあるいは心的外傷後ストレス障害を発症する最前線兵士に見られるように突然出現することがあります。

奇妙なことに、精神障害は、身体的な脳とはほとんど関係がないと主張している一方で、精神科医は、脳内化学物質であるセロトニンやドーパミンのレベルを上昇させるよう特別に作られた薬

剤や、その他、身体的な脳に影響を及ぼすものを用いて、患者を治療しているのです。

人体の生理学は、脳も含んでいます。もし、体に生理学的異常があったら、その異常が脳に影響していると推測するのは論理的です。およそ3ポンドの重さの脳は、体で作られるエネルギーの約20％を必要とします。もし、栄養不足や、なんらかの生理学的問題が体のエネルギー生産を減少させていたら、脳が必要とする非常に多くの栄養やエネルギーを満たすことができず、脳はもはや適切に機能できなくなり、精神医学的問題に至る可能性があります。さらに問題を複雑にしているのは、指紋がひとりひとり異なっているのと同様に、私たちがひとりひとり固有の"生化学的特徴"を持っているということです。よって、精神医学的苦痛の原因や最も効果的な治療を探すには、脳と体のあらゆる面を徹底的に精査しなくてはならないのです。

無視された早期の可能性

同じ障害をもつ人が必ずしも同じとは限らないことを最も早期に示唆したのは、多分、異なる精神障害に苦しむ患者の、比較的少ない件数の一連の脳波検査（EEG）だったでしょう。脳波は、脳の電気活動を読みとるもので、心臓の状態を調べる時のECG（心電図）に似ています。

1920年代にEEGが最初に人に使用されて間もなく、研究者たちは、"うつ病脳波パターン"、"統合失調症脳波パターン"、"女性ヒステリー脳波パターン"等々を見つけることができるのではないか、と考えました。残念なことに、そのようなパターンは見つかりませんでした。うつ病患者のEEGは、その他の障害患者のEEGと明らかに異なったパターンは示しませんでした。統合失調

症患者も、ヒステリー患者も、その他の障害も同様でした。実際、様々なうつ病患者のEEGがまったく異なる場合もあれば、うつ病患者のEEGが統合失調症患者のEEGにかなり似ている場合もありました。このように、特定の障害と特定のEEGパターンの間に相関が見られないことで、昔の研究者たちは、脳の電気活動と精神障害との間には、何の関係もないと結論づけました。このため、EEGは、診断ツールとしては、精神医学界からほとんど捨て去られてしまったのです。

もし、昔の研究者が異なった結論を下していたら、どうだったでしょう。"なるほど、うつ病患者の間では、EEGの相関が見られないが、EEGのパターンには様々なものがある。これは、うつ病の患者の脳活動は常に同じというわけではないことを意味するのではないか？ もし、そうだとしたら、私たちの定義とは異なり、うつ病は単一の原因によって生じ、単一の治療法が有効な、単一の障害ではないのではないか？"と言ったとしたらどうでしょうか？

精神障害の原因と治療にかかわるものは何か、それはわからないことを認めた場合、その精神障害のすべての患者で、障害は同じものであると主張するのは賢いことでしょうか？ この問いを発し、答えを求めて研究に取り組んでいたら、精神医学にまったく新しい方向性をもたらすことができたでしょう。例えば、表面的な症状の同一性ではなく、うつ病患者間の違いに注目する方向性などです。しかし現実は異なり、精神医学は、患者の主観的な症状によって患者を厳密に分類するという、数10年来におよぶ研究に着手したのです。

精神科的症状と脳機能

20世紀になって、すべての精神障害は、幼少期の感情的トラウマ、未解決の性的問題、女性であること、あるいは家族葛藤が引き金となった内面的葛藤から生じる精神的病気であると信じられてきました。脳卒中、パーキンソン病、その他特定の状態は、脳に対する身体的損傷によって生じると理解されていた一方で、うつ病、不安、強迫的行動などの問題は、それらに伴う脳損傷や異常を見つけることができず、純粋に精神疾患として分類されていました。

一つの疾患に異なる原因と治療法があるのか？

うつ病のような精神障害には、実体が異なる様々なものが含まれていて、その各々に別々の原因や治療があるということは、ありうるのでしょうか？

うつ病の生化学について、私たちはまだ十分に理解できていないので、この質問にきちんと答えることができません。しかし、私たちが単一の障害だと考えているものが、時に、実際は多くのものの集まりである、と確信を持って言えます。

例えば、ガンは、それが脳、乳房、大脳基底核、その他どの場所で生じても、コントロール困難で危険な細胞増殖です。しかし、乳ガンの経過は、白血病（白血球のガン）や黒色腫（皮膚のガン）の経過とはかなり異なっています。白血病は、免疫システムを破壊し、黒色腫は、皮膚の表面で発症し、体内にも転移します。単一の型のガンであっても、時に、異なる形をとることがあります。例えば、前立腺ガンでは、転移が早く悪性の場合、進行がゆっくりで比較的"安全"である場合があります。

第4章　うつ病と生化学的個別性

> それでもなお、精神医学分野は、精神障害の各種類は、それぞれ同一のものであるか、少なくとも、特定の型の精神障害の人はみな同じ疾患である、という仮定に基づいているのです。

しかし、20世紀後半には、磁気共鳴映像法（MRI）などのハイテク脳画像診断機器により、研究者たちは多彩な角度から脳を詳しく見ることができるようになりました。今や脳は全体的に見ることができ、脳の様々な領域間のつながりを地図状に描画できるようになったのです。これにより、1つの領域の問題が、たとえそれ自体は大して重要とは思われなくても、どのように全体に影響をしているのかがわかるようになりました。研究者たちは、個人の精神障害に関連していると思われる脳の特定領域の異常や奇形を特定できるようにもなりました。これら脳に関する新しい知見は、病気の原因となる病原菌や"損傷"を明らかにはしませんが、脳におけるある変化は、特定の障害と関連していることを示唆しています。

例えば、ブロードマンエリアの25野（BA25）と呼ばれる小さな部分は、脳の前部の奥深くに位置しており、スキャンにより、うつ病の人では、この領域が過活動の傾向にあることがわかりました。さらに、うつ症状が軽快するにつれ、B25の活動レベルはより正常化します。興味深いことに、正常に戻ることに関しては、過活動軽減が薬剤によるのか、心理療法によるのかは、関係ないようです。

BA25は、直接、扁桃体や視床下部とつながっています。扁桃体は不安や恐怖といった感情を処理し、視床下部はストレス反応において重要な役割を果たしていますから、BA25がうつ病に関係しているであろうというのは理にかなっています。さらに、BA25は、この領域の脳細胞が、どの程度たやすく、セロトニンと

Chapter 4. Depression and Biochemical Individuality

呼ばれる脳内物質にアクセスできるかを決定する、補助となる特別なトランスポーター分子を豊富に供給しています。プロザック、ゾロフト、そしてパキシルなどいくつかの精神科薬剤は、脳内のセロトニンレベル改善を目的としています。

これらセロトニントランスポーター分子に関する遺伝子コードには、"ロング"と"ショート"と呼ばれる2つのバリエーションがあり、"ロング"バージョンは、より多くのトランスポーター分子の生産を促進します。健常者ボランティア被験者の脳スキャン研究で、ショート遺伝子の人は、ロング遺伝子の人より、BA25が小さいことがわかりました。さらに、ショート遺伝子を持つ人のBA25は扁桃体や他の脳領域とうまく協調して機能できず、本来の働きを果たせていません。BA25における迅速な活動が、うつ病の原因、あるいは結果なのでしょうか？ それとも、その両方なのでしょうか？ 私たちには、まだわかりません。

画像研究により、脳の他の領域も、特定の障害と結びつけられてきました。例えば、強迫性障害（OCD）に苦しむ患者さんでは、大脳基底核と前頭葉における神経細胞の発火興奮が過活動で、神経細胞間で過剰に同期されているのが広く見受けられます。心的外傷後ストレス障害の人では、腹側内側前頭前野における機能不全が見られます。そして、重度うつ病の患者では、時に、海馬が異常に小さいことがあります。海馬は内側側頭葉の深部にある脳の小さな部分で、新しい神経細胞を創り出しています。

これらすべてが、何を表すのか、そして異常を起こした脳の領域をどのように治したらよいのか、私たちにはわかりません。しかし、脳の一部分が、他の部分と適切に同期しない場合、相互に作用しない場合、"正常な"気分を保つのがいかに難しいかは想像できます。オーケストラで、フルートのセクションが他のセクションより速く演奏していたら、あるいは他のセクションがみなCマイナーを演奏しているのに、バイオリンのセクションがCメ

ジャーを演奏しているとしたらどうなるでしょうか？
　ここで、一つ明らかなことは、体の生理学と脳の化学との間には、関連があるということです。

第5章

ジェネティクス、エピジェネティクス、そしてあなた

　ひとりひとりのうつ病の原因となる、その人に固有の要因群の研究では、まず私たちは疑問を持ちます。うつ病はジェネティック（遺伝的）なのか？と。

　1卵性双生児、養子、そしてその他の人についての研究によれば、答えは"ある程度までは、イエス"と言えるでしょう。双子研究のため、研究者は1卵性双生児の1人で抑うつ状態の人を探し出しました。次に、1卵性双生児のもう片方の人も抑うつ状態であるかどうかを確かめました。養子研究では、社会的あるいは環境的な影響と遺伝的な影響とを分けるために、生物学上の家族、および養子に出されたその子どもたち、そして養子を受け入れた家族において、うつ病の割合が比較されました。これらの研究のうちの多くで、遺伝子はうつ病を発症しやすい素質の1つの原因となり得ること、特定の型のうつ病障害においては、遺伝的影響が37％にまでなることがわかりました。

　これは、驚くほど大きな数字に思われますが、このような数字は平均を表しており、個別のケースでは当てはまらない場合もあるのです。例えば、もしこの数字が50％であったら、うつ病を発症する割合は、ある人々では100％と高く、別の人々では50％ちょうど、さらに、また別の人々では0％と低いことを意味するかもしれないのです。これらパーセンテージは、数百人、あるいは数千人を対象にした研究に基づいたもので、特定の人の状況はまったく表わしていないかもしれないのです。

第5章 ジェネティクス、エピジェネティクス、そしてあなた

　私は、遺伝子とは"人をある病気に近づける、あるいは、それから遠ざけるようにする"傾向の"提示"だと考えるのがよいと思います。ある人々ではこの提示は強力であり、本格的な問題を生じさせるのはわけのないことです。しかし、他の人では、この提示の声はほとんど聞こえず、問題はまったく表面化しないかもしれません。

ジェネティクスとは？

　遺伝子は、細胞内の"設計図"で、体内の1つ1つの細胞の形と機能を決定します。つまり、あなたをあなたにしているものです。遺伝子は世代から世代へ受け継がれますが、新しい世代が誕生する毎に、半分は母親から、もう半分は父親から受け取るという、まったくユニークな方法で結合します。

　各遺伝子は、1つのDNAセクションからできており、互いに絡み合う2本のらせん構造からできています。人間のゲノム（遺伝子の全集合体の名称）には、およそ25,000の遺伝子があります。常にすべての遺伝子が活動しているわけではありません。体が、ある特定の遺伝子の中の情報にアクセスする必要がある時に、そのDNAのセクションがほどけて遺伝子が露出され、"読みこまれ"、作用できるのです。その後、遺伝子は再びらせん状に戻り、遺伝情報は再び必要な時が来るまで、見えないところでひっそりと待つのです。

　たとえ、ある細胞にとって、ゲノムの多くの情報は不要であったとしても、体内の1つ1つの細胞すべてが遺伝子を含み、遺伝子によりコントロールされているのです。例えば、肝細胞は、心臓にどのように拍動するのか伝える遺伝子を"読み込む"必要はありませんし、毛髪細胞は、子どもを作るた

めの遺伝情報を無視しても何の問題もありません。

遺伝的理論によれば、遺伝子はとても安定しています。遺伝する遺伝子変化（突然変異）は、何十万、何百万年間にもわたって非常にゆっくり生じます。突然変異はよりたくみに生存できるように生命体をデザインするもので、世代から世代に受け継がれ、より多くの集団の中へと、非常にゆっくりと広がっていきます。しかし、例えば、肥満や喘息になるというような、ひとりの人の人生で生じる変化は、その人のDNAを変えないので、次世代には受け継がれません。それゆえ、私たちのジェネティクスについての理解によると、人は、情緒的に大変な幼少時代を経験した後、うつ病を患うかもしれませんし、工業化学物質にさらされた結果、中年期にガンを発症するかもしれませんが、うつ病もガンもDNAは変えないので、これらの疾病が、子どもの世代に受け継がれることはありません。

太ったマウスと痩せたマウス、ジェネティクスとエピジェネティクス

もし、ある人の人生で生じる変化が次の世代、あるいはその後の数世代にわたって、受け継がれるとしたらどうでしょうか？

2006年にデューク大学の研究者たちは、私たちの遺伝学についての知識を一変させたとてもシンプルな実験を行いました。彼らは、マウスを糖尿病とガンを発症しやすい、太った"摂食マシン"に変える遺伝子（アグーチ遺伝子）を持ったマウスのグループについて調べました。通常はマウスの毛色は茶色ですが、このマウスたちの毛は黄色です。このアグーチマウスが繁殖すると、ほとんどの子孫はアグーチ遺伝子を受け継ぎ、大きさ、色、食欲、寿命（通

常よりも短命)は親の世代と同じになります。

　この研究者たちは、このアグーチマウスたちに交配させ、妊娠したマウスに与える食事を変えました。標準的なマウスのエサに加えて、ゲニステインという大豆イソフラボンを多く含む食事を与えたのです。

　子の世代はアグーチ遺伝子を持ってはいましたが、あらゆる遺伝学的な予想に反し、子孫の多くは、痩せ型で毛は茶色く、食欲も普通で、そのためガンや糖尿病リスクの上昇は見られませんでした。これはまるで、アグーチ遺伝子とその働きがマウスの体内から消されてしまったかのようです。でも遺伝子コードは、何も変わっていません。彼らは遺伝子レベルでは純血のアグーチですが、機能として表われる"現実世界"レベルでは、そうではないのです。これはすべて、このマウスたちの母親たちが妊娠期に食べた食事によって生じたのです。

　もう1つ別の実験で同じ研究者たちは、妊娠したアグーチマウスに化学物質のBPA（ビスフェノールA）を与えたところ、やはり彼らの遺伝子変化はまったくないのに、生まれたアグーチマウスの子どもが黄色い毛を持ち、肥満で、食欲旺盛に食べるという傾向が増強されたことを発見しました。このビスフェノールAという物質は、私たちが日常家庭用品として使用しているもの、例えば、哺乳瓶、プラスチック製品、食品用缶詰の内面コーティングの材料などに含まれています。

　これらの実験は、エピジェネティクスの信じられない力を示しています。エピジェネティクスとは、遺伝子のDNAの配列は変わっていないのに、後の世代において、その遺伝子が自らどう発現するかを変化させる方法に関する学問です。

エピジェネティクス：“オーバーライド”の集合体

　いかなる時でも、ゲノムにおける大部分の遺伝子は作動しておらず、DNAのコイルの中に包まれており、数分間、数日間、数週間、数年間、あるいは、数十年間、無視されているのです。体はその時々で、必要に応じてDNAに遺伝子の“活性化”や“不活性化”を指示して、どの遺伝子を“スイッチオン”にする必要があるか決めます。

　しかし、時々、体がコントロールしない、あるいは逆らえない外的な力によって、遺伝子のオンオフが切り替えられることがあります。外的な力が、体の通常の指示をオーバーライド［訳注：オーバーライドとは、遺伝子の本来の指示を無視して、別の表現型を出現させることを示している］してしまうのですが、これは、アグーチマウスがゲニステインのエサを与えられたり、ビスフェノールAにさらされたりした時に、起こったようなことです。この“オーバーライド”の集合体はエピゲノムとして知られており、これは、遺伝子をオンやオフにするすべての方法を集めたものです。

　エピジェネティックな変化は、いくつかの異なる方法で生じます。1つの方法では、メチル基（1つの炭素原子と3つの水素原子から構成されている）と呼ばれる小さな分子が、遺伝子のある部分に付着します。次にそれは、書き換え（上書き）スイッチのように作動し、体がどのような信号を送ろうが、遺伝子をほどかれた“スイッチオン”状態にしておくか、あるいは、巻きつけられた“スイッチオフ”状態にしておくか、強制的に切り替えます。いずれにしても遺伝子自体は、変化、改変、切断などをこうむることはありません。単に、しばらくの間、“オン”か“オフ”の位置に固定されるだけで、それは数年、数十年、あるいは、一生涯続くこともあります。

　最初は、ゲノムに及ぶエピジェネティックな変化は少なく、“オ

ン"や"オフ"の位置を保ち続ける遺伝子はとても少数です。しかし年月とともに、これらの変化がより多く生じるようになり、ついに、"遺伝子インストラクションブック"には、明らかな書き換えが行われ、原本とはかなり異なる"改訂版"となります。これらは、1卵性双生児のエピゲノムを比較することで、最も明確に見られます。若い双子は通常、とてもよく似たエピゲノム変化の組み合わせを持っていますが、より年長の双子に見られるエピゲノム変化には互いに違いがあり、時には大きな違いが見られることもあります。

エピジェネティクスに光を当てる

あなたの家の外周に、色とりどりの光の電球コードが巻きつけられていると想像してみてください。電球の色は、赤、青、緑、オレンジ、そして白です。あなたはある方法でプログラムを組んだコンピュータで、それぞれの色の電球を個別にコントロールします。例えば、7月4日には赤、白、青のみを、12月には緑と赤を、ハロウィンにはオレンジを、そして冬の1番寒い時期には青と白を点灯させたいと思うのです。

ある7月4日に、あなたは、赤、白、青の電球が消えて、オレンジの電球が点いていることに気がつきます。オレンジの電球は夏中点いたままで、ハロウィンには点かなくなります。クリスマスシーズン中は、赤と緑の電球が点かないで、青の電球が点き、季節の景観を損なっています。冬の1番寒い時期には、赤の電球が点いています。

あなたは、コンピュータプログラムを確認しましたが、何の問題もないようです。コンピュータコードも変更されていません。理論的には、電球は、正常に作動するはずです。そこ

Chapter 5. Genetics, Epigenetics and You

> であなたは電球コードを確認し、何か異常があることを発見します。多くの電球にはとても小さな部品があり、あなたのコンピュータがどんな指示を出そうとも、その小さい部品が電球のオンやオフの状態を強制的に固定しているのです。
>
> 毎年、これらの小さい部品はそのままで、どの時期にどの電球を点灯させるかという指示をくつがえしてしまいます。しかし、あなたが毎年電球コードをチェックすると、小さな部品の多くはそのままあるのに、なくなっている部分もあり、電球がどのように点灯するのか想像もつかないのです。これは、エピジェネティックな変化の結果、あなたの遺伝子に起こることにとてもよく似ているのです。

何がエピジェネティックなプロセスを開始するのか？

人間に影響を与えるだろうエピジェネティックな要因をすべて明らかにするのは、難しいことです。なぜなら、有害だとわかっているものに人を意図的に晒したり、健康に必要不可欠なものを人から奪ったりすることは、倫理に反することだからです。それゆえ、エビデンスの多くは動物実験から得られています。動物実験から、多くの要因が、"エピジェネティックな潜在力"を持っており、これには、疾患、食物に含まれる物質、身体的、情動的なストレス、ドラッグ、様々な化学物質などがあります。

情動的ストレスとエピジェネティクス

いくつかの動物実験は、一生の間の早期に体験したストレスがその後の一生のエピジェネティクスと行動に与える影響に焦点を当ててきました。このような研究の1つでは、新生マウスを生後最初の10日間、1日3時間母親と引き離すことで、情動的なスト

レスを与えました。これは、エピジェネティックな変化を引き起こし、変化は少なくとも1年間（通常のマウスの寿命においては、長期間）は続き、ストレスに対処する能力と記憶力が減退しました。

別の実験では、新生マウスを2つのグループに分けて、脳におけるエピジェネティックな相違を調べました。"良い世話"を受けたグループの新生マウスは、生後の7日間、母親からより頻繁に舐めてもらい、毛づくろいしてもらいました。一方、"悪い世話"を受けたグループの新生マウスは、あまり愛情を受けませんでした。時間が経つにつれ、"良い世話"を受けたグループのマウスは、"悪い世話"を受けたグループよりも不安が少なく、ストレスからより良く回復できることが明らかになりました。

これは、別に驚くに値することではない、と言う人もいるかもしれません。なぜなら、新生マウスをたくさん舐めてあげる良い母親は、おそらく、最初からより良く適応したマウスで、彼らの"よく適応した"遺伝子が子孫に受け継がれたのであろう、一方で、母親の義務を無視した悪い母親は、おそらく、彼らの"不幸な遺伝子"を次世代に受け渡していくだろうからです。言い換えれば、この現象は、エピジェネティックというより、ジェネティックなことだろう、という訳です。

この議論を調べるために、研究者たちはある別の研究をしました。この研究では、新生マウスを意図的に入れ替え、"良い母親"から生まれたマウスを"悪い母親"に、"悪い母親"から生まれたマウスを"良い母親"に育てさせました。結果は、興味深いものでした。子どものマウスが成長した時、彼らは産みの親ではなく、育ての親が持つようなストレス対処能力を示したのです。つまり、生まれ持った気質よりも養育の方がより重要で、環境が遺伝に優ったのです。

同じことが、サルの赤ちゃんでも起こりました。虐待的な母親

の子どもと、非虐待的な母親の子どもとを入れ替えた時、非虐待的な母親に育てられたサルは、生物学的には"悪い母親"の子孫であっても、大人になった時に同じように良好な養育スキルを示しました。

これらの研究やその他の研究は、幼児期に受けたケアが、気分や行動を制御している多くの様々な遺伝子の変化を引き起こす可能性があることを明らかにしました。私たちが、ある特定の気分や行動の遺伝子のエピジェネティックな変化を特定できるためには、その人が死ぬまで待たねばなりませんが、同様の変化は人間でも見ることができるでしょう。

2008年に発表されたある研究では、研究者たちは、自殺をして子どもの時に虐待されていた12人の脳の組織、自殺をしたが虐待は受けていない12人の脳の組織、そして自殺以外の死因で亡くなった精神的に健康な12人の脳の組織を研究しました。ストレス対処能力において役割を果たすある遺伝子におけるエピジェネティックな指標は、虐待経験があり自殺した人と、虐待経験がなく自殺した人とを比べると、異なっており、このことは人生で生じる（あるいは、おそらく、その人の両親の人生で生じる）変化が、遺伝プログラミングをくつがえしたことが示されました。

栄養とエピジェネティクス

前述したアグーチマウスの研究は、毒素と良い栄養はエピジェネティクスに影響を与えることを示しています。覚えてらっしゃると思いますが、妊娠したマウスの飼料にゲニステイン（大豆食物に見られるイソフラボン）のような栄養素を加えると、アグーチ遺伝子のエピジェネティックな"スイッチオフ"が生じました。これは、ゲニステインには、エピジェネティックな変化を引き起こすメチルグループが豊富に含まれているからです。大規模研究により、栄養とエピジェネティクスの関連について、他の可能性

が明らかになりました。

例えば、第2次世界大戦末期に、食糧入手が著しく困難となった時（1944－1945年の"飢餓の冬"）に空腹で苦しんだオランダ人青年たちと、若い成人たちは、大人となった後に、明らかに結腸直腸ガンにかかりにくかったことがわかりました。このようなガンリスク低下は、DNAのメチル化の変化と一致していました。妊娠したマウスのアルコール過剰摂取が胎児のアルコールスペクトラム障害をどのように引き起こすのか調べる研究で、アルコール過剰摂取と"遺伝子発現の変化を伴なうDNAメチル化パターンの異常な変化"の結びつきがわかりました。この変化が、子孫が一生被るダメージをもたらすかも知れないのです。

ニュートリジェノミクス

研究者たちは、食物に含まれる何千もの物質がどのようにエピゲノムに影響しているのか、その知見をパーソナライズされた食事の指針にどう活用できるか、その詳細を見出すため、栄養と遺伝学との関連の研究に取り組んでいます。これらの研究者たちは、基本的にはデューク大学の研究者たちがアグーチマウスに行ったのと大体同じ方法で、ある特定の遺伝子のオンオフ切り替えに、栄養をどう利用するか研究しています。

ニュートリジェノミクスは、遺伝子組み換え食物開発とは関係ありません。そうではなく、例えば、乳ガンリスクを高める乳ガン感受性遺伝子（BRCA1とBRCA2）をどのように"オフに切り替える"か、あるいは、すでに疾病に罹患している時に免疫システムを強化する遺伝子をどのように"オンに切り替える"かについての研究に焦点を当てています。本質的に、食べ物とそれに含まれる物質は、私たちの遺伝子に作用する薬のように使用されるでしょう。ニュートリジェノミクスはまだ初期の段階にありますが、とても有望です。私は、今後10年間で、さまざまな病気に苦

Chapter 5. Genetics, Epigenetics and You

しむ人々に、食べ物やそこからとった物質を処方することができるようになるだろうと信じています。これは、真にパーソナライズされた最良の医療です。なぜなら、ある人の遺伝子発現を正確に特定し、自然に変化させることができるからです。

エピジェネティックな変化はどのように現れるのか？

人はすべて、両親の双方に由来する遺伝子のその人固有の集合体であるゲノムを持って生まれます。また同様に、遺伝子を"オン"や"オフ"の位置にロックする一連のスイッチであるエピゲノムも持って生まれます。

エピゲノムが遺伝するという事実は、奇妙に思われます。なぜなら、高校で生物学を学んでいる生徒はみんな、人生の間に生じるゲノムの変化（突然変異、放射性物質への曝露、エピジェネティクスやその他、いずれの要因によるものであれ）は、生殖過程で受け継がれず、新生児は遺伝的に白紙の状態で生まれてくると教えられています。しかしながら、過去の数年間にこれは正しくないとわかってきています。研究を通じて、いくつかのエピジェネティックなスイッチは、精子と卵子が結合する時と同様、生殖細胞が分裂する時に忠実に受け渡されることが明らかにされました。新しく創られたゲノムが、すでにあるエピゲノムに影響されていることが確認されたのです。より多くのエピジェネティックな変化が、子宮のなかで生じている可能性があります。なぜなら、胎児は、様々なレベルと種類の栄養素、BPAのような化学物質、アルコール、母体で生じるストレスホルモンなど、その他の多くの要因に晒されているからです。

ミバエにおいて、遺伝したエピゲノムが作動しているのを見ることができます。ミバエの中に、クルッペル遺伝子の突然変異コ

ピーを持っているものがいます。もし、これらのミバエが抗生物質のゲルダナマイシンにさらされていると、その中から、目の発達で異常を示す個体が出現するでしょう。この変化は、子孫がその薬に晒されず、遺伝子に何の変化も起きなくても、以後13世代に渡って続くのです。

エピジェネティックな変化が良いか悪いかは、その変化が何をするのかによります。アグーチマウスの場合は、エピジェネティックな"スイッチ"のうち過食と肥満の遺伝子をオフにする方を引き継ぐことはとてもプラスです。ラトガース大学の研究者たちは、緑茶に含まれる活性成分の１つである、エピガロカテキン-3-没食子塩酸（EGCG）が、特定の抗ガン遺伝子のエピジェネティック変化を防止したことを発見しました。これにより、抗ガン遺伝子が活動し続けることができ、ガンの成長や、拡大を妨げました。しかし、エピジェネティクスは、疾患の危険性を高めることもあります。例えば、ヘリコバクターピロリ（一般的にHピロリと呼ばれています）は、潰瘍に関わるもので、消化管のガンに至るエピジェネティックな変化を引き起こす可能性があります。異常なエピジェネティックなマーカーは、多くの様々なガンにおいても確認されており、それらには、乳ガン、前立腺ガン、子宮頸ガン、胃ガンなどがあります。

他にもエピゲノムが行っていることがあります。それは、１人１人を、絶対的に固有なものにしているということです。１卵性双生児では区別のつかないゲノム、エピゲノムを持って人生をスタートしますが、その場合でも年月と共に、異なったエピゲノム変化を蓄積します。特に、彼らが異なった人生経験をし、異なった食事を摂り、その他異なるライフスタイルを持つようになった場合はなおさらです。

現在、エピゲノムがどのように創られ、それがその人の人生、そして子孫や、時にはその後数世代にわたって、どう影響するの

かわかっています。残念ながら、まだ、うつ病に至る特定のエピゲノム変化は確認できていません。ですから、私たちは、このような変化を元に戻す薬剤、食事、その他のアプローチに焦点を絞ることはできません。

　私たちにできることは、栄養に富んだ食事を摂り、ストレスを減らし、また別の方法で、健康増進に必要なツールを体に与えることで、有害なエピゲノムよりも有益なエピゲノム実現を可能にすることです。同時に、エピゲノムに有害な変化をもたらしかねない危険な習慣や行動をさけることができます。この変化は次の世代、さらにそれ以降の世代にまで引き継がれることになりうるのです。

人それぞれに、それぞれの疾患

　この章では、答えのない多くの問いを挙げましたが、次の２つの点は自明です。まず、脳は体と不可分であること、そして、人は誰でも固有であり、これは精神障害ではまったく同一のケースはないということです。これらの事実は、うつ病の新しい捉え方や新しい治療にとって基礎的事項となりました。いまや私たちは、すべての患者さんの固有性を理解しているので、精神科でパーソナライズされた医学的治療を提供できますし、そうすべきです。これにより、うつ病の治療でよく見られる、際限ない試行錯誤の多剤投与を避ける一助となるでしょう。

　遺伝子は、私たちがどんな人間になりうるのか、その設計図を与えてはくれますが、私たちがどんな人間であるのかを決定してはいません。気分障害は理解可能です。回復は、生化学的な固有性に基づいています。このシンプルな事実を知れば、楽観主義と希望がわいてきます。

第6章

THE ZEEBrA アプローチによる個別化医療

　うつ病の原因は何か、に関する理論は、確固たる科学に基づいているわけではなく、私たちの治療は、期待されているほどには効果をあげていません。精神医学は危機的状態にあります。処方された薬を服用した場合、実質的な臨床改善がみられるのは約70％のうつ病患者のみで、そのうちの3分の2は、正常に機能する能力を阻害する残存症状を持ち続けています。彼らの26％が軽度、23％が中等度、12％が重度、そして、4％が最重度の患者です。これは、薬剤によって改善した人の39％は、いまだに、中等度から最重度のうつ病の残存症状に悩まされているということです。これを、治療で改善の見られない30％の人に加えると、私たちが治せないうつ病患者の数は驚くほどになります。

　次のことを決して否定することはできません。つまり、これまで習慣的に行なわれてきた治療法（典型的には主観的な精神科診察と、症状リストを作成することだけに基づく治療法）は、効果があると思われる薬剤を精神科医がやみくもに探し求め、しばしば骨折り損という結果になります。栄養、毒素、ホルモン、アレルギー、生化学的リスクや内科疾患などの"身体的"要因は、通常は無視されています。

　この方法には基本的な概念に欠陥があるので、どんなに調整しても効果がないでしょう。患者を診る全く新しい方法が必要です。主観的な症状リストに従って、患者を扱うことをやめなくてはなりませんし、ある人が別の人と互換可能かのように取り扱うことをやめねばなりません。その代わりに、患者を高度に固有な存在

として、統合されたありのままの実体として診なくてはなりません。それによる診断と治療が必要です。

個別化医療実現への道

　私はこの本の始めに、あなたが睡眠困難、エネルギー不足、興奮、ゆううつな気分やその他の症状に悩まされ、ホームドクターから精神科医を紹介されたという場合を想像してみるようにお願いしました。思い出していただいたように、精神科診断の想像上の場面では、あなたがどう感じているかについてだけ質問され、それに対するあなたの答えのみが、うつ病診断やそれに続いてあなたが受ける薬物療法の唯一の基礎となります。

　この精神科医が、うつ病との関連が想定される環境や物質の中のどのようなものにあなたがさらされているのか、それを確認するために、あなたの食事、服用している薬やサプリメント、親戚の健康状態、そして日常生活行動について詳しく尋ねることを想像してみてください。

　次に精神科医は、うつ病を引き起こし、あるいは、悪化させているであろう身体的な問題を調べるために、次のような検査を実施します。

- 有害金属蓄積
- ホルモンのアンバランス
- ビタミン不足
- アミノ酸と脂肪酸のアンバランス
- ミネラルの低レベル、あるいは高レベル
- 寄生生物
- セリアック病とその他の食物過敏性
- 消化酵素レベルのアンバランス

- 腸内細菌叢異常（"悪玉"菌、酵母菌やその他の腸内フローラ）

　これらの検査結果を見て、精神科医はあなたを近くの部屋に案内し、そこで検査技師が脳波パターンを測定する EEG 検査のため、クモの巣のような小さな"帽子"をあなたの頭にかぶせます。測定された脳波パターンは、あなたのような脳波パターンの人には、どの薬剤が最も効果がありそうかを決めるために、何千人（うつ病患者とそれ以外の人）もの脳波パターンと比較されます（これは rEEG といいます）。（この検査については、第14章で詳しく述べます。）

　これらすべてのテストが終了しても、精神科医は処方箋を出しません。検査結果を見てから、治療方針を決めたいからです。結局のところ、あなたのうつ病は、食物過敏性、栄養のアンバランス、あるいは、精神科薬剤を使用しなくても治る他の生化学的要因によるものかもしれないからです。

　結果が出て2回目の診察の時に、精神科医は、栄養的なサポートに加えて、薬剤を勧めるかもしれません。この薬は目標を定めて慎重に選ばれるので、効く可能性が高いことでしょう。これは、あなたではない何百人を対象とした研究に基づく"試してみて、効くかどうか見てみる"という処方とは異なり、個人に合わせた処方です。特定のアンバランスに基づいて目標を定めた治療で、あなただけのためのものです。

統合精神医学

　私が詳述したアプローチは統合精神医学と呼ばれていて、人間ひとりひとりを固有の生化学と栄養的なニーズをもつ統合された全体として見る方法で、これらのバランスがとれるようになると、最適な健康とバイタリティを約束してくれます。統合精神医学の

第6章　THE ZEEBrA アプローチによる個別化医療

実践は、次の5つの信条に基づいています。
1. 個人に固有のパーソナリティ、環境、そして代謝に焦点をしぼる。
2. 疾患そのものではなく、その人の全体をケアする。
3 人の体と心の相互の結び付きを理解する。
4. 単に症状を軽減するだけではなく、健康を回復させる。
5. 長期的な健康を促進するように、体の栄養的な蓄えを増やす。

　全体としての個人に焦点をしぼることで、統合精神医学は、しばしば改善をもたらし、従来の症状に基づく治療では無効であった癒しの領域にも影響力をもつことができます。

　　ジル（33歳）はシングルマザーで、うつ病と過食症に悩まされ私のところに相談にきました。たくさんの薬剤を試した後、彼女はうつ病の自然療法を求めていました。彼女が試した薬剤の多くは、性欲減退、障害を持った息子のケアができなくなるといった副作用をもたらしました。彼女は、症状が即座に改善することを求めていました。うつ病と過食の症状は、彼女の生活のあらゆる面に支障をきたしていたからです。私は面談後に、彼女のrEEGに基づいて、異なった薬剤を勧めました。彼女は、服薬したくなかったのでしたが、初めて服用したこれらの薬剤は、彼女の症状を劇的に改善しました。
　　メアリーは、最初に会った時には、42歳でした。当時、彼女は、何年間もアルコール乱用とうつ病に悩んでいました。病気で苦闘していたのは彼女だけではありませんでした。というのも、彼女の兄弟と父親にも、うつ病と物質乱用の病歴があったからです。メアリーを診て、私は、代謝と栄養の検査1式をオーダーしました。その結果に基づき、メアリーは B_{12} 不足で、カゾモルフィン（乳製品に含まれるカゼインの消化不良により生じるモルヒネのような化学物質）が高レベルであると断定しました。メアリーの

第1部　問題を理解する

食事から乳製品と全てのカゼインを除去し、B_{12}を注射で補充した後は、彼女のうつ病は改善しました。

ハリーは、自分のうつ病を"別のアプローチ"で治療したいと考えた時、50歳でした。彼は、5年間、疲労とうつ病に悩まされ、この間に抗うつ薬、向精神薬、抗不安薬を服用してきましたが、目立った改善は見られませんでした。病歴を十分に聴きテスト1式を実施した後、彼は、テストステロンが低く、亜鉛不足で、睡眠時無呼吸であることがわかりました。これらを治療したところ、彼の症状は改善しました。現在、彼にはうつ病の症状が見られません。

これら1人1人の患者が、最適な健康へ戻るためには、それぞれ異なる方法が必要だったという事実は、驚くべきことではありません。ある人では、栄養的なサポートといくつかの薬剤を必要とし、別の人では、薬剤は不要で十分な運動と心理的な指導を必要とし、また別の人では、薬剤を必要とし食事やライフスタイルの変化はあまり必要ないかもしれません。これが、統合精神医学の難しさであり、また華麗さでもあります。治療プランを進展させる可能性をすべて分類するのは、さらに困難ですが、精神科医がそれを実践すれば、より大きな効果をあげることができるでしょう。

THE ZEEBrA アプローチ

人の全ての側面（心、体、そして精神）の診断検査と、バランス回復を確実に行なうため、私は、シンプルで覚えやすいように、THE ZEEBrA アプローチを考案しました。

T は、Take care of yourself　自分自身をケアする
H は、Hormones ホルモン

第6章　THE ZEEBrA アプローチによる個別化医療

E は、Exclude　取り除く
Z は、Zinc (and other minerals)　亜鉛（とその他のミネラル）
E は、Essential fatty acids and cholesterol　必須脂肪酸とコレステロール
E は、Exercise and energy　運動とエネルギー
B は、B Vitamins (and other vitamins)　ビタミンB（とその他のビタミン）
r は、referenced-EEG　リファレンスドEEG
A は、Amino acids and proteins　アミノ酸とプロテイン

　このリストの項目がうつ病とどう関係しているのか、すぐにはピンとこないかもしれません。しかし、1つ1つの項目がとても重要です。ここでは、簡単な説明をしますが、第7章から第15章で1つ1つを掘り下げて検討します。

T — Take care of yourself　自分自身をケアする

　精神科医は、証拠もなく、うつ病は脳の中の化学物質のアンバランスの結果生じると仮定してきました。治療としてまず、適切なバランスを取りもどすと考えられる薬剤が処方されてきました。しかし、たとえ、確実にバランスを整える薬剤を使用したとしても、このアンバランスを引き起こす原因を調べなくてよいのでしょうか？

　脳と体はつながっているので、体の混乱は脳の障害の原因にも一因にもなり得ます。ストレスはうつ病症例のある部分と結び付いていることに多くの人が賛成するでしょう。しかし、食事での糖分の摂りすぎはどうでしょうか？　脳は、ほとんどグルコース（血中でみられる糖の形）をエネルギー源としており、グルコースレベルの低下は、易刺激性、不安、うつ病を含むその他気分障害を引き起こす可能性があります。感覚的にはわかりにくいかもし

れませんが、糖分過剰摂取はグルコースレベルの急激な低下をもたらすことがあります。

　ヘザーは、朝、砂糖たっぷりのコーヒーを飲むことから1日を始め、午前中にドーナツを食べ、仕事中は机の中にキャンディとクッキーの入れ物があり、1日の最後には、毎晩大きな器のアイスクリームを食べていました。何か甘いものを食べた約30分後に、彼女の血糖が急降下するのとほぼ同時に、彼女の気分も大きく落ち込みました。彼女の血糖値をより安定させるため、私は、プロテインを豊富に含んだ朝食と、間食には全粒粉で作ったものを少量のプロテイン（例えば、チーズ、カッテージチーズなど）と一緒に摂るよう提案しました。就寝前の糖分の多いスナックもやめました。その結果、ヘザーの抑うつ気分は薬剤を用いることなく改善しました。

過度の糖分に加えて、睡眠問題もうつ病の発病や持続に関係しています。特に閉塞性の睡眠時無呼吸などでは、文字通り、寝ている間に、間欠的な呼吸停止を引き起こします。閉塞性の睡眠時無呼吸は、うつ病と関連があるだけではなく、ある抗うつ薬の作用を阻害する可能性があります。さらに悪いことには、うつ病に使用されるある種の薬剤は睡眠時無呼吸を悪化させ、今度はこれがうつ病を増悪させます。閉塞性睡眠時無呼吸やその他の睡眠障害の人のうち、主治医の知識がないために断ち切ることができないうつ病の悪循環に陥っている人はどのくらいいるのでしょうか？

消化不良もうつ病の要因になり得ます。ほとんどの精神科医は、うつ病が食欲を阻害するという事実は知っていますが、良い消化と良いメンタルヘルスとの関連について完全に理解している人はほとんどいません。適切な消化とは、食物の分解と栄養素の吸収を効果的に行なうことです。このプロセスで鍵を握るのはプロバ

イオティクスで、これは、腸内の善玉菌として知られています。プロバイオティクスは、全般的な気分や不安症状だけでなく、栄養状態を改善することがわかっています。第7章では、食生活、睡眠、ストレスについて議論し、これらとうつ病との関連、そしてこの領域の問題を確実に発見解決する方法について検討します。

H ― Hormones　ホルモン

　女性ではホルモンがうつ病に関連しているという考えは、科学と大衆文化において、かなり確立しています。うつ病の発症しやすさは、思春期前では、同年代の女性と男性とでほとんど差はありませんが、思春期になると、女性は男性に比べて明らかに抑うつ気分になりやすいことから、若い年代でのホルモンの作用を見ることができます。後には、月経前不快気分障害や産後うつ病、また更年期等にともなううつ病に悩まされる可能性があります。

　広くは知られていませんが、男性の場合もホルモンはうつ病と関係しています。実際、男性ホルモンのテストステロンは、以前はうつ病の男性に、よく処方されていましたが、新しい抗うつ薬の登場により数十年前に使われなくなりました。しかし、うつ病のホルモン治療は復活しつつあります。2003年にハーバード大学医学大学院マクリーン病院で行われた小規模研究では、標準的抗うつ薬で改善のなかった男性被験者の約半数で、テストステロンレベルが低値か、正常範囲下限だということがわかりました。

　第8章では、うつ病患者にとって、ホルモンレベルをチェックし、可能な限り修正することがなぜ重要なのかを示し、ホルモンとうつ病との関係について論じます。ホルモンを調整することは、多くの人の長年にわたるうつ病を緩和し、永久に取り除くことを可能にします。

E — Exclude　取り除く

　統合医療アプローチには、抑うつ気分を悪化させ得る消化関連の問題を検査し、取り除くことが含まれます。セリアック病は、体が自分自身を攻撃する病気です。免疫システムの混乱がもとで、体内の無害な物質が全面攻撃を受け、その過程で小腸と体のその他の部分が傷つけられます。グルテンと呼ばれる物質は、小麦、オオムギ、ライ麦の中に見られ、逸脱した免疫反応を起こし、便秘、下痢、腹部膨満、食欲不振、嘔吐、血便やその他の症状をもたらします。これらの症状には、腸の問題と食欲不振により生じる栄養不足だけでなく、うつ病も含まれます。もし特定の栄養素が涸渇したら、うつ病は悪化するでしょう。

　セリアック病、小麦と乳製品の不適切な消化による神経ペプチドの上昇、フードアレルギー、そしてクローン病や潰瘍性大腸炎などその他の消化器系の問題を、内科医の検査により除外診断することが必要です。第9章で、うつ病に関係するこれら腸の要因について検討します。

Z — Zinc and other trace minerals　亜鉛とその他微量ミネラル

　免疫システムを強く保ち、記憶を鮮明に保つことに加え、亜鉛は神経伝達物質の産生と利用において重要な役割を果たします。神経伝達物質は、脳内化学物質で気分の調節にかかわっています。このことから、亜鉛の低レベルは大うつ病に関連があり、亜鉛補充は多くの人において抗うつ効果を持っています。

　亜鉛は、人によっては、抗うつ薬の効果を高めることもあります。例えば、*Journal of Affective Disorders* に2009年に掲載されたある研究では、18歳から55歳までの大うつ病患者60人に関して報告しました。彼らは全員イミプラミンという標準的な抗うつ薬を服用していました。その中から、無作為に選ばれた半数の人は、1日当たり25ミリグラム（mg/日）の亜鉛を投与され、残り

の半数はプラセボを投与されました。12週間後に、参加者は再び検査を受け、それまでに抗うつ薬で改善が見られなかった人で、亜鉛補充療法により、有意にうつ病スコアが改善していたことがわかりました。この研究は、うつ病患者、特に中でも抗うつ薬だけでは回復が見られない人々において、亜鉛は大きな役割を担っていることを示唆しています。抑うつ状態の患者はすべて、亜鉛不足の検査を受けるべきで、もし欠乏している場合は治療を受ける必要があります。

気分にとって重要なもうひとつのミネラルは、マグネシウムです。健康にとって必要なすべてのミネラルのうち、最も不足しがちなのがマグネシウムです。マグネシウム不足は、心身の健康に関する多くの問題を引き起こす可能性があり、例えば、うつ病、不眠、易刺激性、神経過敏、不安、無気力、そして片頭痛等です。

事例研究では、1回125-300mgのマグネシウムを食事と就寝時に与えると、大うつ病からの回復が速くなることが示されてきました。多くの私の事例で、マグネシウム補充療法は、うつ病にともなう不眠と不安の軽減にとても有益でした。

多くの研究で、亜鉛、マグネシウム、その他ミネラルの不足がうつ病の発症と悪化にかかわっていること、様々なタイプのうつ病の患者は、これらのミネラル不足であることが明らかに示されてきました。

第10章では、うつ病の人々におけるミネラル不足の問題を取り上げ、なぜミネラルがメンタルヘルスに不可欠なのかについて説明し、うつ病症状の軽減、あるいは、標準治療の増強に、どのようにミネラルを用いることができるのかを詳述します。

E — Essential fatty acids and cholesterol 必須脂肪酸とコレステロール

うつ病では、適切な脂肪にアンバランスが生じていることがあ

ります。脳は脂肪を多く含む器官であり、豊富な量の必須脂肪酸（EFAs）、同様に、コレステロールや他の脂質群がないと機能できません。実際、脳の乾燥重量の60%は脂肪で、脳の白質の少なくとも25%は、必須脂肪酸由来のリン脂質からできています。

必須脂肪酸は、神経伝達物質の産生、放出、再取り込み、結合、後には、廃棄をサポートし、多くの研究で、うつ病において重要な役割を果たすことが示されてきました。

例えば、

- ある研究では、1日当たり6.6グラム（g/日）の必須脂肪酸の、エイコサペンタエン酸（EPA）とドコサヘキサエン酸（DHA）を用いて8週間の治療を行ったところ、ハミルトンうつ病評価尺度スコアの有意な改善が見られた
- 6歳から12歳までの子どもに関するある研究では、EPAとDHA補充療法は、大うつ病障害の症状を有意に改善した
- 青年期を対象とした研究では、脂肪組織におけるEPAレベルとうつ病との間に逆相関関係が存在すること、つまり、EPAレベルが低ければそれだけ、うつ病の危険が大きくなることを明らかにした
- 他の研究では、血中DHAレベルの低下と、オメガ6脂肪酸対オメガ3脂肪酸の比率の歪みが、将来の自殺リスク予測因子になることが明らかにされた。

コレステロールも、メンタルヘルスの安定には不可欠です。血中コレステロールの低レベルは、大うつ病障害発症リスクと入院リスクを高め、同様に、自殺による死亡リスク増大に関連があります。*Journal of Psychiatric Research* に掲載された最近の研究では、総コレステロールが低いうつ病男性（1デシリットル当たり165ミリグラム以下（mg/dL））では、自殺や事故のような不

自然な原因により若い世代で死ぬ傾向が7倍も高いことがわかりました。

コレステロールとうつ病との関係では、神経伝達物質のセロトニンが関与しています。

即ち、

1. 低コレステロールは、脳内のセロトニンレセプターの数を減少させます。
2. セロトニンレセプター減少は、セロトニンレベル低下をもたらすことがあります。
3. 低セロトニンは、攻撃的衝動レベルの上昇と関連があります。

全てのうつ病患者について、必須脂肪酸、コレステロール、そしてその他の脂肪のレベルを調べるだけで、簡単な食事の変更や補充療法で大きな効果を得られる人を特定するのに役立つでしょう。

第11章では、うつ病と必須脂肪酸、コレステロールや他の脂肪との関係について取り上げ、なぜ、アメリカ人では重要な脂肪が不足しているのか、そして、これらの物質を適量摂ることで、どのようにうつ病を回避するのかを説明します。

E ― Exercise and energy　運動とエネルギー

抑うつ気分の時にあなたが最もしたくないことは、ジョギングをしながらハアハア息を切らせること、エアロビクスクラスで上下に跳ねまわることです。友人と大好きなスポーツをすることさえ、興味を感じません。しかし、運動は様々なレベルでうつ病に対抗します。気分上昇を助けるエンドルフィンやその他脳内化学物質を放出する引き金となり、うつ病を悪化させる可能性のある特定の免疫システム物質の放出を抑制し、睡眠を改善します。

軽度と中等度のうつ病では、運動は効果的な抗うつ薬になると、多くの研究が示してきました。精神科医は運動の利点を過小評価する傾向があり、運動を処方することはめったにありません。一方、イギリス人の医師は運動をうつ病の治療として実際に処方し、国民健康保険が費用の一部かあるいは全てを援助しています。しかし、患者は、希望のない感情と、再び動き始めるためのエネルギー不足とに打ち勝つのが難しいと感じています。

第12章では、運動やエネルギーとうつ病との関係を検討し、エネルギーを高め運動プログラムを始めるための"処方"を提供します。

B — B Vitamins and other vitamins　ビタミンBとその他のビタミン

多くのビタミンBは、気分とエネルギーの調節に重要です。

- B_1 （チアミン)
- B_3 （ナイアシン）
- B_6 （ピリドキシン）
- B_9 （葉酸)
- B_{12} （コバラミン）
- イノシトール

これらビタミンBの中では、研究から、葉酸とビタミンB_{12}がうつ病と強く関係していることがわかっています。例えば、血中の葉酸レベルの低下は、プロザック服用中の大うつ病障害の患者では治療効果が乏しいことと関連しています。また一方で、血中ビタミンB_{12}レベルの高値は、回復にかなり関連しています。

多くのアメリカ人は、十分なビタミンBを摂取していません。十分摂取していたとしても、精製糖や炭水化物を摂取することで、

知らないうちに使い果たしてしまうのです。精製糖や炭水化物は、これら貴重なビタミンを体からうばうからです。

その他のビタミン、例えば、ビタミンCとビタミンDを充分に摂取することも、良好なメンタルヘルスには必要です。うつ病とビタミンDの関連についての研究が増えており、ビタミンDは、体中の細胞の成長と制御に影響を与えています。1,000人の高齢者を対象に行った研究では、大うつ病や気分変調症の人は、その他の被験者に比べ、ビタミンDレベルが有意に低い傾向にあることがわかりました。健常ボランティア被験者を対象に行った興味深い研究では、日照減少によりビタミンDレベルが下がる冬にビタミンDを投与すると、"幸せな気持ち"が増加、"悲しい気持ち"が減少したことがわかりました。41-57％のアメリカ人がビタミンD欠乏であると推測されており、なかでも肌の黒い人は、ビタミンDを体内で合成するのにより多くの日照を必要とするので、特に欠乏リスクが大きいです。

第13章では、うつ病で役割を果たすビタミンBとその他ビタミンをテーマに説明をします。それらがいかに気分に影響し、不足すると何が起こるのか、体内ビタミンレベルを測定する方法、そして必要な時には、それらのレベルを上昇させるにはどうしたらよいかについて、論じます。

r — referenced-EEG　リファレンスドEEG

ECGが心臓の電気活動をモニターするように、EEGは脳内の電気活動を測定する機械です。心臓専門医は、心臓疾患の証拠を見つけるために、ECGを用いることができますが、EEGは、"うつ病脳波パターン"、"統合失調症脳波パターン"、あるいは、その他の精神障害の客観的な指標は示しません。そのため、何十年も前に、精神医学は診断ツールとしてのEEGに興味をなくしました。

今日でもその事実は変わりません。EEGを見て、うつ病やその他の精神障害を診断する方法はありません。うつ病患者のEEGは、似ているようには見えませんし、一般的な偏位が共通に見られるわけでもありません。

しかし、うつ病の患者のEEG同士には相関が見られない一方で、EEGパターンのあるバリエーションと、ある薬剤への反応との間に関係があります。EEGは精神障害の診断に使用できない一方で、治療指針として使用できるのです。ある患者のEEGを何千人もの他の患者のEEGと比較することで、その患者がどの薬剤に最も反応を示すであろうか、それを予測することが可能です。これにより、苦痛を強いる当て推量や、次々と薬をためして多くの人に延々と忍耐を強いることをせずにすむのです。

薬剤選択の参考とするために、患者のEEGを、データベースに含まれる数千人もの人のEEGと比較するのがrEEGです。これは、客観的かつ生理学に基づいた手段としては初めてのもので、精神科医に処方決定の指針を与えてくれます。

第14章では、rEEGはどのように実施されるのか、そしてなぜ、それが、薬剤選択とその効果判定の過程を、今まで以上に正確で効果的なものにするのか、について説明します。

A ― Amino acids and proteins　アミノ酸とプロテイン

プロテイン不足は、通常、うつ病の原因とは考えられてはいませんが、プロテインを構成するアミノ酸の不足は、精神的苦痛の原因となります。様々なアミノ酸は、全ての主要神経伝達物質の合成に必要であり、次にその神経伝達物質は、思考、感情、行動など、人間の精神的健康のあらゆる側面に影響します。

たくさんのプロテインを食べているので、必要なアミノ酸は全てとれているはずだと思いがちです。しかし、炭水化物消費量の増加は、食事中のプロテインの割合を確実に低下させてきていま

す。さらに、制酸薬の服用の急増がプロテイン消化に必要な塩酸とペプシンを体が作りだす働きを阻害します。今日、私たちは、プロテインを食べ過ぎていると心配する傾向があります。しかしながら、現実の問題は、良好な心身の健康に必要なアミノ酸の摂取と吸収ができていない人もいるということです。

第15章では、プロテインとうつ病との関連を考え、プロテイン摂取が不適切ではないか、どうすればわかるのか、その結果何がおこるのか、それをどうすべきかを説明します。1日のうち、プロテイン摂取に最もよい時間とその理由についても説明します。

THE ZEEBrA アプローチは効くのか？

THE ZEEBrA は、当たりまえの常識に基づいた統合的なアプローチです。しかしなお、多くの精神科医の目には、全く異質のものとして映っています。栄養の効果、病気、その他の身体面からのメンタルヘルスへの影響を考慮に入れ、脳と体を全体として、ひとつのものと考えます。rEEG は、その人にはどの薬が最も効きそうかを、判定する客観的方法となりました。そしてついに、うつ病から解き放たれる道を見出すための客観的で、統合された、真にバランスの取れたアプローチとなるのです。

第 2 部　脳を育てる :THE ZEEBrA アプローチ
Part 2. Nourishing the Brain: THE ZEEBrA Approach

第7章

自分自身をケアする

　まず最初の、そして最も基本的なこと、THE ZEEBrA アプローチのおすすめは、是非ご自分の体のケアを大切に、と言うことです。

　"抗うつ病プログラム"をご自分の体をケアすることが必要です、ということから始めるのは奇妙だと感じるかもしれません。体の健康とメンタルヘルスとの間には強い関係があるので、特定の身体疾患と健康上の習慣がうつ病発症の前段階となりうるのです。ライフスタイルの選択肢と疾患の多くがうつ病発症の原因となり得るということは、こころだけでなく体もきちんとケアする必要があることを強く示しています。

　ケースによっては、身体疾患と精神障害との結びつきは明らかです。例えば、脳腫瘍は人格変化をもたらし、重篤な脱水は精神錯乱を引き起こす可能性があります。その他の多くの場合は、このような結びつきが微妙でわかりにくいため、見落とされてしまうことが多いのです。

　この本で、うつ病の発症や増悪に関わる身体疾患、習慣、そして要因のすべてを述べることはできません。この章では、シンプルですが主要な身体的要因に焦点を当てます。そのうちのいくつかは、臨床医の力を借りることなく、自分自身で取り組むことができます。それらは、食事、消化、睡眠、糖分、そしてストレスなどです。

食生活とうつ病

　食生活は、以前から、糖尿病や循環器疾患のような身体疾患と関連づけられてきました。そしてビタミンB、オメガ3脂肪酸、亜鉛などの食物の個々の要素が低いレベルにあると、うつ病に苦しむリスクが高くなります。しかし、問題なのは、単に1つ1つの栄養素だけではありません。食生活全体が気分に影響する可能性があります。

　2010年に、*American Journal of Psychiatry* に発表されたある研究では、20歳から93歳までの女性1,046人を対象に、食習慣と精神障害を比較しました。具体的には、研究者たちは、野菜、果物、肉、魚、全粒粉からなる"健康的な"食事の効果に注目し、精製穀物、揚げ物、砂糖製品、ビールを特徴とする"不健康な"食事の効果と比較検討しました。研究者たちは、不健康な食事が、うつ障害と不安障害の有病率の高さと関係があることを見出しました。同じく2010年に発表された別の研究では、青年期の7,114人を対象に食事の効果について検討しました。結果は当然で驚くことではありませんでした。被験者でより多くの不健康な食品や加工食品からなる"悪い"食事を食べていた者は、政府の食事に関する勧告をより忠実に守った"良い"食事を食べていた対象者に比べ、自らうつ病に苦しんでいると訴える傾向が顕著でした。

　たったひとつの食事を考案して、それによりすべての人に優れた精神的健康をエンジョイする最高のチャンスを与えるのは、ひとりひとり生化学的に異なる存在であることを考えれば不可能です。しかし、揚げ物、精製食品、砂糖の入った食品、ジャンクフードがいっぱいの標準的なアメリカの食事を避けるのがベスト、ということは確実に言えます。一方で、新鮮なオーガニック野菜と果物に加え、全粒粉や、適量の魚、肉、とり肉などが豊富な食事は、心身両面にわたる健康を増進する可能性が高いのです。

消化とうつ病

　消化とは、食べ物を良く噛んで、胃酸と2-3種類の酵素と良く混ぜるだけの、単純なプロセスだと思うかもしれません。一般的にはそう考えることが多いのですが、消化は適切なタイミングと"強さ"で行われている数百もの現象による、はるかに複雑なプロセスです。私の患者の間には、消化に関して多くの問題があり、迅速かつ重要な改善の余地があります。

　脳が消化器系へ"準備完了"の信号を送るので、消化は食べ物の視覚・嗅覚、あるいは食べ物を想像した時にさえ始まります。食べ物はそしゃく中に、脂肪とデンプンの分解を始める唾液中の酵素と混ざりあいます。

　食べ物は嚥下され、食道を通って胃に行くと、そこで塩酸にひたされます。この塩酸は、一滴で木片に穴があくほど強力です。しかし、塩酸は、食物を構成成分に分解するだけではなく、とりわけ、ビタミン B_{12} やミネラルなどの吸収、そして、プロテインの消化に必要なペプシンと呼ばれる酵素の生産にも必要です。これらを始めその他の理由により、塩酸は消化には必要不可欠なものです。

　私たちは、胃食道逆流症（GERD）の苦痛な症状を、ことさら胃酸過多のせいにすることが多いのですが、これは不適切です。GERD は一般的には、胸やけ、あるいは胃酸逆流と呼ばれ、胃酸レベルを下げるためにプリロセック、ネキシウム、マーロックス、タムスのような薬を服用します。これらの薬は実際に胸やけ症状を緩和しますが、同時に良好な消化を犠牲にしてしまいます。（皮肉なことに、医者が一般的に胃酸過多による胸やけだと考えているものは、胃酸レベルが低いことが引き金になっていることもあります。）

　胃の中で処理された後、食べ物は小腸へ移動します。ここでは、食べ物は、胃酸を中和するために、重炭酸ナトリウムをたっぷり

注がれ、小腸の壁を通して吸収される前に、脂肪、プロテイン、炭水化物はさらに細かい成分へと分解されます。多くのビタミンやミネラルも、ここで吸収されます。

消化酵素

　食べ物が口に入るとすぐに、消化酵素は食べ物を分解し始め、この働きは胃や小腸の中で続き、食べ物は顕微鏡的サイズまで小さく分解され、小腸の壁の中へ入り込み、体に吸収されるようになります。体の特定の"場所"で機能する数多くの酵素があり、それぞれがきちんと作用する必要があり、さもないと消化プロセスは失敗に終わります。体はこれらの酵素をつくるために、亜鉛、プロテイン、ビタミンCやその他の栄養素を使います。良い栄養は良い消化をもたらし、良い消化は必要な栄養素すべてが確実に吸収されるのを助けます。

　逆もまた真なり。つまり悪い栄養は悪い消化をもたらし、悪い消化は悪い栄養が原因で生じた問題を悪化させます。一度、このような悪循環に陥ると、脱出はとても困難です。さらに、このような消化不良の下方スパイラルは、栄養不良を意味し、それはさらに次の消化の悪化を意味し、またそれは次の栄養の悪化へとつながり、時間の経過とともに、徐々に悪化の道をたどることが多いのです。これらは加齢によって悪化しますが、その理由は加齢により自然に胃酸の生産が減少するからです。

　消化の問題を抱える多くの患者にとって、消化酵素の補充が利用可能な手段で、これがとりわけ有効です。その他、次のようなことが可能です。

- 急速に消化が改善し、自動的に吸収と栄養状態が改善します。
- ガス、膨満や消化不良によるその他の症状が軽快、または消失します。

- 正常な腸内細菌の増殖をサポートします。
- 消化管における炎症から体を守ります。

　パイナップルに含まれるブロメラインや、パパイヤに含まれるパパイン、動物由来のものに含まれるトリプシンなど、数多くの酵素があります。良質で、広範囲に効果を及ぼすサプリメントは、食べ物の特定の部分を消化する働きを持つ多様な酵素を含んでいます。それゆえ、サプリメントには、炭水化物や糖類を消化するアミラーゼ、野菜や食物繊維を消化するセルラーゼ、脂肪を消化するリパーゼ、プロテインとプロテイン分子を作るペプチドを消化するプロテアーゼなどが含まれています。

　用量は人により異なり、食事、ライフスタイル、生化学的特性などにより、各個人の必要量は多様です。ですから、私は、消化酵素を良く理解し、多くのブランドや商品に精通した健康専門家に相談しながら、まず説明書に記載してある用量から始めて、量を加減しながら自分に最適の分量を見つけることを勧めます。（最適な量は、個人の栄養、健康、生活スタイルが変化するので、時間の経過とともに変化します。）用量は、摂取する食事の量や種類によっても変わるでしょう。

　1人1人みな違うので、消化や胃腸症状の改善がすぐに表われることに気づき、効果が早い人もいる一方で、数日あるいは数週間経っても改善が見られない人もいます。大切なことは、まずは量を調整せずに、数週間は最初の分量を続けてみること、そして、栄養医学に精通した健康専門家と一緒に取り組むことです。

　たとえ完璧な食事を食べていても、消化や吸収に必要な酸や酵素が足りない場合には、食事の栄養素は無駄になるでしょう。ですから、健康に良い食事を取っていても、消化酵素がとても重要なのです。

プロバイオティクス

　消化酵素と強力な胃酸が十分に供給されることだけが、良い消化に必要なのではありません。驚くほどたくさんの細菌も必要です。

　私たちは、すべての細菌が健康に有害と思いがちですが、腸内にある正常な細菌は数多くの仕事をしており、食べ物の消化をサポート、栄養素を合成し、感染や病気から人を守っています。これら、有用なバクテリアはプロバイオティクスと呼ばれ、炎症、アレルギー、疾病を引き起こす可能性のある悪性の細菌(病原菌)よりもはるかに数が多いと推定されています。残念なことに、多くの要因がプロバイオティクスを損ない、健康に害を与える細菌が繁殖し広がり、消化管を傷つけ、栄養素吸収を阻害し、うつ病、疲労、便秘、下痢やその他の胃腸症状を引き起こすのです。次に挙げるものが、良い細菌を損なう可能性があります。

• 抗生物質	• 感染症
• 経口避妊薬	• ストレス
• 栄養不足（ビタミンB、必須脂肪酸、亜鉛の不足）	• 放射線
	• アルコールの過剰摂取

　いくつかの研究では、有益なバクテリアのレベルが下がるに従って、炎症と炎症性物質のレベルが上昇します。そして、これらの炎症性物質の一つであるサイトカインと呼ばれる化学物質の量が過剰になると、うつ病発症リスクが高くなる可能性があることが示されました。他の研究では、プロバイオティクスを摂取すると、気分が改善されることが示唆されてきました。

　このような研究の一つでは、健常ボランティア被験者132人が、3週間にわたって毎日、プロバイオティクスを含むヨーグルトドリンク飲用群とプラゼボドリンク飲用群に無作為に割り付けられました。この研究の始めと、3週間の飲用期間満了後、10日後と

20日後に、参加者の気分が測定されました。研究開始時の評価で気分が不調と診断され、プロバイオティクスを含んだヨーグルトを飲んだ参加者は、研究期間終了時には気分が改善したと報告しました。最近の二重盲検プラセボ対照研究で、プロバイオティクスサプリメントを飲んだ慢性疲労症候群の患者では、不安が軽減しました。

プロバイオティクスによって気分が高まる結果は、部分的には、プロバイオティクスが健康に良いレベルに回復すると、炎症が抑えられ、神経伝達物質セロトニンの前駆体のアミノ酸トリプトファン量が上昇することによるかもしれません。

プロバイオティクスは、ヨーグルト、ケフィアなどの発酵乳製品や、ザウアクラウト、味噌、キムチなどの発酵食品から、摂取することができます。これらの食品を食べることはとても有益ですが、食物中の多くの有益なバクテリアは、胃酸によって破壊されてしまうので、サプリメント補給することが必要です。実際に私は、何十億個ものプロバイオティクスを含むサプリメントを使うことが、腸内の健康を回復するのに必要であることを多くの人々で見い出してきました。私は通常は、少なくとも100–150億cfu（コロニー形成単位）の菌数と、*L.acidophilus* と *B. bifidum* と呼ばれる2つの主要なプロバイオティクス株を含むプロバイオティクスサプリメントをまず勧めることにしています。良いサプリメントは腸溶性のコーティングがなされており、胃を通過する時に、カプセルとその中のプロバイオティクスを胃酸から守るようにできています。製品が新鮮であるかどうか、製造年月日を確認して、保存方法に注意してください（要冷蔵のものもあります）。

たとえ、健康に良い食事を摂っていても、それを消化し吸収するのに必要な、有益なバクテリアが不足しているかもしれません。ですから、その他の点では健康な多くの人にも、プロバイオティクスサプリメントの効果があります。

睡眠とうつ病

不眠はうつ病の一般的な症状で、睡眠過剰はうつ病の患者では多くはありません。睡眠とうつ病の方程式は、うつ病から不眠になるという、単に一方向に向って動くだけではありません。睡眠不足がうつ病の原因にも結果にもなりえます。

> "私はとても落ち込んでいます。"と、ターニャ（32歳、女性）は、私に初めて出会った時に、言いました。彼女は、持続するうつ病と疲労で過去3年以上にわたり複数の抗うつ薬を試してきました。2人の子どもの世話をするのが難しく、仕事では生産性が低下しました。私がターニャの話を聴き、最も衝撃的だったのが、彼女が3年間、慢性的な不眠に悩まされていたことです。彼女は、平均して一晩当たり合計5時間寝ていましたが、夜間はなかなか寝つけずに、深夜のインフォマーシャルを見ていました。抗うつ薬を処方するよりも、彼女の睡眠を促進するような栄養サプリメントと薬剤に焦点を当てた治療を施しました。一晩8時間の睡眠と熟睡感と共に目覚めること、それがターニャが必要としていたすべてでした。彼女は4週間後に睡眠薬を飲むのをやめ、3ヶ月のうちに、自分を取り戻すことができたと感じました。彼女は、うつ病のために私のオフィスを訪れてきたのですが、結局わたしは抗うつ薬を処方しませんでした。

体も脳もリフレッシュし、最適な働きを取り戻すために、睡眠を必要とします。睡眠不足、睡眠障害は、易刺激性や緊張感の増大をもたらし、うつ病の前段階になったり、悪化させる可能性があります。十分な睡眠が取れないと、食習慣にも問題が生じるようになり、精製された食べ物や炭水化物を多く含んだ食べ物などを食べるようになり、これがまたうつ病を悪化させせます。

多くの人が不十分な睡眠状態にあるので、この問題はさらに深刻化しています。2001年には、一晩最低8時間の推奨睡眠時間を取れているアメリカ人は、たった38％でした。しかし、2009年にはその数字は、28％と憂慮すべき値にまで落ち込んでいました。2001年では、一晩の睡眠時間が6時間未満の人は13％でした。2009年には、この不適切な睡眠習慣で生き延びている人の数は20％にまで上昇しました。全体で、4,000万人のアメリカ人が慢性的で長期にわたる睡眠障害に苦しんでおり、これに加えて、2,000万人の人が一時的な睡眠の問題を経験しています。睡眠問題は多くのファクターにより生じ、これには身体疾患、睡眠習慣の乱れ、さらには、栄養面のアンバランス（この事実には多くの患者と精神科医が驚きます）などが含まれます。

睡眠困難は病気から生じることもある

睡眠困難の主要な原因として睡眠時無呼吸があります。この障害では、寝ている間に呼吸が停止しますが、1回あたり1分近く、あるいは1分以上呼吸が停止し、一晩に何十回も、さらには何百回も停止することがあります。この問題は、睡眠中に喉の背側部に近い軟部組織の緊張が低下し虚脱すること、正常な呼吸を維持する脳の機能の不全、あるいは、この2つの組み合わせが原因で生じると考えられています。もし、治療せず放置されると、睡眠時無呼吸は、循環器疾患、性機能障害、体重増加、その他の慢性的な病気、例えば、うつ病などの原因になり得ます。

睡眠時無呼吸の人は、そうでない人と比べて5倍うつ病になりやすく、うつ病の人の20％は睡眠時無呼吸にも悩んでいます。研究では、単に睡眠時無呼吸の治療をするだけでうつ病が軽快した人もいることが示されており、うつ病の人では睡眠時無呼吸でないか確認チェックを受けることがとても大切です。もし、睡眠時無呼吸であるとわかったら、それが適切に治療されるよう確認し

てください。睡眠時無呼吸の症状には、次のものが挙げられます。

• 朝起きた時に、気分爽快感に欠ける • 日中、疲労を感じる • 記憶力に問題が生じる • 睡眠中に寝返りを打つ • 睡眠中に息苦しく、あえぐ	• 大きないびきをかく • 朝もしくは夜間に頭痛がする • 夜間頻尿 • 下肢がむくむ • 睡眠中に、胸痛や発汗がある

多くの人が、睡眠時無呼吸になるのは肥満の人だけだと思っています。これは誤りで、体重が正常値の人も、痩せている人もなります。私は、スリムで健康的な43歳のうつ病男性が、重篤な睡眠時無呼吸とわかり、一晩中、肺に空気を送り続けるために持続的気道陽圧（CPAP）の器具とマスクが必要であったのを思い出します。CPAPは、彼の睡眠とうつ病症状の軽減に役立ちました。

ストレス、カフェイン、アルコール、多くの処方薬や薬局で購入できる薬、ホルモンのアンバランス、アレルギー、喘息、甲状腺機能亢進症、慢性疼痛、多くの栄養不足（最も一般的なのは、マグネシウムと亜鉛）など数多くの要因で、睡眠問題は悪化します。

むずむず脚症候群は、睡眠を困難にするもう1つの障害です。この症候群は、強力で、時には抗しがたいほどの足を動かしたくなる衝動を引き起こし、それは夜間、あるいは横になった時にしばしば悪化します。むずむず脚症候群では、入眠と睡眠継続が困難になります。

良い睡眠衛生で睡眠を改善する

投薬は、多くの人が睡眠問題を克服する上で助けとなりますが、私は可能な場合は、睡眠習慣の改善など、睡眠衛生と言われるより自然な方法から始めます。

次に挙げる就寝時の決まった習慣を取り入れることで、多くの人は睡眠困難を解決することができます。

- 毎日、規則正しい時間に入床、起床をする
- 昼食後はカフェインをとらない
- ベッド、枕、寝具類を快適かつ睡眠をサポートしてくれるものとなるようにする
- 一晩中、寝室を少し涼しく保つように、サーモスタットをセットする
- 遮光カーテンを使い、明りを発するテレビやラジオを置かない。あるいは、可能な限り寝室を暗くする
- ベッドは、睡眠とセックスの時のみ使用する
- 脳が、ベッドと睡眠以外の行動を関連づけないように、仕事やテレビを見るなどその他の活動にベッドを使用しない
- 寝る前の毎日の習慣を作ること。例えば、短時間の読書、入浴、深呼吸運動、ヨガ、その他のリラクゼーション法など
- コンピュータ、電子ゲーム、携帯電話のメール、その他これに類する活動は就寝前には行わない
- 無理な努力をしすぎないことも大切です。もし、これらのルールを実行してみても 20-30 分以内に寝つけなかったら、ベッドから出て、別の部屋に行き、眠くなるまで本を読みます

自然療法で睡眠を改善すること

薬を飲まずに、毎晩寝るようこころみるのが理想です。しかし、もし睡眠習慣を改善しても問題が解決しないのであれば、統合医学のトレーニングを受けた健康専門家の指導のもと、例えば、メラトニン、マグネシウム、バレリアン、イノシトール、5ヒドロキシトリプトファン（5-HTP）、ガンマアミノ酪酸（GABA）などの自然療法薬を試すのもいいでしょう。自然療法薬には薬剤のような

規制はないので、すべての商品が高品質の材料を使用し、製造基準を守って作られたものとは限らないことは心に留めておくことが重要です。

睡眠のためのメラトニン：メラトニンは、松果体として知られる脳の一部分で作られるホルモンで、体内"時計"と共に働き、睡眠と覚醒のサイクルを調整する役割があります。理想的な環境では、体内時計は、夕方にはより多くのメラトニンを作り、夜間には高いレベルを保ち、朝が近づくにつれメラトニンを減らすように、体に信号を送ります。メラトニンのレベルが上がると眠くなり、下がると覚醒し、意識清明になります。メラトニンを作る際に、体がミネラルの亜鉛を必要とすることもまた重要です。亜鉛は、うつ病を予防するのに重要な役目を果たします（詳細については第10章をご覧ください）。

メラトニンサプリメントによる睡眠はとても自然です。特に、睡眠剤を服用した時に体験する"薬で眠らされている睡眠"と比べると、とても正常です。例えば、9年間不眠に悩んでいた56歳の女性患者のことが思い出されます。私は、1mgのメラトニンを処方しました。そして、短期間で、彼女自身の表現を借りれば、"再び正常な"眠りに戻ることができました。

私は、1-3mgのメラトニンで、多くの人が30分以内に入眠するのが容易になることを見出しました。このホルモンは体からとても速く消失するので、日中、体に残り、疲れや鈍さを感じることがありません。多くの国で、長年、何百万の人がメラトニンを使用し、処方された通りに使用すれば安全だと考えられていますが、眠気、胸やけ、頭痛、さらにはうつ病などの副作用の可能性があるため、注意して、必要な時だけ使用するべきです。

睡眠のためのマグネシウム：マグネシウムはカルシウムと共に

働き、体の平滑筋を、適切な時に収縮弛緩させる作用がよく知られていますが、睡眠にも重要です。マグネシウムは、"抗ストレス"ミネラルと考えられ、そのサプリメントは、体内のコルチゾールレベルを減らし、寝ている間の筋肉のけいれんを減らし、睡眠を改善します。

マグネシウムは、食品加工の過程で、1番先に消失するミネラルの1つで、また、ストレスが加わると1番先に体から排出されるミネラルの1つです。マグネシウムの供給が、アルコール、カフェイン、そしてある種の薬剤によって枯渇するのと同様に、私たちが食べている膨大な量の加工食品と現代生活のストレスの間で、多くの人が、体内に適切なレベルのマグネシウムを保持していないということは、不思議ではありません。マグネシウム不足は症状として、うつ病に直接結びつきがあり、その症状としては易刺激性、神経質、不安、無気力、情緒不安定、不眠、そして抑うつなどが含まれます。

患者の事例研究から、食事の時と就寝時に、125－300mgのマグネシウム（マグネシウムグリシン酸塩または、マグネシウムタウリン酸塩）を摂取すると、大うつ病の症状が軽減することが示されました。就寝前に200－300mgのマグネシウムグリシン酸塩あるいはクエン酸を飲むと、入眠障害の人や、入眠できるが3時間後には覚醒してしまい、再入眠ができない人にとって有効であることを、見い出してきました。マグネシウムの効果が出るまでには数週間かかります。マグネシウムの主要な副作用は、軟便だけです。THE ZEEBrA アプローチのすべての点において言えることですが、個人個人はみな異なるという点が基準なので、自分の適量を見つける必要があります。

睡眠のためのバレリアン：多くのハーブが睡眠補助薬として推奨されてきましたが、私が一貫して有用だと思ってきたのは、バ

レリアンだけです。これは、睡眠を改善する一方で、不安軽減を助けるので、"ハーブのバリウム"と呼ばれてきました。30人の睡眠障害の人が参加したある4週間の研究で、バレリアンが使用されました。研究参加者のうち、ある人たちには4週間のバレリアン療法を、残りの人にはプラセボが与えられました。患者も研究者も、だれがバレリアンで、だれがプラセボを与えられたのかはわからず、二重盲検法と呼ばれる方法です。研究の結果、バレリアンは、睡眠障害に悩む人において、入眠までの時間を短くすることがわかりました。また、他の研究では、バリウム、リブリウム、クロノピンや、その他ベンゾジアゼピン系薬剤を飲んでいた患者においても、バレリアンが睡眠を改善することが示されました。

　私は、就寝前に300-500mgのバレリアンが、良質な睡眠をとるための助けになると考えています。バレリアンはすぐには効かず、最適な効果が表われるまでには、数週間が必要です。このハーブの副作用として考えられるのは、頭痛、落ち着かない、不眠、そして不整脈です。バレリアンを使用する人は、これらの副作用に気をつけてください。

睡眠のためのイノシトールと5-HTP：腸内細菌でも、体内でも作られるビタミンイノシトールは多くの働きを担っており、その働きには、神経信号の伝達を助け、肝臓やその他臓器での脂肪増加を防ぐことなどがあります。私は、イノシトールを用いて、慢性睡眠障害が改善した多くの患者を治療してきました。

　研究では、うつ病とOCD（強迫性障害）において、イノシトールの有効性が示されてきました。私は、夕方に強迫思考について思いをめぐらす患者が、午後8時頃と就寝前にティースプーン1杯（約2.8g）のイノシトールを服用することで、症状が軽減することを見出しました。イノシトールは強迫的な考えを軽減させる傾

向があり、睡眠を妨げる考えをより簡単に"スイッチオフ"することが可能です。

　もう1つ不眠の自然療法として私が患者さんに勧めているのは、5-HTPです。これは、神経伝達物質セロトニンの前駆体で、化学的に変化してメラトニンになります。その他の働きとして、5-HTPは、多くの一般的な抗うつ薬と同様に、セロトニンレベルを上昇させます。いくつかの研究で、5-HTPの摂取が、不安の軽減に役立つことが示唆されてきました。そして私は、睡眠の質も向上することを見出してきました。私は、就寝の30-60分前に、50-200mgの5-HTPを勧めています。**もし、現在、既に抗うつ薬を服用している場合には、5-HTPは飲まないでください。**（イノシトールと5-HTPについては13章で詳しく述べます。）

　睡眠のためのGABA：GABAも、多く患者にとって睡眠の補助として有用です。GABAは神経伝達物質で、脳細胞を落ちつかせるのに役立ち、興奮を鎮静化します。脳細胞の興奮を軽減することで、GABAは自然のトランキライザーのように作用する力があるとして知られ、注意力を増進すると同時にストレスと不安を軽減します。GABAレベルの低い人は、しばしば、不安、うつ病、易刺激性、頭痛、高血圧を経験します。

　私は、一般的に、500 – 750mgのGABAをコップ1杯の水と混ぜて、半分を就寝30分前に飲むことを勧めています。もし、夜中に目が覚めたら、残りの半分を飲みます。GABAで興奮する人が多少いますから、多量のGABAを試す前に、まず少量でテストすることが大切です。最初に、100 – 250mgのGABAを試してみて、リラックス感を感じるか、特に反応がなければ（これが最も一般的ですが）、用量を就寝前500 – 750mgに増やします。

サプリメントの簡単な注意事項

サプリメントは、処方箋なしに、ビタミンストア、スーパーマーケット、ドラッグストア、インターネットで購入できます。どこでも手に入るという事実が、サプリメントはまったく安全だ、という誤った考えをもたらしているかもしれません。しかしながら、サプリメントには副作用があり、過剰に服用すると健康を害することがあり、他のサプリメント、薬剤、健康状態と相互に作用し合う可能性もあります。サプリメントは統合医療の経験があり、トレーニングを受けた健康専門家の指導のもとで、使用することが重要です。

薬で睡眠を改善する

薬の研究者たちは、睡眠を補う数多くの薬、例えば、良く知られたベンゾジアゼピン系(バリウム、ルネスタ、ソナタ、アンビエン、クロノピン)や、それほど知られていない多くの薬などを創り出してきました。これらの薬は有用ではありますが、過剰に使用される傾向があり、1人の患者の表現を借れば、しばしば、"本当の眠りとは、違う感じの睡眠"をもたらし、時間が経つにつれ効果が薄れることがあります。さらに、多くの患者が、心理的にも生理的にも薬に依存するようになります。

私はこれらの理由から、睡眠薬は、睡眠衛生を改善し、自然療法を探し求め、THE ZEEBrA アプローチを導入するまでの、一時的な方法とみなしています。

睡眠薬は長期的な解決策ではありません。国立衛生研究所の資金援助による 2007 年の研究によると、"睡眠薬は睡眠を大きくは改善していない"、というのが概ねの結論でした。この研究で、参加者は、プラゼボか、またはアンビエン、ルネスタ、ソナタのような処方睡眠薬を投与されました。研究の結果で処方睡眠薬は、新しい薬(アンビエンやルネスタなど)の場合には平均でたった 12

分間のみ、古い薬（ハルシオンやレストリルなど）の場合には約32分間、プラセボと比較して合計睡眠時間が増えたことがわかりました。参加者に良く眠れたか尋ねたところ、平均で、新しい薬の場合には32分間、古い薬の場合には52分間、プラセボと比較して長く眠れたという結果でした。薬は、どのくらい長く眠れたと思うかという感覚を増強するという点においては、良い作用をしているように思われます。睡眠薬は多少の効果がありますが、多くの部分で長期にわたる睡眠問題の解決策とはなりません。

糖分とうつ病

　うつ病の原因となり得る主要な身体要因の2番目は、糖分消費です。私たちは直感的に、自分が食べているものは、自分のエネルギーレベルと気分に影響していることを知っています。私たちは、気分を良くするために食べることがよくあります。例えば、1日忙しく働いた後には、チョコレートブラウニーをガツガツ食べると、気分が良くなります。一時的にはたしかに気分が良くなります。食べ物が気分を良くすることを知れば、逆の場合もありうるとわかっても驚くことはありません。食べ物で、最も害があるものの1つに糖があります。

　脳は、血中の糖の1つの形であるグルコースによってほぼ機能しています。血中グルコースレベルが下がると、気分は大きく影響されます。脳へのグルコース供給が不足している兆候には、虚弱、易刺激性、不安、頭痛、意識消失、そして、うつ！などがあります。血糖低下の原因は、小食（食事療法、断食によるものなど）、十分に食べないことが多い（食事を抜くなど）、そして、皮肉なことは砂糖の取り過ぎなどです。プロテインや食物繊維を含む食べ物を摂らずに、キャンディーバーのようにそれ自体に糖分の多い

ものを食べた時、特に問題が深刻になる可能性があります。体は、複合炭水化物（例えば、全粒穀物、果物や野菜）よりも砂糖をより簡単に分解します。ですから、キャンディーバーに由来するグルコースは、例えば、ライ麦パンに由来するグルコースよりも、はるかに速く、大量に血流に達します。そして、グルコースが血流に達した時、血糖レベルが急上昇し、血流全体に大量のインスリン分泌が刺激されます。

インスリンと糖分を摂りたい欲求

インスリンは、燃料としてグルコースを使用する空腹な細胞や、後で使うためにグルコースを蓄えておく脂肪細胞にグルコースを運搬するホルモンです。インスリンが"働き過ぎ"、血中のグルコースを処分し過ぎると、血糖が異常な低値となり、それに伴い気分も落ち込むという問題が生じます。気分の落ち込み、易刺激性、疲労、虚弱、そして、糖分を摂りたい欲求、このような状態の人は糖分をもっと摂取したくなりますが、これは、問題がいつまでも続く悪循環の始まりにすぎません。より多くの糖分を摂ると、より多くのインスリン放出を促し、それがより多くの血中グルコースを消失させ、更なる低血糖と気分悪化の波の到来をもたらします。

低血糖により生じる気分障害は、特にインスリン抵抗性のある人、つまり、血糖レベルが正常から高い値を示していても、空腹な細胞にグルコースが吸収されにくい人では、特に問題になる可能性があります。インスリンは、空腹な細胞を"開錠"して、その中にグルコースを入れ、"栄養供給"する"鍵"だと考えてください。ある条件下、最も顕著な例は、肥満、運動不足、加齢、遺伝的要因、あるいはホルモンの変化などの条件下では、インスリンは、もはや、適切に細胞を"開錠"することができず、グルコースはほとんど入らずに、細胞が充分なグルコースを取り込むのに、より長い時間がかかります。深刻な場合は、細胞が飢餓状態にな

り始め、その一方血糖値が極めて高くなります。これは、本格的な糖尿病です。

細胞がインスリンの効果に抵抗すると、血中インスリンと血糖レベルが共に上昇し、腎臓の機能に悪影響を及ぼし、トリグリセリドやコレステロールなどの血中脂質が上昇します。空腹な細胞がさらに燃料を要求するにつれ、糖分への欲求は抑えきれなくなります。ひどく疲れ、気分が落ち込み、震えて、空腹が著しいため、低血糖の人は、何でも山のように食べることができると思うでしょう。砂糖がかかっていたらなおさらです。

低血糖により気分が台無しになるのを避けるために、毎食と間食にそして血糖値が下がり始めたときにはプロテインや複合炭水化物を含んだ食べ物を摂ることが大切です。これらの食べ物は食物繊維やプロテインを含んでいるので、単糖を含む食物よりも消化により長い時間がかかり、グルコースはゆっくりと一様に血中に放出されます。

果物、またそれほどではありませんが、野菜にも血糖を上昇させる天然糖が含まれています。ある程度の複合炭水化物や、少量のプロテイン（例えばカッテージチーズなど）と一緒に食べるのがよいことを覚えておいてください。

糖分はどのように肥満をもたらすか

グルコースが極めて高くなり、インスリンが上昇すると、脂肪蓄積が時を経ずして生じます。これは、体が余分な血糖をすべて何とかする必要があるからです。では、どうすればいいのでしょう？　インスリンは余分な血糖を脂肪に変え、その脂肪は女性の場合は、腰、太ももやお尻に、男性の場合はウエスト周りに蓄えられます。さらに悪いことに、インスリンの作用が過剰になると、低血糖を引き起こす結果となる可能性があります。この低血糖は副腎を刺激し、副腎はアドレナリンを放出して、血糖を押し戻そ

うとします。次にアドレナリンは、別のホルモンであるコルチゾールを放出させる引き金となり、コルチゾールは糖分欲求を増強するのです。コルチゾールには、特に腹部に脂肪を蓄積する作用があります。コルチゾールは細胞のインスリン抵抗性をさらに強め、その結果、さらなる血糖低下や脂肪蓄積の可能性を高める結果になります。

糖分摂取を管理する

　糖分は、うつ病の発症や持続に多くの部分で関与していますから、リスクの高い人は、可能な限り糖分摂取を制限することが大切です。最近出版された"Beat Sugar Addiction Now!"というタイトルの本で、著者の医学博士ジェイコブ・タイテルバウムは、糖分欲求に打ち勝ち、糖分摂取を制限するための段階的なアプローチを提唱しています。もちろん、常にすべての糖類を排除することはできませんが、いくつかの簡単なルールを実行するだけで、食事中の糖分量を制限することは可能です。

糖分を減らすためのヒント

　無理をせずに糖分を減らす簡単な方法を、次にいくつか挙げます。

- 料理に使う砂糖の量を少なくしましょう。砂糖の分量をレシピの75％にカットしてみて、それでもおいしいかどうか試してみます。もし、OKなら、次回には、もう少し砂糖を減らしてみます。これを繰り返しながら料理の味を損なうことなく、どこまで砂糖を減量できるか、やってみてください。レシピの多くは、砂糖の量が必要以上に多いのです。
- 樺の樹皮やトウモロコシの皮から取れる、安全な天然甘味料のキシリトールを試してみましょう。キシリトールは、インスリン

や血糖レベルを上昇させない砂糖代替品です。賦形剤や他の添加物を含まない、純粋のキシリトール結晶を使うことをお勧めします。人工甘味料など、その他の砂糖代替品は使わないよう注意してください。
- 食事中に砂糖を加えることができないように、食卓には砂糖容器を置かないようにしましょう。
- 砂糖を加えずに、少量のシナモン、カルダモン、ジンジャー、ナツメグやその他のスパイスを使って"甘"味を出しましょう。あるいは、レシピによっては、砂糖の代わりにこれらのスパイスを使いましょう。
- おやつにはキャンディーやクッキーではなく、プレーンなポップコーンを試してみましょう。
- ゼリーやジャムが好きなら、低糖タイプのものにしましょう。
- どうしてもクッキーが食べたいなら、最も害になるようなものは避けましょう。チョコレートチップ、チョコレートがかかったものや、何かを挟んだサンドイッチタイプのものなどは避けましょう。それらの代わりに、プレーンなグラハムクラッカーや、生姜のお菓子、バニラウェハースを試してみましょう。
- 可能な限り、缶詰ではなく、新鮮な果物を食べましょう。
- 缶詰の果物を食べる時には、シロップではなく、果汁か水を使ったものにしましょう。
- 砂糖を使ったデザート、できあいの甘い焼き菓子、アイスクリームなどその他のお菓子を減らしましょう。
- 砂糖をまぶした何層にもなったケーキを食べる代わりに、新鮮な果物を使ったプレーンなエンゼルケーキを食べましょう。

糖分の入った食べ物と飲み物

　私たちの食事の中の糖分の大部分は、家にある砂糖容器やデザートからではありません。砂糖は、ケチャップ、サラダドレッ

シング、バーベキューソースなど幅広い食べ物の中に潜んでいます。砂糖を含む食品に気をつけて、砂糖の摂取量を制限しましょう。特に朝食に要注意です。

さらに、精白パン、白米、インスタントポテト、コーンフレークなどの精製食品は、体が迅速にグルコースに分解するので、体内では砂糖のように作用します。ですから、これらの食品は砂糖そのものと同じと考え、血中にグルコースをゆっくり放出させるハイプロテインで、ハイファイバーの食べ物と一緒に食べるのが賢明です。

いろいろな顔をした糖分

砂糖は食品表示にそのまま記載されることもありますが、単純に"砂糖"とは記載されていないことがほとんどです。糖分は、加工食品の中に、数々の別の名前でかくれています。例えば、次に挙げるものです。

• ブラウンシュガー	• ハチミツ
• 濃縮果汁	• 乳糖
• コーンシロップ	• マルトデキストリン
• デキストロース	• 麦芽糖
• 果糖	• 廃糖蜜（モラセス）
• グルコース	• 原料糖
• 異性化糖	• ショ糖

もし、上の表に挙げられた砂糖添加物のひとつが、食品成分表示の最初の4つ（これは、それが主要成分の1つであることを意味します。）の中に含まれていたら、その食品は、糖分の多いものであるのは確実です。より健康で、低糖の食品を探しましょう。

みなさんは、自分の糖分摂取量を減らす方法を他にもたくさん

思いつくでしょう。ここに示した提案は、始まりに過ぎません。大切なことは、今、私たちの食べ物の多くに含まれている大量の糖分に気づき、楽しく実行可能な方法を見つけ、自分の摂取量を減らすことです。精製糖の摂取を減らすだけで、気分改善のためにたくさんのことが可能になります。

ストレスとうつ病

　うつ病に関係するもう1つの要因は、ストレスです。ストレスは、人生が私たちにもたらす困難に対するまったく正常な反応です。そう、正常なのです。実際、ストレッサーから自分を守るため、いつでも闘ったり逃げたりできるように、何百年も前に体は一連のストレス反応を発達させました。このストレス反応には、体内活動プロセスの迅速な再調整機能があります。例えば、体の他の部分の血流を筋肉に振り向けたり、ケガをした時に血液凝固メカニズムが"警戒態勢"になったり、筋肉に"供給する"ために脂肪やグルコースが血流に放出されたり、瞳孔が開いたり、その他即座に闘い、そして、あるいは逃げられるようにデザインされた変化が生じます。

　昔のストレッサーはしばしば、体が大きい空腹の動物や、あるいは、敵の兵士たちであり、私たちを殺そうとしたり、捕らえようとするものでした。このような状況では、私たちが闘ったり、必死で逃げたりできるような強力で全力の身体反応は、理にかなっていました。生きるか死ぬかの瀬戸際で、失敗の場合、その代償は大きかったからです。ストレス反応が繰り返され、それが副作用を引き起こし、免疫システムがダメージを受けることや、時間とともに体が損なわれることなど問題ではなく、その時の脅威を生き延びることの方がずっと重要でした。

第7章 自分自身をケアする

　しかし、今日では、ストレスが生死にかかわる問題となるのはまれです。もちろん、近づいてくる車にひかれないように、ジャンプして身をかわさなくてはならない時もあります。さもないと身体的に傷つけられるでしょう。しかし、現代のストレスの多くは、慢性の心理的または社会的葛藤の形でやってきます。残念ながら、私たちの体は、21世紀の生活に適した、体へのダメージがより少ない、より柔軟なストレス反応を進化させ、現代社会に適応することをしてきませんでした。それゆえ、ストレス反応を繰り返し引き起こし、何百万人もの人が知らないうちに自分の体を傷つけ、精神的苦痛に向かって自ら近づいているのです。

　1番の解決策は、気が動転するたびに必ずしもスイッチが入らないように、ストレス反応をコントロールする方法を学ぶことです。全面的な闘争逃走反応を回避する1番の方法は、単純に"ノー"と言うことです。つまり、闘う相手なんていない、逃げる所もない、ストレス反応を引き起こして自分の心や体を傷つけるまでの価値あることではない、と自分に言い聞かせることです。

　自分の感情的な反応や闘争逃走反応をコントロールするのを学ぶには、たくさんの方法があります。例えば、リラクゼーションテクニック、心理療法、メディテーション、怒りを解消しエネルギーを消費するエクササイズなどです。(これについては19章で詳しく述べます。)

　私たちの多忙で複雑な生活で、ストレス軽減が重要であると提唱しているのは私だけではありません。ベス・イスラエル・メディカル・センターの統合医療科副部長で医師のロベルタ・リーは、"The SuperStress Solution"という彼女自身の著書の中で、ストレス抵抗力、回復力(レジリエンス)を構築するための4週間アプローチについて述べています。リーは、ストレスと闘い心身のバランスを取り戻すためには、栄養、睡眠、エクササイズが基本となることを強調しています。

Chapter 7. T — Take Care of Yourself

　この章だけで（あるいはこの本全部を使ったとしても）健康な体を確保するために必要なことをすべて論じることはできません。しかし、もしあなたが毎晩8時間の良質な睡眠をとり、健康を増進する食生活を心がけ、ストレスを最小限に抑えれば、良好な精神的健康の基礎となる良好な身体的健康を手に入れるための長い道のりの第一歩を歩み始めたことになるのです。

第8章

ホルモン

　第7章では、ライフスタイルを変えることによってあなたが変えることができる、うつ病に影響を与えるからだの要因、たとえば睡眠障害、栄養不足、ストレスなどについて述べました。THE ZEEBrA アプローチのふたつ目は、H、ホルモンです。ホルモンの異常はうつ病に関係していますが、前面にはあらわれずしばしば見逃されることがあります。

　疲労感、乾燥肌、高コレステロール、便秘、月経不順、にきびなど。これらのいずれの症状、さらに他の様々な体調不良は、なぜその人がうつ的になっているのか、いろいろな種類の薬が処方されているのに、なぜ標準的な抗うつ薬治療が効かないのか、その手掛かりになりますが、見逃されてしまっているのです。

　これらの一見関係なさそうな症状とうつ病とを結び付けているのは、ホルモンです。ホルモンは体内で作られ、細胞や臓器の働きをコントロールしている物質です。テストステロンやエストロゲンなどいくつかのホルモンはよく知られていますが、その他は見えないところで重要な働きをしています。よく知られているか、いないかにかかわらず、多くのホルモンが気分に影響を与えます。公表されている論文では、うつ病の診断治療中の人はすべてホルモンレベルの検査をしてもらうべきであると書かれていますが、精神科医はうつ病とホルモンとの関係を見落とすことが多いのです。

　あるホルモンのレベルが低ければ、治療法はホルモンの補充であり、それには合成：synthetic（製造されたもの：manufactured）、天然：natural（動物由来：animal-based）、バイオ

アイデンティカル：bioidentical（人ホルモンと同一：exact match）などの種類があります。メラトニンやDHEAなどは安全とされているので、処方箋なしで店頭購入できます。テストステロンやエストロゲンなどその他のホルモンは、医師の処方箋が必要です。ホルモン補充療法についてはまだ議論の余地があり、確立されているわけではありません。必要ならばそれぞれの治療法について勉強して、ご自分の治療プランを考えることが大切です。ホルモン補充療法は、かならずしもすべての人の問題を解決するわけではないのです。

このようなことを踏まえて、鍵を握るいくつかのホルモンの異常が、どのようにしてうつ病の前段階をもたらすのか、それを理解することが重要です。

甲状腺とうつ病

甲状腺は小さな内分泌腺で、蝶のような形で喉と気管を包み込んでいます。その働きは、心拍数と呼吸数の調節などいくつかありますが、直接それを行っているのではありません。甲状腺は化学的な伝達物質であるホルモンを送り出し、これらは体の各部分に指示を出しています。ですから、人体のあらゆる細胞の働きには、適度なレベルの甲状腺ホルモンが必要です。

私はよく、甲状腺を大工場のマネージャーにたとえて説明します。このマネージャーは、絶え間なく大声で指示を出し続けています。"こっちの部門はスピードアップ、そっちはスローダウン"と伝えます。あるマシンには計画より長く作業を続けさせ、別のマシンには予定より少し早く作業終了、と指示しているのです。マネージャーは工場の中で起こっていることは、すべて把握していなければなりません。工程がすべて順調に進むにはどうすれば

いいか、臨機応変に指示を出すにはどうしたらいいか、それを理解しておくことが必要なのです。ちょっとでも戸惑うと、状況はよくない方向に行き始めるのです。

甲状腺機能低下の症状（甲状腺機能低下症）

うつ病	ニキビ
不安	湿疹
記憶力、集中力の低下	脱毛
性欲低下	感染のくり返し
便秘	不規則な生理周期
コレステロール増加	重い月経前症候群
歯周病	卵巣のう腫
肥満	子宮内膜症
低血糖（血糖値の低下）	体液貯留
筋肉痛・鈍痛	疲労
乾燥肌	寒がり
	発汗減少

甲状腺と人体のほかの部分とは、サイロキシン（T_4）とトリヨードサイロニン（T_3）によって情報伝達を行っています。この情報伝達に関する主な問題として、ホルモン産生が非常に少ない場合、すなわち甲状腺機能低下症、反対にホルモン産生が多すぎる場合、甲状腺機能亢進症とがあります。甲状腺ホルモンは体内の代謝コントロールをしているので、細胞のエネルギー産生に重要です。

麻疹ウィルスが原因で麻疹に罹患する場合や、肝臓のある部分が損傷を受けて1型糖尿病が発症する場合とは異なり、甲状腺機能低下症と甲状腺機能亢進症は、明らかに甲状腺の障害に関係する病気を引き起こすわけではありません。そうではなく、甲状腺

機能低下症と亢進症が引き起こす多くの症状は、甲状腺とは無関係でまた各症状の間にも関連がなさそうに見えることがしばしばです。ですから、本当の問題点の診断に至るには、多少時間がかかる場合があります。甲状腺機能低下症の場合、50％にも及ぶ患者が正しく診断されていません。また、診断がついた患者でも、多くが適切な治療を受けていません。甲状腺ホルモンのわずかなアンバランスでさえ、うつ病の前段階となりうるわけで、とても残念なことなのです。

甲状腺機能低下とうつ病

甲状腺機能低下の症状にはうつ病と疲労感が含まれ、甲状腺の問題が適切に治療されるとこれらの症状は消失することは、医師の間では以前から知られていました。

> ジャネット（43歳、教師）は、医学的にどこか問題はないか、チェックして欲しいと訴えていました。2年間、彼女は多くの種類の抗うつ薬を試しましたが、うつ病は改善しませんでした。うつ病の持続と同時に、徐々にそして確実に起こってきたのは、体重増加（丸顔もふくむ）とニキビでした。彼女の勘は当たっていて、甲状腺は働きが低下し、十分な甲状腺ホルモンが作られていませんでした。甲状腺ホルモンの服用開始直後から、症状は消失し始め、彼女の望みはようやく実現しました。

甲状腺とうつ病のつながりを最初に唱えたのはマーク・スタール医師で、"Hypothyroidism Type 2: The Epidemic" の著者です。広い範囲にわたる内容の著作の中で、彼は甲状腺機能の低下とうつ病など多くの慢性症状の関係について述べています。

精神科医も他科の医師も、多くは甲状腺とうつ病のつながりのことは知っていますが、それでも、うつ病の患者の多くは甲状腺

レベルのチェックを受けていません。うつ病の診断治療のために私のところに紹介される多くの患者は、甲状腺機能のチェックを受けていません。そして、私のクリニックにやってくる患者の非常に多くが、1回の血液検査だけで"甲状腺の病気ではない"と言われているのです。

不完全な検査は不完全な診断

精神科医も他科の医師も甲状腺を調べるとしても、どちらかといえば信頼性に欠ける甲状腺検査を行うことが多く、そのため、一般的に、正しい診断から遠ざかってしまう場合が多く見られます。医師は甲状腺の問題を疑うと、血中の甲状腺ホルモン、T_3とT_4そのもののレベルを直接測るのではありません。代わりに間接的な別のものを測定します。通常の甲状腺検査は、TSH（甲状腺刺激ホルモン）検査です。TSHは脳下垂体という所から分泌されるホルモンで、"体が甲状腺ホルモンをもっと必要としている"と甲状腺に伝える役目をしています。TSHの働きは、工場のマネージャーに"生産量アップ"とか"生産量減少"と指示伝達して要求するメッセージのようなものです。

TSH検査は、血中のTSH量を測定します。ある意味では、この検査は次のような質問を問いかけていることなのです、"下垂体は、体が要求している甲状腺ホルモン量をどの程度と考えているのか。"TSHレベルが高ければ、甲状腺ホルモンを多く要求しているであろうと医師は判断します。これは逆に言えば、甲状腺ホルモンの分泌量が不十分であろうということです。ですから、TSHレベルが高い人は甲状腺ホルモンの産生低下、すなわち甲状腺機能低下症で苦しんでいるということになります。

一方、TSHレベルが低過ぎる時は、医学的理論から考えれば、細胞や器官の甲状腺ホルモン要求量はさほど多くはなく通常量にも及ばない、ということになります。そしてこれは換言すれば、

甲状腺の働きが過剰ということを示し、ホルモン分泌量が多すぎるということです。

TSHのホルモン要求レベルがちょうどいい状態（至適範囲0.4 - 4.5ミリ国際単位／L）であれば、すべてはOKでしょう。要するに、TSHの高値は甲状腺のホルモン産生が少なすぎる、TSHの低値は甲状腺のホルモン産生が多すぎる、TSHがちょうどいい数値の時は甲状腺の働きが良好と言うことを意味しています。

確かに、このことは、体は常に適正量の甲状腺ホルモンを要求しているという仮説を前提にすれば、その通りです。しかし、この仮説は今まで検証されたことがないのです。もし下垂体が勘違いをして、過少なあるいは過剰なホルモン分泌を要求したらどうなるでしょう。医師であれば誰でも、人間の生理学的現象は容易に調子が狂い、なにかの過剰や過少が生じるということを理解しています。それでありながら、甲状腺ホルモンの過剰・不足を伝える下垂体の要求信号が不調になっていないかどうか、疑問に思わずにいるのはなぜでしょう。要求信号がまったく適正で甲状腺の機能が不調になることはない、と当り前のように想定しているのはなぜでしょう。

下垂体が誤った要求シグナルを出している可能性があることに加えて、甲状腺が十分量の甲状腺ホルモンを送り出しているのに、何らかの理由で体がそれを適切に利用できていないという可能性も考慮せねばなりません。これは2型糖尿病の場合に起こっている現象と似ています。2型糖尿病では、血糖をコントロールするために、すい臓は適正量のインシュリンを分泌していますが、体内の細胞がそのインシュリンに正しく反応できないのです。インシュリン分泌量はどんどん増え適正量を越え、インシュリン漬けになって初めてやっと細胞が反応するのです。甲状腺ホルモンの分泌量は十分と思われるのに、体がそれを有効に使えずもっとホルモンを要求し続ける、ということはありえないでしょうか？も

しありえる場合、下垂体は血液中の甲状腺ホルモン量をチェックして、すべて順調と判断し、体の細胞がさらに多くの甲状腺ホルモンを要求しているのに、分泌量アップの指示をしません。

さらに別の問題もあります。TSH はどれくらいが健康で正常な値か、ということです。TSH は多すぎても少なすぎても、甲状腺の働きが適正ではないことを示唆していることを思い出してください。でも"ちょうどいい値"とは、いくつでしょう？ TSH 検査は 1960 年代から広く行われてきていますが、健康な TSH の値や範囲は一体どれくらいなのか、それについては今まで誰も科学的に示したことがないのです。ただ推測しているにすぎない、それが実態です。

多くの統合医療医は、TSH レベルが 2.5mIU/L を越える場合（至適範囲の上限は、4.5mIU/L であることは、すでにご説明しました）、甲状腺機能の鈍化をかなり的確に反映していると考えています。私はこれまでに、TSH レベルが"正常"でありながら、明らかに甲状腺機能低下、つまり甲状腺ホルモンの欠乏に苦しんでいる患者をおおぜい見てきました。43 歳のジェーンが、"約 1 年前から徐々に始まった軽度うつ病"を主訴に、私のところに受診してきた記憶は鮮明です。

　ジェーンはホームドクターのところに通院していました。TSH の検査を受け異常なしと診断されました。診察で話した時に、彼女の症状はうつ病、疲労感、コレステロール上昇、便秘、ニキビ、乾燥肌などであることがわかりました。うつ病と疲労感は彼女には見分けがつかなかったのです。これらの問題症状はすべて、体内の甲状腺ホルモンが不十分な場合には、起こりうることなのです。

さらに、彼女が"いつも体が冷えている"と訴えていることにも気づきました。そこで、T_3、T_4 検査を行い、ふたつとも数値が低下していることを見出しました。それを踏まえて、彼女に統合

医療医を紹介しホルモン補充療法で治療してもらいました。この治療で彼女のうつ病は解消し、便秘と肌の悩みは解決しました。次々と効き目のない抗うつ薬を服用し続けるフラストレーションの日々から、彼女を解放したのです。

このように、3重に組み合わさった複雑な要因、つまり、①TSHが発する"要求シグナルのレベル"は常に正しいという仮説、②からだは甲状腺ホルモンをすべて適正に利用できるという仮説、③どのくらいが十分量かわかっているという仮説、この3重の要因によって、甲状腺の症状を抱える多くの患者が、TSH検査のもとに誤診されるという現実が起こりうるのです。さらに、甲状腺ホルモン補充療法でよくなる可能性のあるうつ病患者に、その治療法が提案されないということもありうるのです。

うつ病改善のための甲状腺ホルモンレベル修正

甲状腺ホルモン低下を甲状腺ホルモン投与によって治療するという考え方は、以前からありました。甲状腺ホルモンによるうつ病治療の研究は1960年代の終わりから始まりました。この頃のある研究では、うつ病患者に抗うつ薬のイミプラミンを投与し、それをふたつの集団に分け、一方にはT_3、残りにはプラセボを追加投与しています。この二重盲検研究では、抗うつ薬とT_3を服用した患者は、抗うつ薬とプラセボを服用した患者より短期間に確実に回復しました。このことは、甲状腺ホルモン欠乏が補充されるとうつ病改善を促進するということを示しています。1996年のあるメタアナリシス、あるいはサマリーアナリシスでは統計的手法を使って8つの異なる研究を解析しています。その結果、治療によって改善の乏しいケースで、T_3が抗うつ薬による改善をさらに効果的に高めたことがわかりました。他の研究でも、同じような結果が出ています。

その他のほとんどの医師が T_4 だけしか使用してこなかったのに、精神科医がうつ病治療のホルモン戦略に T_3 を使い続けてきたことにたいへん興味を感じています。

抑うつ的な人、そしてうつ病と診断されている人はすべて、甲状腺ホルモン欠乏の検査を受けるべきです。単純な TSH 検査だけではなく、さらに様々な検査をすべきです。TSH 検査だけでは不十分で、判断ミスをするからです。患者は、幅広い統合医療アプローチについて豊富な知識を持っている医師を見つけるべきです。統合医療アプローチでは、甲状腺ホルモン欠乏のすべての症状を調べ、基礎代謝体温を測定し、血液中の T_3 と T_4 レベルを検査します。甲状腺機能低下症のサインがあれば、T_3、T_4 を使って甲状腺ホルモン補充療法をお勧めします。T_3 と T_4 を含む、天然乾燥甲状腺ホルモンを用いた補充療法で、いつもよい結果になることを確認してきました。

甲状腺とヨードについての特記事項

甲状腺ホルモンを作るために、甲状腺はヨードを使います。ということは、ヨード欠乏は甲状腺ホルモン欠乏をもたらすということです。

食事の中のヨード含有量が低い地域では、甲状腺腫（ゴイター）に悩む人が多く見られる傾向があります。甲状腺腫というのは著しく腫れて大きくなった甲状腺の事で、首の部分が膨隆突出して首の周りに小さなタイヤがあるように見えます。ヨード含有量が少ない食事を摂取している人々には、心身にわたる成長の停滞を特徴とするクレチン症が発症しやすい傾向があります。これは、ヨード欠乏の妊婦から生まれた子供の先天的な甲状腺ホルモン欠乏で見られます。

ヨード欠乏は、アパラチア地方、五大湖などアメリカ北西部で大きな問題となっていた事があり、一時その地域は"ゴイターベ

ルト"と総称されていました。塩にヨードが加えられるようになり、この問題はアメリカでは大幅に改善されたと思われていました。しかし問題は残存しており、明らかな臨床症状までには至らない甲状腺機能低下症をもたらすことがあるでしょう。いってみれば甲状腺機能低下症の"マイナー"バージョンで、血液検査の結果が正常範囲内であるために発見が難しいのです。

甲状腺とそのホルモンが適正に作用するためには、その他、チロシン、亜鉛、鉄などの栄養素が必要です。スタンダード・アメリカン・ダイエットが自然栽培の栄養に富んだ食品から離れ続け、微量ミネラルが含まれない加工食品や精製食品を摂取し続けると、甲状腺の症状は増加するでしょう。アメリカにおける甲状腺疾患の流行について述べている研究者もいます。これには栄養欠損だけではなく、われわれの環境で猛威を振るう毒素も関わっています。

甲状腺機能を侵す環境有害物質

科学者や医療専門家は、環境有害物質への曝露により引き起こされる危険性をますます意識するようになっています。これらの有害物質は、飲料水、食品、吸気などを通して私たちの体の中に入り込んできます。一見みかけは良品のように見える、例えばプラスチックのウォーターボトル、赤ちゃんのおしゃぶり、エアーフレッシュナーのようなものから入り込んできます。無害のように見えるウォーターボトルですが、このような有害物質に長期間慢性的にさらされると、われわれの内分泌系や神経系は深刻なダメージを受けることが、山のようなエビデンスで示されてきています。

内分泌系の一部である甲状腺は、環境有害物質への曝露による障害を特に受けやすい部分です。ポリ塩化ビフェニール、ダイオキシン、フタル酸塩、ポリ臭化ジフェニールエーテル、その他のハロゲン有機塩素化合物などの環境有害物質は、特に甲状腺機能に影響を与えることが知られています。これらの化学物質は、甲

状腺ホルモンの生合成、体内輸送、代謝などを阻害します。また、膨大な種類のメカニズムによりわれわれの体を崩壊させますが、多くの場合は甲状腺ホルモンと類似の構造をしているという特性により、正常なホルモン機能を阻害します。類似構造はそれらの化学物質が、甲状腺受容体に結合するのを可能にし、甲状腺の正常な働きをたくみに切りかえてしまうのです。

有害物質による甲状腺のダメージを防ぐ最良の方法は、環境有害物質への接触を制限することです。それには：

- 可能な限り、自然な洗剤を使う；
- 殺虫剤、虫よけ、エアーフレッシュナー、他のあらゆるエアゾール化学製品をさける；
- 有機食物を食べる；
- 食品保存には、ガラス、セラミック、金属容器を使う。

甲状腺ホルモン欠乏の検査がいかに重要かは、いくら強調しても足りません。根本的な問題解決にはつながらずに効果が見られない抗うつ薬をいろいろと試すことに費やされるお金と時間を考えれば、多少の血液検査、全体的な病歴聴取、身体的チェックなどは、十二分にまさるものです——解決すべき根本的問題、それは甲状腺ホルモンの量が適切ではないことです。

DHEA とうつ病

デヒドロエピアンドロステロン（DHEA）は、副腎で作られるホルモンです。DHEA はそれ自体いくつかの働きがあり、また体内でのテストステロンやエストロゲン合成にも使われます。DHEA の合成は 20 歳代半ばでピークを迎え、加齢とともに徐々に低下し

ていきます。

　DHEAは、人体が利用する最も豊富なステロイドホルモンです。あらゆるステロイドホルモンと同様に、よく悪者扱いされるコレステロール分子から作られます。適度なコレステロールがないと、DHEAとその他のステロイドホルモンを適正なレベルに保てません。(低コレステロールについては、第11章で取り上げます)ストレスのもとでは、副腎はDHEAなどのホルモン合成を増加します。DHEAは分泌され血流に入ると、肝臓でDHEA-S (硫酸DHEA) に化学的変化をします。血液で測定チェックされるのは、このDHEA-Sの形です。

　DHEAの支持者が、DHEAをより多く摂取すると性ホルモン産生を増加し、免疫システムを強化し、そのほか若さを保つ作用があると主張し、DHEAはアンチエイジングのサプリメントとして用いられてきました。しかし、これについてはまだ議論の余地があります。

　別の方面からでは、DHEAをうつ病治療に用いることについて、研究が行われてきています。1999年に *Biological Psychiatry* に掲載された研究では、中年でうつ病を発症した15人についてDHEAの効果をテストしました。結果は非常に印象的であり、DHEAを投与された患者の60%に改善が見られ、一方プラセボを投与された患者の改善はわずか20%でした。(このことから、うつ病研究ではどの場合も、プラセボでも20%以上の人で改善が見られる、と考えられる訳です。ですから一般的に新しい治療法では、プラセボと比較することにより、本当に有効か、明らかにプラセボより優れているかを確認するのです。) 2005年の *Archives of General Psychiatry* に発表された類似の研究論文でも、DHEAは"中年期発症の大うつ病、小うつ病に有効な治療法のひとつ"であることがわかったと述べられています。

　大うつ病の成人患者の場合、うつ病に罹患していない同じよう

な属性の人に比べ、DHEAレベルの低下が大きいことを考えると、上述の研究やその他の研究結果はなるほどとうなずけるのです。

DHEAはうつ病治療の魔法の武器ではありませんし、また使用法を熟知した医師の指導のもとでのみ服用すべきですが、DHEA-Sレベルが低い患者の治療にはプラスになるものです。

精神医学は常に、魔法の薬を見つけることにとらわれています。いくつかの研究がDHEAとうつ病の関係に多少の注目はしてきたにもかかわらず、THE ZEEBrA アプローチと生化学的な個別性という考え方の中核にある概念を、承認しようという医療の流れは、ほとんどないのは明らかです。DHEAは、うつ病患者の生理学的なアンバランスを見つけ、その人個人の特性に基づいた治療の道を見出すという考え方の事例として、完璧なものです。簡便な血液検査がDHEA-Sの低下を反映していたら、慎重なDHEA補充療法の適応です。もし血中レベルが至適レベルであれば、補充はあまり有益ではないでしょう。私が勧めるのは比較的少な目の量で、女性には5-10mg、男性には10-25mgです。この量でDHEAは上昇します。DHEA補充でアレルギー、高コレステロール、頭痛、線維筋痛症などの症状はもちろんのこと、気分症状も改善することをこれまでくり返し見てきました。

性ホルモンとうつ病

2008年の *Archives of General Psychiatry* に掲載された論文で、高齢者の場合にはテストステロンレベルの低下がいかにうつ病の原因となるか、述べられています。健康に関わる専門家たちの間では女性の性ホルモンと気分との、複雑に絡み合った関係については、かなり以前から知られていましたが、この新しい研究は、男性ホルモンとうつ病を結びつける、数少ない大規模研究の中のひとつです。

第8章　ホルモン

テストステロン

　オーストラリアの研究者たちは、71歳から89歳までの男性3,987人の気分の状態とフリーテストステロンレベルを検査評価しました。(血中テストステロンの一部は他の物質と結合しています、残りは結合しておらず、"フリー"な状態です。生物学的活性があるのは、フリーテストステロンの方です。) 男性たちは、フリーテストステロンのレベルによって5つのグループに分けられました。その結果、テストステロンレベルが最低のグループでは、最高のグループに比べ約2倍抑うつ的であることがわかりました。

　2003年には、ハーバード医学大学院のマクリーン病院の研究者たちは中年男性でのテストステロンの効果を調べました（年齢は30歳から65歳まで）。いずれも、標準的な抗うつ薬治療で改善しないうつ症状があり、またテストステロンレベルは低下もしくは基準値下限ぎりぎりでした。23人の男性はその研究中も、処方されている抗うつ薬を服用し続けました。その上で、半数には皮膚に塗布して経皮的にテストステロンを投与するジェルが投与され、残りの半数の人にはプラセボジェルが投与されました。結果は印象深いものでした。テストステロンジェルを用いた群では、プラセボジェルを用いた群より、標準的うつ病スケールで測定したうつ病スコアが著しく改善しました。

　これは規模の小さな研究でしたが、テストステロンは低下している男性に用いると、(テストステロン単独で、あるいは標準的抗うつ薬との併用で) うつ病を改善する可能性があるということを示しました。そして、その研究者たちが指摘したように、"多くの、そしておそらくはきちんと把握されていない数の、テストステロンレベル低下を伴ううつ病男性がいる"のです。

　これらの研究やその他の研究は、テストステロンが魔法の抗うつ薬であることを意味しているのではありません。そうではなく、研究結果が示しているのは以下のことがらです。

- 低テストステロンレベルはうつ病に関連している。
- テストステロンが正常レベルまで上昇して、はじめてうつ病の改善が見られる場合がある。
- 抗うつ薬は、テストステロンのレベルを正常に戻すことはできない。このことから、抗うつ薬で改善しない人がいるのはなぜか、理解できる。

　したがって、男性のうつ病患者の場合、どの年代でもテストステロンレベルをチェックすることは重要です。もし検査結果が低下もしくは基準値下限ぎりぎりだったら、そのホルモンの生理学的要因が症状に関わっていないかどうか、考えるようにしています。たくさんの患者でテストステロン低下を見出し、驚くことが幾度となくありました、30歳代、40歳代でもそういうことがあるのです。

　すぐにテストステロンを処方するのではなく、ホルモンレベルを上げる自然な方法で私は治療効果を上げてきました。それらは：

- テストステロン合成にとって重要な、亜鉛を調べる；
- 定期的な運動によって筋力をアップする、それがテストステロンレベルを高く保つために役立つ；
- ストレスを減らしコーチゾールを減少させる、コーチゾールはストレスで分泌が促進されるホルモンで、筋肉を破壊しテストステロンレベルを減少させる；
- 大豆、その他植物性エストロゲンをたくさん含む食物摂取を減量、または避ける、これらは、テストステロンと反対の作用をする；
- EPA、DHAなどのオメガ3系の脂肪酸をたくさん摂るようにする。鮭を始め、寒冷水域に生息する魚に含まれており、体はこれらの必須脂肪酸からテストステロン、その他のホルモンを作りだす；

- コレステロールと DHEA レベルをチェックする、これらはテストステロン合成に必要である；
- サプリメントのトリビュラスを試してみる、これはテストステロン合成を増強する作用のあるハーブ。

テストステロンを上昇させる自然な方法が不十分であれば、患者にホルモン療法の医師を紹介します。ホルモン療法は内分泌科医のもとで行わねばなりません。彼らは内分泌腺やホルモン産生などに詳しい専門医です。内分泌科医はテストステロン産生を妨げている可能性のある下垂体腫瘍やその他の疾患の有無をチェックし、テストステロン補充療法の効果を、経過を追って判定します。テストステロン補充療法の副作用には有害なものもあるので、専門医に治療してもらうことが重要なのです。副作用には、頭痛、歯肉痛と腫れ、胸部乳腺の膨隆、睾丸の大きさと形の変化、吐き気、うつ病、ふらつきなどがあります。

エストロゲンとプロゲステロン

女性ホルモン、エストロゲンとプロゲステロンが気分を左右するのは明らかです。多くの女性が生理周期に伴って変化を感じていますし、そしてさらに更年期が近づき経過する中でも変化を感じています。女性の場合、気分に対するホルモンの影響は、男性の場合よりも一層複雑です。"ある女性において、エストロゲンが多いほど＝うつ病になりにくい"などという簡単な公式はありません。そうではなく、鍵はホルモンレベルのバランスをとることです。何か巧みな方法は内分泌科医を受診して、その診療のもとでのみ行うべきです。

女性のためのホルモン補充療法については、かなりの議論の余地があります。従来は合成ホルモンによる補充療法が標準的な治療法として行われてきました。しかし、The Women's Health

Initiative（女性の健康イニシアチブ）により、アメリカ全土40の医療センター、16万人以上の女性を対象に行われた15年間の研究プログラムが国民的注目を集めて以来、事情は変わりました。The Women's Health Initiative は、閉経後女性の健康に関するテーマに取り組むために、創設されました。その特筆すべき研究は、閉経後女性におけるエストロゲンにプロゲスチンを加えたホルモン療法の研究でした。その研究は突然、予定よりも3年早く終わってしまいました。この研究に参加した臨床医たちが、この治療はリスクが利益を上回っているという結論に至ったからです。複数のホルモンの併用療法では、浸潤性乳がん、冠動脈疾患、脳卒中、肺塞栓症などのリスクは、プラセボに比べて増加したのです。

これらのことから、わたしはいつも天然ホルモンの方が合成ホルモンより好ましい、と思ってきました。天然ホルモンの利点を支持する研究は少ししかありませんが、合成ホルモンの副作用の可能性はその利点をはるかに上回るものです。すべての栄養療法、自然療法と同じく、天然ホルモンやバイオアイデンティカルホルモンによる治療研究がさらに進むことはないでしょう。このタイプの治療法は特許がとれないために、製薬会社に大きな利益をもたらすことがないからです。どのようなタイプのものでも、ホルモン補充療法を検討する場合、必ず天然ホルモンやバイオアイデンティカルホルモンの使用に精通した信頼できる専門家の指導を受けながら、行う必要があることを頭に入れておいてください。

この章のまとめ

DHEA、エストロゲン、プロゲステロン、テストステロン、甲状腺ホルモンなどのホルモンは、強力で広範に全身に及ぶ作用が

あります。ホルモンアンバランスを検査し治療する従来の方法は、常に正確かつ有効というわけではありません。十分な考慮と共にホルモン療法を行うと、うつ病からの回復がさらに容易になる患者がいることが、これまでの様々な研究結果でわかっています。すべてのうつ病患者にホルモンレベルのチェックをするよう、私が医師に強く勧めるのはこういう理由からです。

第9章

取り除く

　うつ病から回復するための手段は、薬を使う、エクササイズ、睡眠、栄養補給など、何かを取り入れるだけではなく、食物から物質を取り除くことが必要な場合があります。THE ZEEBrA アプローチでは、"取り除く"というのは消化に関する問題を引き起こす特定の食物を取り除くという意味で、消化に関する問題がうつ病を悪化させる要因になる可能性があるからです。患者数が増えている、セリアック病、食物不耐性、食物アレルギーなどの分野では、食事を改めるというのは高度で魅力的な方法ではありません。しかし、うつ病の場合には劇的な改善が見られる場合があります。食事とうつ病の目に見えないつながりを無視すると、抗うつ薬をやめることが望み薄となります。

　うつ病は多面性のある障害です。徹底的に調べるには消化の問題も含めるべきで、もし消化の問題が見つかった場合には治療すべきです。それによって、うつ病治療は効果的になります。うつ病に影響する主要な消化障害には、セリアック病、カゾモルフィンやグリアドルフィンのような不完全消化プロテインが引き起こす症状、食物アレルギー、食物不耐性などがあります。

セリアック病とうつ病

　以前は小児期に発症する比較的まれな問題と思われていたセリアック病ですが、今ではあらゆる年代に起こりうる深刻な病気と

とらえられています。アメリカでは130人に1人、全土で225万人が苦しんでいます。まず小麦のある成分に対する"有害反応"から始まり、消化器官を自己破壊するような激しい反応にまで及びます。しかし、セリアック病による影響は消化器系だけには留まりません。セリアック病による一連の健康問題は、あらゆる臓器器官にあらわれ、そこには脳も含まれます。セリアック病による抑うつ患者の場合にはセリアック病を治療することでしか、うつ病は解決しません。

　セリアック病では、小麦、ライ麦、大麦の中のグルテンというプロテインを危険な毒素であると、人体が誤って判断します。体にとって有害な細菌、ウィルス、他の侵入者などに反応するのと全く同じように、免疫システムがグルテンを破壊し始めるのです。人間はグルテンなしで何の問題もなく生存できますから、それ自体はそれほど悪いことではありません。しかし、残念ながらグルテンを破壊する戦いによって、免疫系は周辺の領域、つまり小腸に重篤なダメージを与えてしまうのです。実際の戦場で土地建物が破壊されるように、小腸のダメージはあまりに深刻なので栄養吸収の役目を果たせなくなってしまうのです。食物を血流の中へと吸収できるよう、適切に消化して小さいコンポーネントに分解する働きができなくなり、ビタミンA、B_6、B_{12}、D、E、K、葉酸、ミネラルでは鉄、亜鉛、マグネシウム、カルシウムなどが、小腸では吸収されずにすぐ通過して排泄されてしまうのです。必須脂肪、そしてトリプトファンを始めとする必須アミノ酸の吸収も低下します。

　小腸のダメージはまず食事直後に最初の症状の波をもたらし、これには腹部の痙攣のような激痛と膨満、痛み、ガス、嘔吐などがあります。次に来る2番目の症状の波には、下痢と便秘があります。このふたつの症状の波は、ある患者にとっては、とても不快なものとなり得ることがあり、そのため食べる量を極力減らし、気づかないうちに重篤な栄養欠損や体重減少にいたることがあります。

Chapter 9. E — Exclude

　腹部の膨満、痛み、便秘にひどく悩まされていたので、文字どおり食事に恐怖を感じていた女子学生がいました。彼女のホームドクターも、そこから紹介された精神科医も、拒食症と診断しました。彼女は"食べると体に辛い症状が出る"と訴え続けましたが、医師たちは摂食障害治療専門家に紹介しようとしていました。セカンドオピニオンを求めて私のところに来ましたが、私が下した診断はセリアック病とそれによる多くの栄養素の欠乏状態でした。食事からグルテンを取り除き、その結果、大学に戻ることができて体重も回復しました。

セリアック病患者は、戸惑うくらい多種にわたる第3の症状を呈し、それらは治らない場合があります。これらの症状は全く関係ないように見えますが、様々な栄養素の吸収が困難になる小腸のダメージにすべて関係しています。どんなにたくさん食事をとっても、栄養不良の状態で、体に欠かせない栄養が欠乏しています。どの栄養素が欠乏しているかによって、次のような症状が起こりうるわけです。

• 貧血	• 偏頭痛
• 拒食症	• 生理の遅れ
• 関節炎	• 手足のしびれ、感覚異常
• 疱疹状皮膚炎 （水疱、かゆみを伴う発疹）	• 骨粗しょう症
• 浮腫(体液貯留によるむくみ)	• てんかん発作など神経学的症状
• 疲労感	• 発育不全
• 不妊	• 虫歯、歯の変色
• 関節痛、関節の炎症	

亜鉛、トリプトファン、ビタミンB群、その他メンタルヘルスに

必要な栄養素の吸収が妨げられると、その結果、うつ病や不安ということになるかもしれません。これらの栄養素は、セロトニンのような脳に不可欠な化学物質を作り出すのに必要です。セロトニンの欠乏はうつ病につながります。セリアック病とうつ病の関係は、子供ではよく見られます。ある研究では、大うつ病エピソードを発症するリスクは、青少年のセリアック病患者では31%、同年代で健康な場合は7%という結果が出ました。

診断の難しさ

研究者たちはかなり前から、セリアック病とうつ病の関係に気づいていました。両者に関する研究や論文は、長年にわたって科学文献に発表されてきました。セリアック病患者におけるうつ病例の報告は1980年代から見られるようになり、1982年にはスウェーデンの研究者らが"抑うつ的な精神症状は成人のセリアック病の症状のひとつであり、吸収障害によってもたらされたものであろう"と報告しました。1998年のある研究では、セリアック病患者の約3分の1が同時にうつ病に罹患していると報告されています。さらに最近の2007年の研究では、セリアック病患者13,776人と健康対照群66,815人を比較検討しています。その結果では、セリアック病患者の約40%がうつ病を発症し、セリアック病はその後のうつ病発症に明らかに関連しているという結果になりました。他の研究では、うつ病を合併しているセリアック病患者の数に関して、若干異なった統計結果になっていますが、ポイントは明らかです。つまり、うつ病とセリアック病との間には関連があり、うつ病患者の中からセリアック病を見つけ出し、その治療をすることが重要なのです。このセリアック病とうつ病のリンクは精神科医やメンタルヘルス専門家の間では話題になることは多くなく、あまり知られてもいません。

セリアック病によって引き起こされる症状は、人によってまっ

たく様々です。免疫システムのグルテンに対する反応がどのくらい強いか、小腸のダメージがどの程度なのか、小腸のどの部分がやられているか、全体的な食事の質はどうか、合併している心身の障害はどうか、どのような治療を受けているか、これらによって症状は様々な形をとります。抗うつ薬でも他の薬でも、セリアック病をストップしたり、治すことはできません。薬物療法は他の栄養吸収障害を増悪させることが多く、状態はさらに悪化してしまいます。

　ラリーのケースを見てみましょう。25歳、男性、理学療法士で、1回目の面談時の冒頭で以前から注意欠陥多動障害（ADHD）、不安障害、双極性障害と診断されてきたと語りました。過去5年以上にわたって、10種類以上の薬を服用してきましたが、症状の改善は全く見られませんでした。私が診察した時点で、彼は何種類かの薬を服用していました。ADHDに対して刺激薬のアデラルを1日3回、アデラルにより生じる不安に対して抗不安薬ザナックス、睡眠の補助に抗精神病薬セロクエルなどです。

　ラリーの最初の診察で、彼が鉄欠乏の状態であると気づきました。25歳の男性でふつうに肉を食べている人が、鉄欠乏のはずはありません。さらに詳しい血液検査を行って、組織生検の結果、セリアック病と確定診断しました。およそ2年かかりましたが、すでにラリーは精神科的な薬は一切服用せず、精神科の3つの診断名も消えました。いらだち、不安、不眠などラリーの症状は薬物療法によって治療されてきましたが、誰も本当の原因は何かを探そうとはしなかったのです。このケースではセリアック病でしたが、このように原因が見つかれば、治療方針をたて治癒にいたるケースもあるのです。

セリアック病は拒食症と間違えやすい病気です。拒食症はふつ

う女性に見られ、患者は文字どおりやせ衰えてきているのに、自分をとても太っていると思い込み、食事を摂ろうとしなくなるのです。どちらの病気もほとんどすべての器官、器官系の症状をもたらし、以下のように共通の症状の原因になります。

• 腹痛	• 関節痛
• 貧血	• 記憶障害
• 関節炎	• 気分変動
• 行動の変化	• 骨粗しょう症
• 腸のガス	• 生殖の障害（不妊、流産）
• 便秘	• 皮膚病変
• うつ病	• 体力低下
• 下痢	• 体重減少
• 疲労感	• 易刺激性

　セリアック病でも、腹部膨満、腹痛、ガス、下痢など、腸に問題があるとはっきりわかる胃腸症状が全くない場合もありえます。そのために、患者がすべての症状をひとつひとつリストアップして医師に伝えたとしても、診断はさらに難しくなるのです。"偏頭痛"、"手のシビレや感覚異常"、"不妊"、"関節炎"、"皮膚発疹"、その他多くの症状を聞くと、医師はすぐに患者を専門医のところに紹介します。これはたいていの患者にとってはいいのですが、セリアック病患者にとっては有害となることがあります。神経科医が偏頭痛や感覚異常の原因を探るために脳神経系を精査したり、妊娠の専門医が不妊症の理由として生殖器官を精査するというように、間違った診断治療方針に向ってしまうことがあるのです。それぞれの専門医は、その専門領域において最新の治療法を処方するわけですが、それは一時的に症状を緩和するにすぎないか、あるいは全く効果がありません。背景にある問題点、すなわ

ちグルテンに対する不耐性がそのままになっているからです。

診断を行う

　セリアック病の診断は困難です。この病気がしばしば、神経性食思不振症、慢性疲労症候群、憩室炎、過敏性腸症候群、クローン病、あるいは単純な鉄欠乏性貧血などと、誤って診断されるのはこのためです。おそらく医師にとって最も重要なのは、多種多様でよく混同しやすいセリアック病の症状を十分に知っておくことです。さもないと患者を各分野の専門医に紹介し、その結果、セリアック病はいくつもの異なった病気の分類にこま切れにされてしまいます。ひとつの病気の一部としてではなく、それ自体が疾患単位のひとつひとつとみなされてしまうのです。

　セリアック病の可能性が疑われれば、医師は抗グリアジン抗体、抗筋内膜抗体、抗組織トランスグルタミナーゼ抗体などの抗体値が上昇しているかどうかをチェックできます。これらは、グルテンに異物としての標識をつけるために、免疫システムが作る特別なプロテインです。これにより、人体内の防御システムで外敵と戦う細胞が、グルテンを容易に識別できるのです。簡単な血液検査でグルテンに対する抗体が存在するかどうか検査でき、それによりセリアック病の可能性がわかります。しかし、確定診断の唯一の方法は内視鏡検査を行い（細い自由に屈曲するチューブを小腸内に挿入します）、小腸上皮の小片を切除採取し検査します。これによりセリアック病の診断を確認し、小腸のダメージがどのくらい広がっているかを明らかにすることができます。

セリアック病をどう扱うか

　セリアック病には治療法がありません。セリアック病によってすでに引き起こされた疾患とそのダメージを緩和する方法、薬、ビタミン、手術などはないのです。人体が小腸に対して適切な栄

第9章　取り除く

養サポートを取り戻せば、時間とともに小腸のダメージは治癒します。

セリアック病そのものは治療できませんが、うまくコントロールすることはできます。それには、グルテンを含むすべての食物は食べないことです。それは、小麦、ライ麦、大麦、そしてこれらの穀物から作られたすべての食品などです。このような食品を除去するのはおおくの人にとって骨の折れる仕事ですが、実際にそれを行うのはさらに複雑です。グルテンは多くの商品で増粘剤や安定剤として使用されているからです。明らかにグルテンを含む食品には以下のような物があります：

● ベーキングミックス ● ビール ● パン ● ケーキ、パイ ● ドーナツ ● マフィン	● プレッツェル ● シリアル ● クッキー、クラッカー ● ペイストリー ● パスタ

グルテンを含むが、はっきりとはわからない多くの食品には以下のような物があります：

● アイスクリーム ● ケチャップ ● しょうゆ ● 甘草 ● ソース（小麦粉で濃厚に調整） ● サラダドレッシング	● チャツネ、ピクルス ● インスタントココア ● 加工肉 ● 代用肉（ベジタリアンバーガー、ナゲットなど） ● スパイス（固化防止剤を含んでいる）

Chapter 9. E — Exclude

　その他のカラスムギのような食物は、グルテンを含む食品と同じ工場で加工された場合、予期せずしてグルテンが混入することがありうるので、避けるべきです。口紅やリップグロスさえも、グルテンを含んでいます。

　野菜、果物、肉などにはグルテンは含まれていないので、制限なしに摂取可能です。何種類かの穀物やデンプンの素材には問題なく、米、ジャガイモ、コーン、タピオカなどがあります。ヒヨコマメから作ったグラムフラワーにもグルテンはありません；しかし、グラムフラワーをグラハムフラワーと混同しないように注意が必要です（グラハムクッキーなど）。グラハムフラワーは小麦から作るからです。

　グルテンフリーの食生活を学ぶ際、すべての加工食品やパック食品はグルテンフリーと判明するまで、まずは、グルテンが含まれていると疑ってかかる方がいいでしょう。ラベルにグルテンと特記してある場合もありますが、グルコースシロップ、モルト調味料、植物性プロテイン、野菜デンプン、食用加工デンプンなどと言う形のグルテンもあります。食品中のグルテンは、しばしばラベルに記載されていない場合があります。食品ラベルには原材料だけが含まれ、製造過程で使われるグルテンは記載されていないからです。ある食品のグルテンが他の食品に入り込んでしまうのは、製造過程においてなのです。

　私はいつも患者さんに、グルテンフリーとはっきり表記してある食物を探すよう伝えています。これは理想的には、食物はグルテンを含んでいない、加工途中でグルテンを添加していない、グルテン含有食品やグルテン添加食品を取り扱っていないグルテンフリーの工場で加工と包装を行った、輸送や保管の間にグルテンが混入しないようにきちんと密閉されている、という意味です。

　しかし、食品表記の現在の規制には問題があり、食品によっては多少のグルテン含有が容認されていて、その食品がどれくらい

安全かを決定するのが製造業者にまかされているのです。ですから"グルテンフリー"と書かれていても、多少のグルテンが含まれている可能性があるのです。

あなたがセリアック病だとしたら、グルテン除去が唯一の方法です。それによって小腸のダメージの進行をストップし、あなたの全身が治癒するチャンスを手にすることができるのです。

セリアック病の栄養補給

発病の早い時期にセリアック病と診断されずに時間が過ぎてしまうと、患者は栄養欠乏状態になる可能性が非常に高くなります。このことから、私は、体が必要とする栄養素を補充するために、栄養補給を勧めているのです。鉄、必須脂肪酸、消化酵素が含まれているマルチビタミンの摂取は、最低限必須です。検査を行うと、通常は個人個人によって栄養補給をさらに行う必要があることがわかります。それらは、鉄、葉酸、マグネシウム、アミノ酸などです（第16章参照）。

これらに加え、EPAやDHAのようなオメガ3系脂肪酸を1グラムから3グラム摂ると、小腸の炎症を軽減し治癒を促進します。

きっと上手くいきます！

一度、セリアック病と診断がつき、グルテンフリー食事療法を始めると、とても良くなる患者たちをこれまで見てきました。食事に伴う身体症状は消失することが多く、その他の多くの問題は解決あるいは改善に向かい始めます。またセリアック病関連のうつ病に合併しやすい疲労感も、通常は消失します。

うつ病患者には誰にもセリアック病の検査を受けるように勧めていますが、同じように医師には、うつ病患者に対してふたつのペプチド、つまりカゾモルフィンとグリアドルフィンが陽性かどうか検査することを勧めています。

カゾモルフィン、グリアドルフィンとうつ病

　体が食物を吸収するにはまず、食物を小さく分解していくことが必要です。それによって消化しやすく、また免疫システムによって安全なものであると認識される状態になります。分解は咀嚼に始まり、胃の消化酵素が食物に作用しながら続きます。これらの消化酵素が働くには、十分量の胃酸が必要でそれを利用して消化酵素は活性化されます。

　部分的に消化された食物は胃から小腸へと移動し、ここで酸は中和され、引き続き別の酵素が食物をさらに小さい小片へと分解していきます。食物からアミノ酸、ビタミン、脂肪酸、その他の成分が取り出され、小腸の壁を通過し、そこに張りめぐらされた血管の中へと入っていきます。食物中のプロテインは血流に到達するまでに、ペプチドまで分解されています。ペプチドはわずか10個から20個のアミノ酸からできている小さな粒子で、アミノ酸は体内で再配列再結合され、神経伝達物質やホルモンその他の大きな分子が作られます。

　単純なようですが、実は消化吸収過程は複雑で、胃酸や多種の消化酵素その他の分量が適正かどうかが絶対的な条件です。これらのうちのどれかに問題があると、消化吸収過程は上手くいかなくなります。例えば、胃の酵素を活性化するための十分な胃酸が無い場合、あるいは胃酸の働きが不十分な場合、食物は部分的に未消化のまま胃から小腸へと送られてしまいます。そして、小腸壁がダメージを受けてしまっていると、栄養素が十分に消化されていたとしても吸収されなくなるのです。

　問題は不完全消化のプロテインによって引き起こされる場合があり、これらのプロテインは不完全消化の状態でもなんとか巧みに人体に入り込むのです。このような現象はカゼインやグルテンというプロテインを完全に消化することができない場合に起こり

ます。カゼインはミルク、チーズ、その他の乳製品に含まれ、グルテンは小麦、ライ麦、大麦、その他穀物に由来します。さらに分解されるとカゼインはカゾモルフィンという物質に、グルテンはグリアドルフィンという物質になります。カゾモルフィンとグリアドルフィンは不完全消化段階に留まっている物質ですが、人体に入り込むことができるところまでは消化されています。しかしいったん人体に入ると、不適切に作用する可能性があります。

カゾモルフィンとグリアドルフィンとは、ともにモルヒネに類似の物質です。ですから、これらは化学的にモルヒネに類似で、人体内でモルヒネに近い作用を引き起こすことになります。このふたつの物質が体内でどのように作用するか完全にわかっているわけではありませんが、血液脳関門を通過し人間の行動や感情をコントロールしている脳の部分に作用するという理論が考えられています。

カゾモルフィンとグリアドルフィンは、自閉症患者の尿中で高濃度に存在することが発見されたのが最初です。これらのプロテイン不完全消化物質とそれに関連する神経ペプチドなどは、様々な病気に関連していることが、その他の研究から示されてきました。ADHD、小児精神病、失読症、ダウン症候群、セリアック病、産後精神病、レット症候群、重症うつ病などです。精神障害の人々に過剰なペプチド出現が見られることから、これらのペプチドは脳内で情報を伝達する特有の担体（キャリア）であり、多くの精神障害を増悪させる可能性がある、と推論する研究者が出てきました。

カゾモルフィンとグリアドルフィンのレベルは、DPP Ⅳ（ジペプチジルペプチダーゼⅣ）という酵素の欠乏または活性不良により上昇します。DPP Ⅳはカゾモルフィンとグリアドルフィンプロテインを小片に細断する働きがあり、その量が不十分であるとカゾモルフィンとグリアドルフィンは小片に細断されないまま体内に

吸収されます。様々な要因でDPP IV活性レベル低下は起こりえます。亜鉛その他の栄養素の欠乏、ある種の抗生物質、インターフェロン、ゼラチン、カンジダ菌類の酵母の影響、そして水銀・重金属・殺虫剤などの体内蓄積などです。

うつ病患者と対照群の血中DPP IV活性レベルを測定する研究が行われてきました。その結果、大うつ病や治療抵抗性うつ病の患者では、健康な対照群と比べ、DPP IV活性が著しく低下していることがわかりました。研究者たちは、うつ病に罹患しやすい患者では、うつ病エピソードの重症期にDPP IVの減少が起こり、DPP IV欠乏はうつ病の原因でもあり結果でもあると理論付けています。

カゾモルフィンとうつ病の関連を完全に解明するには、さらに研究が必要ですが、多くのうつ病患者がカゼインとグルテンの不完全消化に苦しめられているのは、おそらく確かでしょう。人類の進化の観点から考えると、カゼインとグルテンは人類が摂取してきた食物としては比較的新しいプロテインです。ミルク、チーズ、その他の乳製品が広まったのは数百年前ですし、穀物栽培の伝播とともに小麦、大麦、ライ麦が食物として広く摂取されるようになったのは、数万年前のことです。人体がカゾモルフィンとグリアドルフィンを吸収しないように、体の機能を適応進化させるには、1万年という年月は長くはありません。

幸い、私たちの多くはグルテンやカゼインに苦しむことはほとんどありません。しかし、数知れない人々がこれらのプロテインを完全には消化できないという問題を抱え、カゾモルフィンとグリアドルフィンが精神症状をもたらすという結果になっています。

　　　キャシーは、人生のほとんどを強迫性障害とうつ病で苦しんでいました。強迫性障害は子供の頃に始まり、ばい菌、ハリケーン、自分の頭の大きさを強迫的に気にするなどが最初の頃の症状で

した。成長してからも強迫性障害症状は続いていましたが、生活面でより大きな障害となったのは、重くのしかかってくるうつ病でした。うつ病のために、学校や職場でうまくやっていくことができず、ついには障害に苦しむ状態になりました。尿検査でカゾモルフィン値の上昇が確認されてからキャシーは、食生活の見直し、カゼイン除去、栄養サプリメント摂取、そして新たな希望をもって精神療法をうけること、などに懸命に取り組みました。

キャシーによると、"本当に突然わかったのです。なぜ自分でも訳がわからなくなり、落ち込んでいたのかが。私を苦しめているものは何か、今まで誰も見つけることはできませんでした。"キャシーは、治療を続けながらパートタイムの仕事を始め、友人との付き合いを再開し、そして将来に希望を見出しています。彼女の強迫性障害とうつ病の症状は、"10段階の9から3に"なりました。

カゾモルフィンとグリアドルフィンに関しては今も解明が進んでいますが、少しでもうつ病の原因などに関与が考えられる場合には、簡便な尿検査をすることは意味があります。どちらかの物質が問題を引き起こしている場合、最良の治療法は簡単です——原因となる食物を食べないことです。これに加えて、体内のDPP Ⅳを増やすためにDPP Ⅳ酵素を補充摂取することです。もし誤ってカゾモルフィンやグリアドルフィンを食べてしまった場合でも、DPP Ⅳが消化を助けてくれるからです。

フードアレルギーとうつ病

フードアレルギーもうつ病の要因として考えられ、十分に検査の上、その可能性を除外しなければなりません。フードアレルギー

はなかなか難しい問題です。フードアレルギーとは何か、一種類または数種類の食物に対して本当にアレルギーがあるのかどうか、その程度はどれくらいか、などの厳密なところには混乱があるからです。

食物に対する重度のアレルギー反応に苦しんでいる人はたくさんいます。特にたまご、エビ、その他の甲殻類などです。免疫システムが人体に無害な食物を危険な外敵と誤って判断し、その"侵入者"に対して本格的な攻撃を開始し、その間に体はダメージを受けます。その結果、腹痛、下痢、吐き気、かゆみ、湿疹、呼吸困難、鼻閉鼻づまり、めまい、口唇・顔面・のど・舌の腫れなどの症状が出る可能性があります。人によっては重症のアレルギー反応が出る場合があり、その結果アナフィラキシーショックとなり、血圧の著しい低下、頻脈、めまい、気道狭窄、意識消失が出現します。迅速に医療的対応をしないと、アナフィラキシー反応は生命に関わる可能性があります。

このような即時に起こる過敏反応は、免疫グロブリンEの過剰な活動があるため、IgE依存性食物アレルギーと呼ばれています。このタイプの食物アレルギーは反応が重症であることが多いために、ほとんどの患者は自分がアレルギーを持っていると知っています。もうひとつのタイプのフードアレルギーは、原因となる食物を摂取後24時間から72時間の間に起こってくる、アレルギーにそれほど特有ではない症状を呈します。このような反応は遅延型過敏反応と呼ばれ、基本に免疫グロブリンGの過剰活動状態があることから、IgG依存性フードアレルギーと呼ばれています。この反応には疲労感、うつ病、不安、胃の症状、頭痛などがあります。IgG遅延型過敏反応陽性の患者の多くが、うつ病など慢性の原因不明の健康問題に悩んでいます。

フードアレルギーや食物不耐性の人は、健康人に比べうつ病により多くかかる傾向が見られます。どの心理的な変化が栄養欠乏

や炎症による2次的なものなのかは、明らかにはなっていません。多くのケースで、フードアレルギーの治療によってうつ病は改善します。

　研究はまだ十分ではありませんが、長年の臨床経験を通じて、フードアレルギーはADHD、不安、さらに特にうつ病など多くの精神疾患に関与していると、私は確信しています。医療の専門家は長年にわたり、この関連を軽視し片隅に退けてきました。簡単な血液検査で食物感受性がチェックできます。もちろん検査は常に100％確実という訳ではありませんが、診断治療の指針にはなります。原因除去食は、ある特定の食物に対する過敏性があるかどうか調べるもうひとつの方法です。その場合には制限食を用い、一品ずつ新たな食物を取り入れながら、原因となっている食物に対する過敏性を調べます。

その他の胃腸関連問題とうつ病

　セリアック病のほかに、その他の胃腸関連の問題点もうつ病に関連しています。潰瘍性大腸炎やクローン病はいずれも炎症性腸疾患（IBD）に含まれますが、これらの疾患の患者では一般人口に比べ、うつ病にかかる確率が高いことがわかっています。医学雑誌 *Gut* に発表されたある研究で、IBDの治療を必要としている患者の約3分の1が同時にうつ病と不安で苦しんでいることがわかりました。2006年のカナダの研究では、IBDやその他の大腸疾患患者でうつ病に苦しんでいる人は、一般人口のうつ病頻度の3倍であると報告しています。潰瘍性大腸炎やクローン病に悩まされている多くの患者は、同時にうつ病に悩んでいるのは明らかです。

　潰瘍性大腸炎やクローン病に悩む患者の中には、うつ病や不安のような精神症状がありながら、腹痛、下痢、体重減少などの普

通見られる生理的症状はどれも見られない人がいます。うつ病や不安が身体症状に先立って見られるケース、身体症状が全く無いケースでは、そのために潜在性の胃腸症状の診断と治療が遅れてしまうことがあります。

うつ病は、クローン病の経過にも影響しています。クローン病患者の症状は、持続的というよりも発作のような形をとります。うつ病スコアの数値が高い患者は低い患者に比べ、症状再燃により多く苦しむという研究がいくつか発表されています。

うつ病治療に際して重要なこと、それは潰瘍性大腸炎、クローン病など栄養素の吸収に影響を与えるあらゆる胃腸障害を考慮に入れることです。

最後に

セリアック病、カゾモルフィンとグリアドルフィンのような不完全消化プロテインによる障害、フードアレルギーあるいは食物不耐性、消化管の炎症性疾患などはうつ病に関与していますが、見逃されることがしばしばです。食物に関する問題がうつ病の主な原因である場合でも、あるいは唯一の原因である場合でも、見逃されてしまうことがあります。セリアック病、カゾモルフィンとグリアドルフィンの高値、食物アレルギー、IBDに含まれる疾患など、これらうつ病の原因として考えられるものを除外していくと、投薬や療法など従来の治療はより効果的になるでしょう。

第10章

亜鉛とその他のミネラル

　亜鉛その他のミネラルを毎日栄養補給することで、うつ病を改善しさらに予防ができるというアイディアは、多くの精神科医にとってショッキングなことでしょう。そしてこのような精神科医の反応も同じようにショッキングなことなのです。というのは、メンタルな健康にとって亜鉛その他のミネラルがとても重要であるということが示されているたくさんの研究が、権威のある科学雑誌に発表されているからです。しかし精神医学はこれまでこのような見解を多くの場合無視して、効果が限られ副作用の頻度が高い薬物療法を好んできました。

　この章では、うつ病治療に亜鉛やその他のミネラルを使う方法を支持する研究を検討してみます。鍵となるメッセージはこれです——"ミネラルは脳機能と気分を健康に保つ上で重要である。"と言うのは、ミネラルは気分をコントロールする神経伝達物質の合成と機能に関して、とても重要な役割を担っているからです。ミネラルは健康で幸福な展望を開く原材料なのです。

亜鉛とうつ病

　亜鉛はメンタルヘルスにとっては最も重要なミネラルのひとつです。代謝の点火プラグのようなもので体のいたる所にあり、約200種の様々な酵素反応にも関与しています。多種多様な機能があり、それには以下のようなものがあります。

- DNAとプロテインの合成の手助けをする
- ウィルスや細菌との戦いで、免疫システムを助ける
- 傷の治癒を助ける
- 脳の神経伝達物質を制御する
- 味覚と嗅覚に重要な働きをする
- セックスと生殖に重要な働きをする
- 脂肪、炭水化物、プロテインの消化に必要なあらゆる酵素の合成を助ける

　亜鉛は牡蠣、鳥肉、赤身の肉、豆類、全粒穀物、木の実など、数多くの食物の中にあります。亜鉛の理想的1日摂取量は2mgから12mgの範囲ですが、年齢や妊娠授乳の有無にもよります。

　亜鉛欠乏のリスクが最も大きいのはベジタリアンの人です。亜鉛含有食物としては最良の赤身の肉や鳥肉を食べないからです。さらにアルコール依存症や摂食障害の患者では、ミネラル吸収が低下し、亜鉛欠乏になります。潰瘍性大腸炎、クローン病、その他吸収が阻害されている状態の人では亜鉛欠乏になります。数多くの薬剤で人体の亜鉛供給は枯渇し、これにはアスピリンが含まれます。他には、ベナゼプリル（商品名ロテンシン：高血圧の治療薬）、コレスチラミン（商品名クエストラン：高コレステロール治療薬）、オフロキサシン（商品名フロキシン：肺炎、気管支炎、その他の感染症治療薬）などがあります。

　亜鉛欠損は幼児子供の発育遅延をもたらすことがあり、また脱毛、下痢、食欲不振、体重減少、味覚障害、ニキビ、疲労感、コレステロール値上昇、感染症にかかりやすい、記憶力の減退、インポテンツその他の問題の原因となります。また、神経性食思不振症、認知機能の低下、その他の行動障害にも関係しています。

　血清亜鉛値の低下とうつ病の関連を指摘した研究もたくさん出ています。1983年に発表されたケーススタディーでは、薬物療法

Chapter 10. Z — Zinc and Other Minerals

で症状の改善が見られなかったうつ病患者で、亜鉛と銅のレベルが低下していたと報告されています。1990年の研究で、英国の研究者は精神科の急性期病棟に入院した中等度から重度なうつ病患者14人の血中亜鉛値を測定しました。それを年齢と性別が同等の健康な人々の血中濃度と比較した結果、うつ病患者では、亜鉛レベルの平均値は低くなっていました。

その数年後の1994年、*Journal of Affective Disorders*に、血中亜鉛レベルはうつ病の重症度と相関があるという研究論文が発表されました——亜鉛濃度が低いほど、うつ病の重症度が大きかったのです。この研究では、48人のうつ病患者のボランティア被験者と32人の健康者の亜鉛レベルが測定され、両者の比較が検討されました。亜鉛レベルは健康人で最も高く、小うつ病患者では健康人より低亜鉛を示し、大うつ病では最も低値でした。

ベルギー、アメリカ、イタリアの研究チームによる別の研究では、大うつ病患者では亜鉛レベルが低下していることが確認されました。さらにこの研究では、治療抵抗性うつ病患者では特に亜鉛レベルが低いことが明らかとなりました。治療開始前に亜鉛レベルをできるだけ測定すると、標準治療に反応する可能性が低く、最も個別の治療を必要としている患者を識別する際の助けとなります。

産後うつ病の女性でも低亜鉛レベルが明らかになっています。2008年の研究では出産後3日目から30日目の女性66人を調べ、亜鉛レベルとうつ病の重症度をチェックしました。その結果、研究者たちはうつ症状の重症度と血中亜鉛の減少とが関連していることを明らかにしました。

2009年の研究では、女子大学生の亜鉛レベルが調査されました。ランダムに選んだ若い女性をふるいにかけ、中等度から重度うつ病の患者23人を選び、健康な大学生23人と比較検討しました。対象者は食事に関するアンケートを記入し、血液検査を受け

ました。そして亜鉛摂取量と血中亜鉛値が測定されました。結果は明瞭かつ劇的でした——1日の亜鉛摂取量と血中亜鉛レベルともに、うつ病の女性では健康女性の3分の2に低下していました。健康女性では問題ありませんでしたが、うつ病女性の20％以上で血中亜鉛レベルの低下は著明で、亜鉛欠乏と考えられました。

亜鉛とうつ病の関係とは？

どのようにしてミネラルは、このように深刻なまでに、気分に影響しているのでしょうか？　詳細なメカニズムはわかりませんが、いくつかの理論が考えられています。ひとつ明らかなのは、うつ病患者の亜鉛レベル低下は、うつ病での食欲と食への興味の減少という単純な理由から来ているということです。そのためにうつ病患者は食事量が少なく、栄養物を摂らずに済ませてしまう傾向があり、その結果、亜鉛レベルが低下します。このような観点によれば、低亜鉛はうつ病の原因ではなく結果と言うことになります。しかし、これまでのうつ病患者の研究からは、食欲減少と亜鉛レベルとの相関は見出されていません。ですから、うつ病は食欲低下をもたらすかもしれませんが、おそらく、食欲低下が著しい亜鉛レベル低下の原因ではないでしょう。

亜鉛とうつ病の関連を、生化学によって説明するその他の理論も考えられてきました。体の炎症反応システムがうつ病により活性化される、と考えている理論があります（第2章で簡単に述べました）。この理論では、体はうつ病をウィルスや細菌と同じ方法で殺せる身体への外敵のようにみなす、と考えています。炎症反応は血中で亜鉛を運ぶアルブミンというプロテインの低下など、様々な生化学的変化の引き金となります。ですから血中亜鉛の不足は、体内で亜鉛を移動させるこの"亜鉛バス"の減少が原因かもしれません。体内の亜鉛量は十分でも、必要とする場所にたどり着けないのです。

もうひとつの可能性は、肝臓が炎症反応に必要な物質をより多く合成するために、可能な限りの亜鉛をどんどん取り込んでしまうことです。つまり例えば、体がこう言っているわけです。"今は、侵入者撃退の物質生産に亜鉛を使うほうが優先の時、気分低下はそのままでいい"

これらの理論やその他の理論はすべて動物や人での研究に基づいていますが、亜鉛とうつ病の関係について詳しいことはわかっていません。亜鉛とうつ病の関係についての科学は複雑で、解明に年月がかかる多くの生化学的経路が関与しているのです。

亜鉛はうつ病を改善するか？

亜鉛がどう働くか詳細にはわかっていなくても、うつ病治療で亜鉛を効果的に使うことができます。膨大な数の薬についても同じことが言えます。薬が病気にどのように作用して効果を上げているのか、正確なところは謎なのです。アスピリンは1890年代に合成され、たちまち世界的な薬のひとつになりました。しかし、その作用機序は炎症誘発物質プロスタグランジンの合成を阻害することによると、医学者たちが解明したのは1970年代になってからでした。

動物実験でさらに、亜鉛には抗うつ薬としての特性があり、特定の標準的な抗うつ薬との組み合わせで効果的に作用することが強く示唆されています。以下のようです。

1. 実験動物にシタロプラム（セレクサ）を投与すると血中亜鉛レベルの著明な上昇が見られた。
2. セレクサあるいはイミプラミンを投与された実験動物では、脳内の亜鉛レベルは海馬で上昇し他の部位では減少した。
3. うつ病の進行例に対して行われるECT（電気けいれん療法）を数クールにわたって行うと、脳内の海馬の部分の亜鉛活性

上昇を示唆する変化が起こった。
4. ストレスにさらされた実験動物で、亜鉛の投与は抗うつ効果が見られる。
5. 長時間強制的に泳がされるというストレスを与えられた実験動物では、低容量のセレクサ（シタロプラム）とイミプラミンは抗うつ効果がない。しかし、少量の亜鉛を加えることによって抗うつ効果が見られるようになる。
6. 抗うつ薬の長期投与とECTによって、ラットの脳内亜鉛濃度が上昇する。
7. 実験動物に亜鉛欠乏食を与えると、食欲不振や不安などうつ病のような症状の発症が見られる。この実験動物にフルオキセチン（プロザック）を投与すると、うつ症状は軽減する。

　以上とその他の動物実験の研究から、亜鉛レベルはうつ病と複雑に関係し、抗うつ効果があることが考えられます。もちろん理論や動物実験研究は大きな第一歩ですが、本当の研究は人で起こることの中にあります。亜鉛のうつ病に対する効果の、人での研究は比較的新しいものですが、亜鉛が標準的抗うつ薬の人に対する効果を増強することを示すエビデンスはたくさん出ています。

　このことは大うつ病患者14人を対象に、服用していた標準的抗うつ薬（SSRIと三環系抗うつ薬）に加え、亜鉛25mgかプラセボを服用する2群にランダムに分けた研究でも示されました。この研究は二重盲検、すなわち医師も患者も誰が亜鉛を投与されていたか研究終了までわからない仕組みになっていました。患者のうつ病重症度はハミルトンうつ病評価尺度、ベックうつ病調査票で測定されました。症状の評価は研究開始時、開始後2週目、6週目、12週目に行われました。

　結果はたいへん興味深いものでした——研究の最後の時点で、亜鉛摂取患者ではハミルトンとベックの点数で重度のうつ症状が

明らかに少ない、という結果でした。うつ病重症度の点数はプラセボ抗うつ薬併用のグループの方が速く低下しましたが、6週目までには亜鉛抗うつ薬併用のグループの方がはるかに低値となり、それはその後の研究期間中続きました。これは小規模研究でしたが、亜鉛は標準的抗うつ薬の効果を増強するという説を支持する明瞭かつ確実な結果となりました。

この研究を行った研究者たちは、引き続き2009年に"亜鉛併用療法"の最初の大規模臨床研究を行いました。この2つ目の研究では、18歳から55歳まで60人の大うつ病患者をランダムに2群に分け、それぞれにイミプラミンと亜鉛25mg併用、または、イミプラミンとプラセボ併用のどちらかを12週間にわたり毎日投与しました。これも二重盲検試験で、気分はいくつかのうつ病調査票で測定されました。全体としては、標準的抗うつ薬の効き目は亜鉛を加えることによって、スピードと程度とも増強されました。さらに興味深いことに、治療抵抗性うつ病患者と標準的薬剤だけでは改善しなかった患者でもっとも著明な効果がありました。このことは、標準治療で軽快しない多くの患者では、亜鉛が処方の中から抜けていた要素である可能性を示唆しています。抗うつ薬との併用でも単独でも、亜鉛の投薬が必要なのかもしれません。

また亜鉛は、大うつ病と診断されていないが気分の低下に苦しんでいる人にも効果があるようです。これについて調べたのは日本の研究チームで、閉経前の女性30人の協力を得て、二重盲検法で亜鉛の効果をビタミン剤と比較しました。対象者はランダムに2群に分けられ、亜鉛7mgまたはマルチビタミンを毎日10週にわたり服用しました。開始前と終了時に血液検査が行われ、気分の状態は標準的なうつ病と気分の尺度を用いて測定されました。10週の研究期間終了時に、亜鉛摂取グループでは調査票の"抑うつ―落ち込み"と"怒り―敵意"の点数で、ビタミン摂取グループと比べ著明な改善が見られました。さらに、血中亜鉛レベルは

亜鉛摂取グループでは上昇しましたが、ビタミングループでは上昇しませんでした。研究者たちは、亜鉛補給は抑うつと怒りに有効な治療法であろうと結論付けました。

科学的エビデンスは明らかに、亜鉛は良好なメンタルヘルスに不可欠であると示しています。残念ながら、亜鉛の研究は進むとしても遅々たるものです、特許取得も独占的販売もできないミネラルの研究に、何千万ドルもの資金を投入しようとする製薬大企業はありえないからです。しかし、うつ病の自然療法に興味を持っている精神科医や患者は、亜鉛欠乏の診断治療については理解しておくべきです。

亜鉛味覚テスト

亜鉛の状態の血液検査で、広く認められているただ1つの検査というものはありません。その代わりに医師は、血液、血球、さらには毛髪の亜鉛レベルを測定し、患者の体内の利用可能な亜鉛の量がどのくらいか正確に調べようとします。

亜鉛の状態を調べる単一でベストな方法は亜鉛味覚テストであると考えてきました。味覚は体内亜鉛が適正レベルであることによるという事実からです。

亜鉛味覚テストには非常に薄く希釈した亜鉛溶液を使うので、誰にも安全ということを知っておいてください。

まず検査のために、サプリメントの硫酸亜鉛溶液を室温に2時間置いてください。検査の邪魔になる香味が口中に無いようにするために、患者は検査の1時間前から、食事、飲み物、喫煙は禁止とします。そして、少量の亜鉛溶液（小さじ1杯）を口に含み、10秒間口の中で転がすようにします。その後は、吐き出しても、飲み込んでもかまいません。以下のリストの

カテゴリーに従って、患者は味覚を判断して記録します。

反応

カテゴリー1：味が無い、水のような味

カテゴリー2：最初は無味、数秒後にドライ、ミネラル味、ソーダ、軟らかい、甘味などを感じる。

カテゴリー3：最初、はっきりした、しかし、さほど強くなく不快ではない味覚、時間と共に濃くなる。

カテゴリー4：すぐに不快な、強い、金属味を感じる、味は30分以上残ることがある。

判定

カテゴリー1または2の反応は、亜鉛欠乏を示し亜鉛補充が有効でしょう。

カテゴリー3または4の反応は、亜鉛は適切な状態であることを示しています。亜鉛補充は栄養による予防健康法の一部として組み込むとよいでしょう。

亜鉛味覚テストの結果がカテゴリー1か2の場合には、ティースプーン2〜3杯の亜鉛味覚テスト溶液（硫酸亜鉛一水和物）を1日3回服用するよう、患者に勧めるようにしています。亜鉛レベルが元に戻ると、患者の味覚が敏感になり、さらに味覚が強くなりすぎたら亜鉛の補給を中止します。服用期間は数週間から数ヶ月間で、人により様々です。

亜鉛味覚テストの結果がカテゴリー3か4の場合には、亜鉛を最低15mg含むマルチビタミンを服用するのがいいでしょう。

亜鉛の補充は難しく考えずに行って問題ありませんが、包括的な栄養医学治療の中の一部として行うのがベストでしょう。すべ

てのうつ病患者が亜鉛欠乏というわけではありませんし、すべてのうつ病患者が亜鉛の補充に反応するわけではありません。

　28歳のギャビーは私のクリニックに来たとき、彼女のうつ病歴は14年間におよび、3種類の抗うつ薬を服用していました。彼女は、薬物療法で何とか生活できている、そう信じていましたが気分の改善は見られませんでした。

　初診の時に、私は、ギャビーには多くの亜鉛欠乏の兆候や症状があることに気づきました。亜鉛味覚テスト溶液を水のように無味と感じました。成人のニキビと指の爪の白斑もありました。血液検査ではアルカリフォスファターゼの低値が見られました。この酵素は、もともと肝臓で作られていますが、適切に働くには亜鉛を必要とします。アルカリフォスファターゼの機能は亜鉛に依存しているため、その機能を通じて亜鉛欠乏を測定する方法として使えます。亜鉛量が充足されるとアルカリフォスファターゼ値は上昇します。

　ギャビーは亜鉛液を服用し始めると共に気分の改善に気づき、この本に書いてあるその他の治療計画に取り組みました。約1ヵ月後に亜鉛味覚テストで金属味を強く感じ始め、これは体内の亜鉛状態が適正になったことを示していました。1年を越える経過で、ギャビーは抗うつ薬治療から救い出され、うつ病の闇と苦闘することはもはやなくなりました。

うつ病の症状が続いている人は誰でも、亜鉛欠乏の検査を受けるべきです。亜鉛レベルが正常範囲の上限に達していない限りは、亜鉛の補充を受け亜鉛含有食品をたくさん摂取することをお勧めします。

銅とうつ病

亜鉛に関しては欠乏が問題でしたが、銅に関しては過剰と欠乏のいずれもが問題です。

銅は微量栄養素で、つまり人体にとって銅の必要量は比較的少量だということです。心臓、肝臓、脳、腎臓に多く見られ、赤血球、骨、神経、脳などの発育と維持などを補助しています。心拍と血圧をコントロールするのに必要なプロスタグランジンの産生も助けます；脂肪、プロテイン、炭水化物からエネルギーを取り出すことにも関係しています；また人体がフリーラジカルと戦う手助けもします。銅はレバーやその他の内臓肉、甲殻類、全粒穀物シリアルとパン、濃緑色葉野菜、エンドウ豆類、鳥肉、木の実、豆類などに含まれています。

銅の不足は、貧血、高血圧、下痢、呼吸困難、免疫機能低下、心電図異常、その他の問題をもたらします。銅欠乏は、食事の不足、栄養吸収を妨げる消化や腸の障害、慢性の下痢、さらに亜鉛過剰によっても引き起こされます。銅と亜鉛は小腸で吸収される時に、互いに競合関係にあるのです。多くの薬剤も銅吸収を阻害します。例えば、HIV感染の治療薬デラビルジン（レスクリプター）、結核治療薬エサンブトール（ミアンブトール）、リウマチ性関節炎の治療薬ペニシラミンなどです。高齢者、ベジタリアン、アスリート、負荷の大きい肉体労働に従事する人、妊婦、未熟児などでは銅欠乏に苦しむ傾向が大きいです。多様な食物を摂取している健康成人では銅欠乏になる可能性は少ないです。

銅の過剰とうつ病

過剰な銅は問題となる場合があります、銅はうつ病に関連する酵素（モノアミンオキシダーゼ、ドーパミン β ヒドロキシラーゼ、チロシンヒドロキシラーゼなど）の重要な成分だからです。これらの

酵素は、最も重要な脳内神経伝達物質のひとつ、ドーパミン産生の促進とコントロールに関わっています。

うつ病患者では血中銅レベル上昇を示す場合があるのは、以前から知られていました。例えば1991年の研究では、うつ病患者と健康対照群ともに35人ずつの血中銅レベルの比較をしています。銅のレベルは健康対照群（107μg／dL）に比べ、うつ病患者のグループ（122μg／dL）で著明に上昇していました、そしてうつ病が回復すると明らかに低下（104μg／dL）しました。

現在も進行中の研究で、銅とうつ病の関連についての知見は広がっています。2007年の研究では、産後うつ病女性78人とうつ病ではない対照群、さらに産後うつ病以外の型のうつ病罹患歴のある女性の銅レベルを比較しています。銅レベルは産後うつ病の女性（131μg／dL）では、他の型のうつ病罹患歴のある女性（111μg／dL）、うつ病ではない対照群（106μg／dL）と比べ明らかに上昇していました。

2010年の *Journal of Affective Disorders* に掲載された最近の研究では、銅レベルは13人のうつ病患者では同数の健康人より高値であったと報告されています。

なぜうつ病患者では銅レベルが上昇するのかはわかりません。銅は神経伝達物質ドーパミンをノルエピネフリンに変換する時に必要であることはわかっています。過剰な銅は脳内化学物質の正常なバランスを崩すのかもしれません。他の理論から過剰な銅は、細胞エネルギーの産生を阻害する、あるいは、神経系内のシグナル伝達を阻害する可能性などが考えられます。銅の上昇とうつ病は共に、おそらく体内の炎症反応あるいは亜鉛欠乏など別の現象の結果であるかもしれません。

銅過剰がうつ病へと至る生化学的な経路が全てわかり、完全に解明されるには年月がかかるでしょう。その間も、うつ病患者の銅レベルの上昇を認識して治療しなければなりません。多くの場

合、治療は単に亜鉛補給を追加すること、そして可能なら銅過剰の原因を見つけることです。いくつかの研究では、うつ病患者の銅レベル上昇は標準的抗うつ薬で正常（あるいは正常近く）まで戻ることが示されており、さらに銅レベルの正常化は患者によってはうつ病の有望な治療法のひとつであると示唆されています。

銅の低下とうつ病

充分な銅が無いという問題もあります。銅の低下の問題に関しては銅のレベル上昇に比べると研究の数は少ないですが、長年の間、銅の低値は重要な問題であると思ってきました。うつ病患者で銅の低値を確認してきて、その頻度の多さに驚いています。しかし、銅のレベルが正常範囲に戻るとこれらの患者の気分が改善するのを見て、うれしくなります。銅の低値とうつ病をつなげているのは、おそらくドーパミンでしょう。銅はドーパミン合成に必要ですから、銅が欠乏すると気分調整の神経伝達物質であるドーパミンの低下をもたらすかもしれません。

ミーガンという若い女性患者が記憶に残っています。うつ病の治療のために家庭医から私のところに紹介されてきました。食事について話すうちに、この27歳の会計士はバランスのとれた健康食を摂っていることがわかりました。新鮮な野菜やフルーツ、全粒穀物、これに加え適度な量の魚と赤身の肉などです。彼女の栄養レベルは理想的なものだったに違いありませんが、血清銅レベルと赤血球中の銅の検査で彼女の銅レベルは正常範囲を下回っていることがわかりました。幸いに1日4mgの銅補給への反応はよく、銅レベルは上昇し抑うつ症状は改善しました。

銅のチェック

すべての患者で銅レベルのチェックが必要です。

もし高ければ、銅の摂取と吸収がたまたま増えてしまった原因を除去します。銅摂取と吸収が過多になるのは、以下の可能性があります。

- 歯科用取り付け金具からの銅吸収
- 銅管からの飲料水
- 銅製調理器具による料理を食べること
- 仕事での銅への曝露（配管工、機械工作・操作、溶接工、その他銅を扱う職種）
* 経口避妊薬、銅のIUD（子宮内避妊具）

一方、もし銅のレベルが低ければ、補充が必要でしょう。ダイエットが問題かもしれません、特に制限食や一気に体重を落とす方法のダイエットは問題です。セリアック病、短腸症候群、など銅吸収を阻害するあらゆる病気が銅レベルの低下をもたらします。高齢者の場合も欠乏のリスクは増大します。しかし、もっとも一般的に見られる銅低下の原因は、専門家のアドバイスなしに1日100mg以上の亜鉛サプリメントを過剰摂取している患者の場合です。過剰な亜鉛摂取は銅レベルを下げ、実際にうつ病の原因になります。亜鉛と銅のバランスは微妙なため、患者がミネラルのレベルと補給を健康専門家にモニターしてもらう必要性はさらに重要になるのです。

マグネシウムとうつ病

第7章から、マグネシウムは睡眠を補助するということを思い出していただけるかもしれませんが、多様な働きを持つミネラルのマグネシウムは、体の中でその他の多くの役割を担っています。その中のひとつとして、マグネシウムのうつ病における関与があります。マグネシウムは全身にわたり比較的大量に見出される、主要な栄養素です。体内マグネシウムの約54%は骨に存在しており、27%は筋肉に、19%は心臓と肝臓に存在しています。血中のマグネシウムは比較的少量（およそ1%足らず）ですが、安定した血中マグネシウムレベルは重要で、体はそれをきちんとコントロールしています。マグネシウムは300以上の生化学反応に関与し、様々な方法で健康に貢献しています。以下のようなものがあります。

• 健全な免疫システムの維持	• 神経の適切な働きを保つ
• 骨の強度の維持	• 規則正しい心拍の維持
• 血圧の調整	• プロテイン合成

マグネシウム欠乏は、不規則な心拍、吐き気、食欲不振、けいれん発作、疲労、筋力低下、協調運動低下など、そして性格の変化も含め様々な問題を引き起こします。また、うつ病、アパシー、易刺激性、神経過敏、不安、過剰な情動反応と頻回の気分変動、記憶力と集中力の低下、偏頭痛、疲労、ADHDなどの心理的な問題を増悪することもあります。マグネシウム欠乏のリスクがあるのは、クローン病その他の栄養吸収を阻害する慢性疾患、アルコール依存症、コントロールが不良な他の疾患を伴う糖尿病などの患者、そして高齢者です。ある種の薬剤も、体がマグネシウムを吸収し利用する能力を阻害します。これにはフロセマイド（ラシック

ス）やブメタニド（ブメックス）などの利尿剤、そしてゲンタマイシンなどの抗生物質があります。

　マグネシウムは濃緑色の葉物野菜、木の実、全粒穀物パン、エンドウ豆類、豆類に含まれています。マグネシウムは食品の加工工程で、最初に失われるミネラルのひとつです。精製された穀物には、全粒穀物中のマグネシウムの一部しか残っていません。さらにストレスにさらされた時に、最初に体から消失するミネラルのひとつでもあります。慢性的ストレスに苦しんでいる人は、たとえそれが低レベルのストレスであっても、マグネシウム欠乏のリスクがあるということです。

　アメリカ人の多くはマグネシウム欠乏の状態にあります。研究によれば、"相当な数のアメリカの成人で、食事から適度な量のマグネシウムがとれていない"のです。もっと正確には、アメリカ人の約3分の2でマグネシウムの摂取量は、栄養所要量（RDA：recommended dietary allowance）（男性で420mg、女性で320mg）に達していません。これは現代の食事の多くを構成する加工食品には、マグネシウム含有量が比較的少ないので、驚くにはあたりません。さらに、マグネシウムとその他のミネラルは、飲用や調理用の水から除去されていることがしばしばです。食事からのマグネシウム摂取量はこの1世紀の間に驚くほど減少し、1日のマグネシウム摂取量を概算すると、1900年代の初め頃は約500mgだったのが現在では300mg以下にまで減少しています。

　食品からのマグネシウム不足は気分の不調を抱える人にとっては、重大な関心事でしょう。というのは、マグネシウム欠乏はうつ病の引き金になりうるからです。これは体内マグネシウム貯蔵を枯渇させたマウスで、不安やうつ病のような行動の増加が見られた実験で示されました。人の場合、マグネシウム摂取が少ないとうつ病発症リスクが増大します。さらに治療抵抗性で自殺念慮を伴ううつ病や自殺企図歴のあるうつ病では、脳脊髄液（CSF）

中のマグネシウムレベル低下が多くみられます。しかし、うつ病患者の中には血中マグネシウムレベルが非常に高い人も見られます。これはわかりにくいことですが、体は血中マグネシウムレベルを非常に狭い範囲に保つよう努めていることを思い出せば、理解していただけるでしょう。うつ病で見られるように、マグネシウムの貯蔵や活動が不調になると、体はそれを過剰に修正し血中レベルは上がりすぎてしまうのです。ですから、血中マグネシウム上昇はうつ病のマーカーともなりうるのです。

脳、CSF、その他の部位のマグネシウムレベルの変動が、どのようにしてうつ病の前段階をもたらすのかはよくわかっていません。ある理論では、マグネシウム欠乏があると神経系のある部位に過剰なカルシウムが流入し、神経を損傷してうつ病に似た症状を引き起こすと説明しています。マグネシウム欠乏は脳内神経伝達物質セロトニンのレベルを低下させている可能性もあります。

うつ病患者ではマグネシウム摂取量が少ない傾向にあり、またCSF中のマグネシウムが少ないということがわかると、マグネシウム補給はうつ病を改善するだろうかと考えて当然でしょう。しかし、この点はまだ詳しいところまでは研究されていません。この考え方は新しいものではありません——1921年までさかのぼると、当時激越性うつ病と呼ばれていた症状の患者250人のうちの220人にマグネシウムを用いた治療がいかに有効であったかという研究が発表されています。

2008年には、マグネシウムと標準薬剤イミプラミンを比較する、無作為法による臨床研究が行われました。この研究では、2型糖尿病でうつ病、かつ血中マグネシウム低下の高齢者23人をランダムに2群に分け、450mgのマグネシウムか、50mgのイミプラミンのどちらかを12週間にわたり毎日服用させました。研究終了時に、うつ病評価尺度は両群で同等に改善し、うつ病でマグネシウム欠乏のある患者にはマグネシウムは有効な治療法の1つである

ことが示されました。

この研究は、私が唱えている個別化治療という考え方への扉を開くものです——すべての患者がマグネシウム欠乏の検査を受けるべきです。食事やサプリメントからのミネラルの摂取を分析し、体内のマグネシウムを枯渇させうるあらゆる因子（たとえばストレス）を探すべきです。食事からのマグネシウム摂取量が少ないか下限ぎりぎりの時、または血中レベルが正常範囲内でも問題がありそうな場合には、マグネシウムが豊富な食品やマグネシウムサプリメントをとるよう指導すべきです。

さらに、体内マグネシウムを枯渇させる因子に取り組む必要があります。例えば、ストレス起因性のマグネシウム欠損の場合、服薬やストレスマネージメント講座を受講するといいでしょう。マグネシウム枯渇をもたらすような薬剤は、ミネラルを阻害しない薬剤に切り換えることが必要です。このような治療プランは、ひとりひとりに合わせ工夫する必要があります。患者はみな固有だからです。大集団から計算した平均値を単純に推奨すると、不適切な治療になりがちです。

マグネシウム欠乏の一般的な4症状で、うつ病患者に栄養補給するときの指標となるのは次の通りです。

• 不眠	• 不安
• 便秘	• 筋肉の痙攣

これらの症状のどれかがある場合には、1日300 - 600mgのマグネシウム（マグネシウムグリシン酸塩またはマグネシウムクエン酸塩）をとるよう勧めています。マグネシウムの投与量は症状の改善によって調節します。慢性便秘は数週間もすれば解消するでしょう。

リチウムとうつ病

　さらにもう1つの、うつ病に関わるミネラルはリチウムです。多くの人がリチウムは双極性障害の躁病相の予防と治療に使われる薬剤であると知っています。多くの人が気づいていないのは、リチウムはラボで創られた薬剤ではないということです。リチウムは水素、窒素、ナトリウム、カリウムなどと共に周期律表の中にある、自然な金属元素です。リチウムはあらゆる臓器や組織に存在し、米国農務省は、リチウムを人の健康に不可欠と考えられる超微量元素と定めました。研究よれば、リチウムは気分の安定を助け、神経伝達物質シグナルを制御し、脳細胞を早期死滅から守るなど、その他の機能を果たしています。普通のアメリカ人成人では、毎日650から3,100マイクログラム（μg）のリチウムを摂取していて、主には穀物、野菜、飲料水からです。

　他の多くの元素のように、リチウムは人の生化学に影響しています。1870年代にはすでに、ニューヨークのベルビュー病院医科大学で躁病の治療に使われました。薬剤として有効であると証明されましたが、結局メンタルヘルスの世界から隅に追いやられ、見向きもされなくなりました。1949年になって、オーストラリアのある精神科医が躁病の有効な治療法であることを再発見し、1970年に躁病治療薬としてアメリカで承認されました。

　リチウムの抗うつ効果の有無に関する研究は、すでに1960年代に始まっていました。1981年には *British Journal of Psychiatry* に発表された論文では、治療抵抗性で標準的薬物療法では改善が見られなかったボランティア被験者8人で、標準的抗うつ薬にリチウムを加えたところ、"うつ症状が48時間以内に著明に改善"したと報告されました。2010年までには、40を越える研究でうつ病治療でのリチウム増強の有効性が示されています。その中の10の研究は、二重盲検プラセボ対照試験（実験研究のゴールドスタン

ダードと言われるもの）でした。

　これらの 10 の二重盲検研究のメタ解析（統計的方法を使って研究結果を組み合わせ、より大規模に確実に対象を研究する方法）で、標準的抗うつ薬にリチウムを加えると薬剤単独の場合よりも明らかに優れた効果が得られることがわかりました。リチウムプラス標準的薬剤では反応率は 41.2％、プラセボプラス標準的薬剤では 14.4％でした。

　また研究から、リチウムは攻撃的行動の治療にも役に立つとされています。暴力犯では毛髪中のリチウムレベルが低い（全身のリチウムが減少している指標のひとつ）ということがわかっています。テキサスの 27 の郡で飲料水の検査をした結果、飲料水のリチウム量がゼロかほとんどゼロに近い郡では飲料水のリチウム量が多い郡（70 – 170 μg/L）にくらべ、レイプ、自殺、殺人の発生率が明らかに高いことがわかりました。

　リチウムは、気分障害の患者の自殺や自殺企図の発生率を減少させることが、はっきりと示されています。2007 年に *Journal of Clinical Psychiatry* に発表されたメタ解析では、329 人の大うつ病患者を対象にした 8 つの別々の研究を統計的に総合解析して、リチウムは自殺や自殺企図の危険を 88％減少させることがわかりました。これらの研究成果は、2005 年 *American Journal of Psychiatry* に発表された、"リチウムは気分障害患者の自殺、故意の自傷、そしてあらゆる原因による死亡を予防する効果がある"とするメタ解析を更に展開したものでした。2010 年の研究では、日本の 18 の地方自治体の水道水のリチウム濃度と自殺率を比較しています。その結果、両者の間には明らかな負の相関が見られました。つまり、水道水のリチウム量が多いと自殺率は低く、リチウムが少ないと自殺率は上昇しました。

　リチウムがどのようにして気分を持ち上げ安定させるのか、わかっていません。リチウムは、多くの酵素、ホルモン、ビタミン、

その他の体内物質の働きを左右するので、様々な経路で気分に影響を与えるのでしょう。1つには、リチウムは自然の酵素モノアミンオキシダーゼ活性を上昇させる可能性があります；他には気分に影響するビタミン B_{12} と葉酸の代謝を促進している可能性があります。

最近の研究では、リチウムは脳内での抗炎症作用を通じて気分を安定させるという説が示されています。この研究ではラットに、塩化リチウムを含む餌か、リチウムなしの餌かどちらかを6週間にわたって与えました。6週間終了時に、炎症を誘発する細菌がラットの脳に植えつけられ、分析されました。リチウムは炎症性物質アラキドン酸を低下させ、抗炎症物質17ヒドロキシドコサヘキサエン酸（17-OH-DHA）を上昇させることがわかりました。過剰な好ましくない炎症は繊細な脳細胞を傷つけ、うつ病の要因となることがあります。リチウムはダメージを誘発する炎症を軽減することによって、その効果を発揮しているのかもしれません。

処方薬としてのリチウムは、1日600から1,800mgの範囲で投与されます。これらの投与量では副作用は珍しくなく、腎障害や甲状腺障害など障害が残るものもあります。これらの副作用の点から、処方薬として投与する量でリチウムを使用するには限界があります。

私は臨床では、食物や健康食品ストアのサプリメントに自然に含まれるくらいのリチウムを使います。リチウムをオロチン酸リチウムの形で5から20mgの範囲で投与し、患者の気分安定をとても良好に達成してきました。投与量が非常に少ないので、これまで副作用が生じたことはほとんどなく、血中濃度をモニターする必要もありません。オロチン酸リチウムはアルコール依存症、双極性障害、うつ病などの家族歴のある患者に、特に効果的でした。

> デビッドの経験は血中リチウム濃度上昇の危険性を表しています。デビッドは49歳の双極性障害患者で長年リチウムの治療を受けてきました。彼は腎障害を発症し、リチウム治療を続けることができなくなりました。他の薬物は効果がありませんでした。私のところに来る前の2年間、彼のうつ状態が続いていました。10mgのオロチン酸リチウムでデビッドは本来の調子を取り戻しました。そして幸運にも腎障害は安定しそれ以上は進行しませんでした。

精神医学の世界ではリチウムを薬剤として厳密に考える傾向がありますが、私は自然界の気分安定剤と考えるのを好みます。ほとんどの人には、食品や水から摂取できるくらいの少量で足りるのです。

クロムとうつ病

クロムはうつ病と関連している、もう1つの微量元素です。クロムの体内での働きを全て完全には説明できていませんが、良好な健康のために少量のクロムが必要です。クロムは様々な食品に含まれていますが、ほとんどの食品で含有量が比較的少なく、このため食事からの1日の適正摂取量50-200μgを満たすのは困難です。加えて、クロムの体内貯蔵は感染、急激なあるいは持続的な運動負荷、体の外傷、単糖を大量に含む食事、その他のストレスなどで枯渇してしまうことがあります。

クロムはインシュリン代謝やコレステロールレベルのバランス調整の目的で、しばしば推奨されます。血糖値とエネルギーレベルを安定させることが知られており、糖を細胞内に移動させるインシュリンの働きを高めることで、甘いものへの欲求を弱めます。

クロムはまた、体脂肪レベル、総コレステロール、中性脂肪、低比重リポプロテイン（LDL）すなわち"悪玉コレステロール"などを下げ、一方、高比重リポプロテイン（HDL）すなわち"善玉コレステロール"を増加させる働きがあります。

クロムとうつ病に関しては、*International Journal of Psychopharmacology* に2000年に発表された論文に述べられています。治療困難な大うつ病障害、気分変調性障害、双極性障害の患者8人にクロムサプリメントが投与されました。すべてのケースで患者は"症状と生活上の機能が劇的に改善"しました。いずれの患者も、それ以前の標準的抗うつ薬治療では満足のいく効果を得られていませんでした。クロムによって、彼らのうつ病はすべて寛解にいたりました。

このニュースには希望を感じましたが、限界もありました。8人の患者のケースは大規模なプラセボ比較臨床研究ではなく個別の症例研究だったからです。その後の大規模研究で有望な結果が示されました。

これらの研究のひとつで、デューク大学メディカルセンターの研究者たちは、非定型大うつ病患者15人の協力を得ました。この研究の対象患者たちはランダムに2群に分けられ、ピコリン酸クロム600μgかプラセボのどちらかを8週間毎日服用しました。研究の終了時には、クロムを服用した患者の70%が治療に反応し、これに対してプラセボ群の反応はゼロでした。小規模な研究でしたが、研究者はこのタイプの大うつ病に対してクロムは"抗うつ効果が期待できる"と結論付けました。

大うつ病または気分変調症の患者110人を対象にした大規模な研究が行われました。対象患者の1群は、1日400μgのピコリン酸クロムを2週間、その後6週間は1日600μgを服用しました。もう1群はプラセボを8週間服用しました。ハミルトンうつ病評価尺度を用いて、開始時のうつ病重症度と終了時の改善の度合い

が測定されました。研究開始時に炭水化物摂取欲求があった患者のなかに、うつ症状と炭水化物摂取欲求の両方に対してクロムがプラセボよりもすぐれていることを示した患者がいました。

　多くの薬剤やサプリメントと同様に、うつ病に対してクロムがどのように作用するのか正確にはわかっていません。クロムはインシュリン感受性を上昇させ、うつ病はインシュリン抵抗性と関連していることはわかっていました。おそらくインシュリン感受性の回復は同時に、セロトニンとノルアドレナリンの活性を増強するのでしょう。この大規模研究は、クロムは炭水化物摂取欲求を伴う患者にとって、抗うつ薬として有効であるとする理論を、さらに裏付ける結果をもたらしました。またこれらの結果から私は、患者の個別性に基づく治療が必要であるという信念を、再確認しました。クロムはある患者には有効な治療法でしょうが、他の患者には別のアプローチが必要でしょう。"誰にも同じ薬"という精神医学の発想を断ち切り、患者をユニークな生化学的側面とユニークなニーズを持った個としてとらえることが必要です。

　プライマリーケアに関わる医師や精神科医の多くは、患者のクロムレベルをチェックしません。しかしチェックはルーチンに行うべきで、もし低下もしくは正常範囲でも低めの場合、クロムの補充を勧めるべきです。ピコリン酸クロムを1日量400から600μgの範囲で用いれば、クロム欠乏を回復するには十分です。

ヨードとうつ病

　ヨードについては、第8章で甲状腺機能との関連で説明しました。食物中や体内に自然にある重要な微量ミネラルで、甲状腺ホルモンT_3とT_4の合成に用いられます。甲状腺は血中に循環しているヨードを取り込み、これらのホルモンに組み込みます。人体

のヨード必要量は比較的少量ですが、不足した場合には、必要なヨードを取り込もうと懸命に努力する結果、甲状腺は大きくなりついに目でわかる大きさのゴイターになります。当然ですがいくら甲状腺が大きくなっても、利用できる十分なヨードがなければそれだけで、重要な甲状腺ホルモンを作ることはできません。

ヨードは海水と土壌にもありますが、土壌中の量は地域によって様々です。ヨード塩の中にも含まれており、これが多くの人にとっての主要なヨード源になっています。

甲状腺と甲状腺ホルモンに伴う問題が精神症状の引き金のなりうること、そしてさらに甲状腺機能の軽度な問題も精神障害発症のリスクを増大することは昔から知られていました。また、うつ病患者の25％に及ぶ人で、下垂体から出される"甲状腺ホルモン増産指示"に対する反応が鈍いことも知られています。さらに、標準的抗うつ薬治療に甲状腺ホルモンを併用すると、薬物単独の場合と比べてより多くの改善がもたらされることがあると研究からわかっています。このことは、うつ病患者ではヨードレベルを検査すべきで、低い場合には正常範囲の良いレベルまで上げる必要があることを示しています

単純にヨードを取ればうつ病は良くなるという一連の科学的エビデンスは、たくさんあるわけではありません。しかし、うつ病は多面性を持つ障害であり、発症と経過にはたくさんの要因が関与しているということを、再度理解していただきたいのです。第8章で指摘したように、甲状腺欠乏の標準検査では判断を誤る場合があり、スタンダードな TSH 検査をもってすべて OK と推測するのでは不十分です。その代わり、甲状腺のフルスクリーニング（freeT$_3$ と freeT$_4$ の検査）と、ヨード摂取量とヨードレベルのチェックを勧めます。ヨードを至適なレベルまで上げて良好な甲状腺機能を復活させるだけで、ある一定数の患者がうつ病回復への道のりを進むことができます。

鉄とうつ病

　この章の最後に鉄を取り上げましょう。精神科医を始め医師は、鉄欠乏がうつ病の原因となりうるとは滅多に考えません。しかし、この両者の関係はよくあることです。鉄は細胞の成長を制御し、全身に酸素を運ぶ赤血球のヘモグロビン分子の一部として、重要です。鉄不足は、体細胞への新鮮な酸素供給を低下させ、疲労、免疫機能低下、そして注意力低下などの多くの心理的問題などをもたらします。鉄欠乏の兆候には、虚弱、疲労、消化の障害、骨の脆弱化、体温の低下、易感染性、仕事学業上の能力低下などがあります。

　鉄は、赤身の肉、魚、鳥肉、豆類、レンズマメ、鉄を加えた穀物、その他の食物に含まれています。このような食物の摂取量が少ない場合、鉄を阻害する物質を多く含む食物（食物繊維やフィチン酸塩）の摂取量が多すぎた場合に、鉄欠乏になります。世界的に見て、鉄欠乏は栄養欠損の第1位です。鉄欠乏のリスクが高いのは、以下のような人々です。

- 妊婦（妊娠中は通常より多くの鉄が必要です）
- 乳児期後期
- 幼児歩行開始期
- 女性ティーンエージャー
- 出産適齢期女性（特に生理出血が多い場合）
- セリアック病、その他、鉄吸収を阻害する消化器障害のある人

　鉄欠乏はどのようにうつ病に影響するのでしょうか？　192人の若い女性を対象にした2007年のテヘランの研究で示されましたが、鉄欠乏は気分を落ち込ませます。この研究では、67人はうつ病、125人はうつ病ではない対照群とされ、この両者が比較され

ました。鉄のレベルを測定した結果、うつ病女性では健康女性に比べ平均鉄レベルの著しい低下が見られました。

鉄欠乏性貧血は出産後女性の気分にも影響します。このことは出産直後の南アフリカのうつ病女性（鉄欠乏有りと無しの両者を含む）を対象にした、2005年の研究で示されました。女性たちの1群はビタミンCと葉酸、残りはビタミンCと葉酸と鉄125mgを連日投与されました。母子ともに経過観察され、出産後10週間と9ヶ月目に検査を受けました。研究の経過中に、鉄欠乏の女性の間で、鉄の補給によりうつ病尺度とストレス尺度で25％の改善が見られました。

鉄の低下状態に伴う抑うつ気分やその他の行動面の問題は、鉄のレベルが低下し、鉄欠乏性貧血の範囲に入る前にすでに出現する場合があります。しかし、鉄のレベルが正常範囲の下方に低下すると共に表面化する情緒的問題は、しばしば内科医や精神科医によって見過ごされます。医師たちは鉄のレベルがさらに低下し"明瞭な問題"と見なされるようになるまで注意を払おうとしないのです。

私は、すべての患者に鉄とフェリチンレベルのチェックを受けるよう勧めています。鉄結合プロテインであるフェリチンのレベルを調べるのは、体内に貯蔵される鉄の大部分はフェリチンに結合しているからです。もし鉄とフェリチンのレベルが共に低ければ、鉄含有量がより多い食物の摂取が必要で、また鉄のサプリメントを摂るべきでしょう。フェリチンレベルは $100\mu g / L$ 前後、鉄レベルは $50\mu g / dL$ 以上が好ましいでしょう。

普通は鉄ビスグリシン酸塩という形で鉄の補給を開始するよう勧めています。これには鉄の典型的な副作用、吐き気、便秘、胃部不快などがありません。また、10mgのフェリチンサプリメントを1日2回、鉄とフェリチンのレベルが正常に戻るまで服用することも勧めています。

しかし、鉄の補充に関しては注意も必要です。鉄が過剰になると有害だからです。男性や閉経後の女性では、鉄欠乏が明らかでない場合には、鉄サプリメントは服用すべきではありません。両者いずれの場合も過剰な鉄を排泄する持続的なメカニズムがないからです。

この章の重要ポイント

この章では、亜鉛、銅、マグネシウム、リチウム、クロム、ヨード、鉄などに関する多くの研究を見てきました。記憶に留めていただきたい重要ポイントは以下のとおりです。

- ミネラルその他の栄養素は、脳の機能と気分に影響する；
- うつ病患者の診察では、医師は常に、微量ミネラルの欠乏、過剰、アンバランスの可能性を念頭に置かねばならない；
- うつ病患者はすべて、微量ミネラル欠乏の検査を受けるべきである；
- 人は各々固有であり、そのニーズは個別のアセスメントが必要である；
- どの微量ミネラルも多く摂りすぎると、ミネラル同士のアンバランスを引き起こす。そして、補充は必ず健康の専門家の指導のもとで行うべきである；
- ミネラルは常に、栄養素が豊富な自然食品から、あるいは自然食品から作ったサプリメントから摂取するのがベストである。

アメリカ人の多くは過剰な食事をしていますが、栄養豊富な自然食品を食べていません。カロリーは豊富かもしれませんが、私たちの多くには適正な心身の健康維持に必要な栄養が欠けていま

Chapter 10. Z — Zinc and Other Minerals

す。今日、ビタミンとその欠乏はかなり注目されていますが、メンタルヘルス、特にうつ病に大きく影響しているのは微量ミネラル欠乏だと私は信じています。幸い多くのケースで、至適量を下回る栄養不足状態はかなり短期間に容易に修正することができます。これら微量ミネラルいずれかのバランスが回復すると、薬物や精神療法で改善が見られなかった長期のうつ病が解決する一助にさえなるのです。

第11章

必須脂肪酸とコレステロール

　人間の脳は非常に脂肪に富んだ器官で、十分な量の必須脂肪酸、コレステロール、脂質と呼ばれるその他の天然に存在する脂肪がないと、それだけで働かなくなります。もし、あなたの脳から水分を除去し、残りを調べたとしたら、乾燥重量の約60％は脂肪で、白質のうち少なくとも25％は脂肪酸からできていることがわかるでしょう。脳には脂肪成分が多いのですが、切り捨てるほどの脂肪の塊が付いているステーキ肉とは似ていません。そうではなくて、脂肪は各脳細胞の中に組み込まれ、様々な形で存在し、私たちを生き生きと健康に、そしてできるだけ幸福に保つための多くの機能を果たしているのです。

脂肪酸：脂肪をつくり上げるブロック

　脂肪は脂質という大きなグループに属していて、コレステロールのようなステロールもこのグループに属しています。体内の脂肪という時、普通は脂肪酸を意味します。脂肪酸は炭素原子と水素原子の鎖からできている有機化合物です。無数の方法で体の健康を増進維持する働きをしています。脂肪酸と脂肪の関係はアミノ酸とプロテインの関係と同じで、いわば建築用ブロックと建物との関係です。様々なアミノ酸が組み合わさり多種類のプロテインが作られるように、様々な脂肪酸が独特の組み合わせで結合し、多種類の脂肪が作られます。

第11章 必須脂肪酸とコレステロール

人体は多くの脂肪酸を使いますが、そのほとんどは体自身が自ら食べた食物の脂肪を分解し、それを再び別の配列に組み合わせて作り出すことができます。しかし、リノレン酸とリノール酸のふたつの脂肪酸は、体が自力では合成できません。そのため必須脂肪酸で、食事から摂るべき脂肪酸なのです。

体内で合成可能な脂肪酸と食事から摂らねばならない脂肪酸のどちらも、体のすべての細胞を適切に構築維持するために必要です。また、神経系、免疫系、皮膚や関節などの健康増進、さらに正常な食欲、体脂肪燃焼、ホルモン合成、炎症コントロールなどの役割を受け持っています。しかし、さらに興味深く、またこの本に関連しているのは、脂肪酸とうつ病の関係です。先に進む前に、脂肪酸そのものについて見てみましょう。これは、どういうもので、名前の由来は何で、そして体にどう作用しているのでしょうか?

脂肪酸とは何か?

脂肪酸の基本は1列の炭素原子で、その炭素原子は先頭と最後尾を除き各々が前後でつながっています。先頭車両と最後尾乗務員車両を除き、それぞれ前後の車両とつながっている列車のようなものです。鎖状につながった各炭素原子は(両端部を除き)、鎖の両方の外側に向けて"腕"を突き出しています。腕の先端部の"手"で水素原子をつかみます。鎖状の炭素原子すべてが2つの水素原子をつかんでいると、その脂肪酸は飽和している、と言います。それ以上は炭素原子がつかめず、水を吸い込んだスポンジのように満杯の状態です。

しかし、もし炭素原子が水素原子をひとつ手放し、ひとつの水素原子だけつかんでいる場合、炭素鎖の中でこの現象が何回起こっているかにより、その脂肪酸は1価不飽和 *monounsaturated* または多価不飽和 *polyunsaturated* と呼ばれます(mono は1回; *poly* は複数回)。最初の水素原子の欠如が、鎖の上の3番目の炭素

原子で起こっている場合には、その配列はオメガ3脂肪酸と呼ばれます。6番目の炭素原子で起こっている場合、オメガ6脂肪酸と呼ばれます。たいした違いではないようですが、生化学の3次元世界では、1原子の位置は、分子同士が相互に作用し合うのを許したり、接近するのを妨げたりして、大きな違いをもたらすのです。

オメガ3脂肪酸は魚、魚油、亜麻仁油、クルミに多く含まれ、オメガ6脂肪酸は主に、コーン油、大豆やひまわりの油、マーガリン、卵、そして肉などに含まれています。共に脳の機能にとって重要で、バランスの取れた食事の成分として必要です。しかし、オメガ6脂肪酸はある状況下では炎症を増大させる作用があり、一方で、オメガ3脂肪酸は炎症を鎮める作用があるため、適切なオメガ6脂肪酸とオメガ3脂肪酸の比率で摂取することが重要です。お勧めの比率は、4:1です。ショックなことに、標準的なアメリカの食事ではオメガ3脂肪酸が少ないだけでなく、オメガ6脂肪酸がオメガ3脂肪酸の25倍も含まれています。4:1から25:1へと比率は激増です。オメガ6脂肪酸は確かに重要で、健康を増進させ必要なものですが、こんなに大量は不要です。

オメガ6脂肪酸を膨大に摂取し、これにオメガ3脂肪酸欠乏が加わると、多くの疾患や不調が生じると考えられています。うつ病、アレルギー、狭心症、関節炎、行動障害、ガン、糖尿病、認知症、心疾患、免疫機能低下、多動、炎症状態、自己免疫疾患、肥満、乾癬、統合失調症、脳卒中、視覚障害などです。オメガ6脂肪酸とオメガ3脂肪酸のアンバランスは主に私たちの典型的食生活から来ています。オメガ6脂肪酸を含む食物が極端に多く、特に調理に使われる油、揚げ物、加工食品、ジャンクフードなどです。食事中の全体的なオメガ3脂肪酸の量の減少は、囲いの中で飼育された家畜や養殖魚を食べることで起こることがあります。天然物と比べ、オメガ3脂肪酸は5分の1しか含まれていません。

オメガ6脂肪酸：オメガ3脂肪酸の比率が崩れているだけでは

ありません。高脂肪の食事にもかかわらず、必要な必須脂肪酸の摂取も低下しています。私たちの食事の中の脂肪はありあまるほどですが、健康的な生活実現のための正しい種類の脂肪を適切な比率で摂るということができていないのです。

必須脂肪酸とうつ病

ふたつの特別なオメガ3必須脂肪酸は脳の健康に重要です——EPAとDHAです。両者共、脳にエネルギーを供給し、アルツハイマー病のような脳の変性疾患に見られる慢性炎症のコントロールに関与しています。EPAは神経細胞膜のメンテナンスで重要な機能を果たし、DHAは脳灰白質や網膜の構造に関わる主要な脂肪酸です。またDHAは脳のシグナル伝達を良好にし、ひいては脳細胞間の情報交換を向上させます。

脳に関する限り、あなたはまさしく食べたものからできています。というのは、食事は脳に含まれる脂肪の量と種類に影響するからです。ラットの実験では、実験的な食事をわずか数週間与えただけで、脳の脂肪の中身が変化することが示されました。人間では、神経系発達の早期（胎芽期、胎児期）にオメガ3脂肪酸の供給が不十分だと、脳内のDHAレベルが減少します。

脳内必須脂肪酸レベルは脳の機能には影響するのでしょうか？多くの研究では、影響することが示されています。DHAが含まれない人工栄養で育った赤ん坊、オメガ3脂肪酸欠乏の母親から生まれた赤ん坊では、視覚と認知機能の最適な発達が妨げられる場合があります。オメガ3脂肪酸が欠乏すると、子供たちは学校で静かに座り、注意力を維持するのが困難になる可能性があります。中高年期になってオメガ3脂肪酸が低すぎると、記憶障害、認知症、脳卒中などのリスクが増大します。さらに、DHAとその他のオメガ3脂肪酸の減少は、うつ病や双極性障害と関係があることが指摘されてきました。

DHAは気分を変化させる神経伝達物質が蓄えられている脳細胞の領域で高濃度に存在し、うつ病を改善する神経伝達物質セロトニンレベルを上昇させ、気分制御に一役買っています。オメガ3必須脂肪酸の血中レベル低下とうつ病との関係はいくつかの研究で見出されています。以下の例を考えてみましょう。

1. 赤血球のEPA含有量が減少するにしたがって、うつ病の重症度が増強する、また逆のことも言える。似たような結果が脂肪組織のEPAとDHAレベルでも見い出された。軽度うつ病の人では、うつでない人と比べて脂肪組織のDHAレベルが34%低い。
2. 血中必須脂肪酸レベルの低下は、産後うつ病に関係している可能性がある。母体は大量の必須脂肪酸を胎児に供給しているので、出産後にEPAレベルを回復させる必要がある。この回復過程に時間がかかるほど、産後うつ病リスクは増大する。
3. 健康人に比べて、双極性障害の患者ではEPA、DHAそして、体がEPAを作る材料として用いる植物由来のオメガ3脂肪酸である α リノレン酸が低下している。
4. 自殺企図は血漿DHAレベル低下、そしてオメガ6脂肪酸：オメガ3脂肪酸の比率上昇と関連している。

もし必須脂肪酸レベルの低下がうつ病に関係しているならば、EPAやDHAの摂取を増やすとうつ病は回復するでしょうか？

多くの研究から、答えはYESです。例えば、有名な医学誌 *Lancet* に発表された研究では、魚（オメガ3脂肪酸の主要摂取源）の摂取とうつ病の発症率を様々なグループで比較しました。結果は、魚摂取量が多いとうつ病率は低く、逆に摂取量が少ないとうつ病率は高くなりました。

他の研究で、うつ病とオメガ3脂肪酸の関係を指摘しているも

のをいくつか次に示します。

1. 魚など海産物摂取は産後うつ病、双極性障害、季節性感情障害の予防に関係している。
2. ある二重盲検プラセボ対照試験で、1日9.6gのDHAとEPAを8週間服用したうつ病患者群では、ハミルトンうつ病評価尺度のスコアが著明に減少し、気分の改善が見られた。
3. 6歳から12歳の子供にEPAとDHAを補給したところ、大うつ病の症状の改善が見られた。評価は、Children's Depression Rating Scale, Children's Depression Inventory, Clinical Global Impression rating scaleで行われた。
4. 双極性患者群に関するある研究で、1日9.6gのオメガ3脂肪酸摂取を薬物療法に加えたところ、症状の安定が見られた。
5. 別の研究では、若年性双極性障害と診断された20人の児童および青年に、360mgのEPAと1560mgのDHAを連日投与したところ、研究終了時点で躁うつ症状は著明に改善した。
6. 2002年、英国の研究者は標準的薬物療法が奏功しない70人のうつ病患者を対象に、無作為抽出二重盲検試験をおこなった。薬物療法に加え、患者は無作為に、プラセボ摂取群、エチルエイコサペンタエン酸（EPAの1型）を1日1g群、2g群、4g群に割り付けられ、12週にわたり試験が行われた。エチルエイコサペンタエン酸1日1g群で、不安、睡眠、性欲、自殺可能性などの改善が見られ、うつ病治療に有効だった。これ以上の投与量に関しては、この研究ではプラセボを越える効果はなかった。
7. 2008年のある研究では、大うつ病の患者60人を対象にオメガ3脂肪酸と フルオキセチン（プロザック）の比較研究が行われた。被験者は、毎日EPA1,000mg投与群、毎日プロザック20mg投与群、両者の併用群の3群に無作為に割り付けら

れた。8週間の研究終了時に、大うつ病障害の治療でEPAはプロザックと同程度有効であり、両者の併用ではさらに有効性は良好となる、という結果が出た。

オメガ3脂肪酸に関するすべての研究で、有効性が実証されているわけではありません。EPA、DHA、そして両者の組み合わせが、特に有効とは思えない場合もあります。新しい治療法の研究時にはこういうことがしばしば起こり、有効性に関して対立する論争が引き起こされます。従来型のうつ病、不安を伴ううつ病、双極性うつ病、産後うつ病、他のタイプのうつ病……オメガ3脂肪酸はこれらの治療の一助となるのでしょうか？

さらに詳しく調べるために、カナダの研究者たちは、最低4週間続く大うつ病エピソード患者430人の協力を得て、これまでで最も大規模な有効性試験を行いました。被験者の半分強は不安障害も合併していました。被験者は、EPAとDHAの同時服用群、プラセボ服用群の2群に無作為に割り付けられ、うつ病症状の程度が8週間にわたって追跡されました。結果は興味深いものでした——オメガ3脂肪酸の補充はプラセボに比べ、全体的にはうつ病治療にいくぶん有効であったのです。しかし、オメガ3脂肪酸の"明らかな効果"は、不安を伴わない大うつ病エピソードのみの患者の間で見られたのです。この研究から、オメガ3はうつ病の人すべてに有効という訳ではないが、あるタイプのうつ病には実際に効果があることが示されました。研究の進展と共に、うつ病の中でオメガ3脂肪酸が良好な効果を示すのはどの症例か、それがわかるようになるのは間違いないでしょう。

THE ZEEBrAアプローチの核心は、個別化治療という考え方です。検査の結果やこれまで述べてきた欠乏症状があるなど、もしあなたのEFAレベルが低ければ、補充療法が症状を改善させる可能性が高いでしょう。

若い女性ジュリーは、10年間双極性障害に悩まされてきました。彼女の数人の主治医から送られてきた分厚いファイルを見直しながら、彼女が乾燥肌、疲労、アレルギーを断続的に、そして口渇を持続的に訴えてきた事実に驚きました。うつ病と共に、これらはオメガ3脂肪酸欠乏の症状であり、私は彼女に食事について尋ねました。健康的な食事を心掛けているとのことでしたが、バランスがとれていませんでした。栄養レベルについて検査したところ、他の栄養欠損に加え、オメガ3脂肪酸の著明な低下が見られました。数ヶ月間、食事の見直しをしたところ、乾燥肌はよくなりました。終日口渇を感じることも無くなり、気分やエネルギーレベルの改善を自覚し始めました。

必須脂肪酸（EFA）を食事に加えよう

多くのアメリカ人にとって、脂肪を十分摂ることはさほど難しくありませんが、正しい種類の脂肪を十分取ることは困難です。適切な量のEFA、特にEPAとDHAを体に確実に供給するために、あなたができることを挙げてみましょう。

1. 少なくとも週に2回シーフードを食べる——特にサーモン、サバ、ニシン、イワシ、オヒョウ、ビンナガマグロなど。網焼き、オーブン焼きにする。オメガ3脂肪酸が破壊されないために、オイルは使わず、またフライにはしない。
2. 養殖魚ではなく天然魚を食べる——一般的に養殖魚類は野生物に比べてオメガ3脂肪酸がかなり少ない。
3. できるだけ、牧草で育てられた動物の肉を食べる——オメガ3脂肪酸対オメガ6脂肪酸の比が高い。
4. オメガ3脂肪酸を含む食品を食べる——クルミ、ペカンの実、カボチャの種、ゴマ、タヒニ、フムス、豆腐、新鮮なホウレンソウなど。

5. 補充の適度な比率を決めるために、EFA レベルを測定する。
6. オメガ3脂肪酸のサプリメントを摂る——オメガ3、フィッシュオイル、EPA、DHA、必須脂肪酸、タラ肝油などと表示された様々な形のものがあります。表示がわかりにくいので、ラベルをよく読むこと。まだ EFA レベルの検査を受けていない場合は、EPA、DHA、ガンマリノレン酸を含むサプリメントをさがす事、これであればすべての EFA を含んでいる。

オメガ3脂肪酸は心身の健康にプラスになりますが、摂りすぎはよくありません。オメガ3脂肪酸摂取がある量を越えると、オメガ6脂肪酸との適切な比が崩れ、その他の必要な脂肪が食事から排除されてしまうことになります。過剰なオメガ3脂肪酸は血液粘度を下げ、それによって出血傾向がたかまり血液凝固時間が延長します。オメガ3サプリメントを摂る場合、特に抗凝固薬を服用している人は、事前に主治医の診察を受けることが必要です。

私のおすすめ

うつ病に対するオメガ3脂肪酸使用を支持する多くの学術論文があり、私の仲間の多くが患者に高容量のオメガ3脂肪酸を処方しています。私は20年近くにわたって患者の EFA レベルを測定してきました。そして、食事摂取からは予測できない EFA レベルの個人差には、驚かされてきました。

それぞれの患者個人に合わせた治療プログラムを広めるために、私は個別の臨床検査を強く勧めています。オメガ3脂肪酸はとても重要で、3ヶ月間は検査せずに、あるいは検査を待つ間に1日 3g までは服用していいでしょう。これで、オメガ6脂肪酸やその他の物質のレベルを妨げることなく欠乏を解消するのに十分です。しかし3ヶ月を過ぎたら、1日 2g 以内に抑えることを勧めます。

興味深いことに、私の患者はEFA検査でオメガ6脂肪酸欠乏が見つかります。モニタリングや検査なしに、何ヶ月もオメガ3脂肪酸サプリメントを高容量摂取した時に見られます。これは多くの人にとっては驚きで、普通は問題になるのはオメガ6脂肪酸の上昇であり、特にオメガ3脂肪酸との比においてだからです。通常私は、最初からオメガ3、オメガ6脂肪酸の両方を勧めます。湿疹、発疹、その他オメガ6脂肪酸欠乏を示す皮膚所見のある患者の場合は特にです。このような場合には、オメガ6脂肪酸をボリジオイルや月見草オイルの形で摂るように勧めるようにしています（皮膚に直接塗布もできます）。

最後に

EPAとDHA、鍵となるこれら2つのEFAは、うつ病の魔法の治療薬ではありません；魚、魚油、タラ肝油も同じくです。しかし、EFAのレベルと比率が不適切な場合に気分の正常化が阻害されることを示す、科学的エビデンスと臨床症例は豊富にあります。精神科医や他の医師たちは、十分なEFAを4：1の比率（オメガ6脂肪酸：オメガ3脂肪酸）で摂取することの重要性を患者に理解させるよう、確実に伝えることが必要です。抗凝固薬を服用しているのでなければ、重篤な副作用のリスクはありません。

標準治療を受けてもうつ病で苦しみ続ける多くの患者がいるので、うつ病という複雑な障害の隠れた要因として、EFAの状態に取り組むのは意味あることでしょう。

コレステロールとうつ病

コレステロール値の上昇は循環器系疾患（主に動脈の閉塞によって起こる心臓発作や脳卒中）のリスクとなることは、多くの人

Chapter 11. E — Essential Fatty Acids and Cholesterol

が知っているでしょう。アメリカ政府と様々な健康団体は、何十年にもわたってそのメッセージを人々に十分に教え込んできました、そしてコレステロールは危険な物質として有名になりました。しかし、コレステロールは体内の生化学と適正な脳機能にとって、貴重かつ不可欠な部分でもあります。脳は体内でもっともコレステロールが多い部分です。

科学的な面から言えば、コレステロールはワックス状のステロイド代謝産物で、体内の細胞中に存在し、血流を通って全身に運ばれます。生体にとって絶対不可欠です。コレステロールは細胞膜機能を適正に保ち、ビタミンDに変換され、性ホルモンやストレスホルモンの原料であり、神経系機能に重要な神経細胞の被覆の主要部分となります。

体は必要に応じてコレステロールを合成し、その大部分は肝臓で行われます。比較的わずかなコレステロール、15％くらいは食事から取り込まれます。体は食事から吸収されたコレステロールに反応します。摂取量が多いと、体内合成は減少します。摂取量が少ないと、体内合成は増加します。

ドイツの病理学者ルドルフ・ウィルヒョウが1856年に唱えた脂質仮説は、20世紀後半に新たな注目を集めました。それによれば、総コレステロールレベルとLDL"悪玉"コレステロールの上昇は動脈内膜を損傷し、循環器系疾患発症の前段階をもたらすとされています。一方、HDL"善玉"コレステロールはコレステロールを運び去り、動脈内膜を保護する働きがあるため、HDLの上昇は良いと考えられています。総コレステロールの現在のガイドラインは以下のとおりです。

　　　　理想的範囲　　：200mg／dl 未満
　　　　境界域　　　　：200〜239mg／dl
　　　　高リスク域　　：240mg／dl 以上

心臓発作の主原因として数十年前にコレステロールが名指しされて以来、循環器疾患の原因についての私たちの理解はより精緻なものになっていますが、コレステロール値を下げるために近年は多大な努力が払われています。例えば多くの研究で、コレステロール値上昇の人の中で心臓発作や脳卒中を発症しない人がいる一方で、心臓発作や脳卒中を発症した多くの人でコレステロール値上昇が見られないことが示されてきています。それでもなお私たちは、総コレステロール値とLDLレベルを下げるように奨励され続けています。

このような推奨はメンタルヘルスにとっては良いことではないでしょう。というのは、総コレステロール値低下とうつ病や自殺との関連が報告されてきているからです。1980年代のいくつかの研究では、総コレステロールレベルが低すぎると、うつ病の発症リスクが増大し、同時に自殺や事故や殺人による死亡リスクが増大することが示されました。低コレステロールの人では、殺人の被害を受けるリスクがあります（同時に、低コレステロールは殺人加害者にも見られます）。

低コレステロールとうつ病

低コレステロールとうつ病発症リスク増大とを関連づける研究が、いくつか出ています。以下の例を考えてみましょう。

1. 1993年に*Lancet*に発表された論文では、"70歳以上の男性の中では、診断分類で確定されたうつ病は、総コレステロール低値のグループではコレステロール高値のグループに比べ3倍多く見られる"と報告されている。
2. 2000年に*Psychosomatic Medicine*に発表された研究で、研究者は、40歳から70歳の男性において、コレステロール値と抑うつ症状とを比較しました。低コレステロール値が長く

続いている男性では、コレステロール値が高い男性より"うつ病症状を呈している割合が大きい"ことを見出した。
3. 低コレステロールの女性もうつ病になりやすい。1998年、スウェーデンの研究者たちは、31才から65才までのストックホルム及びその周辺の健康女性300人を対象に、コレステロールとうつ症状を調べて結果を報告しました。コレステロールが最低値のグループ（最も低い10%タイル値）では、その他のグループに比べて明らかに多くのうつ症状が見られた。
4. *Psychiatry Research* に発表された2001年の研究は、アイルランドのプライマリー・ケアの患者を調べた。低コレステロール値とうつ病評価尺度の抑うつ傾向の高さは関連していることを見出した。
5. イタリアの研究者は、うつ病の入院患者186人のコレステロールレベルを測定した。低コレステロールとうつ症状の関連を見出した。

他の研究でもこれと同じような結果であり、例えば2008年のメタ解析では、総コレステロール値が高いとうつ病の割合が低いという結果が出ています。最近発表された非常に興味深い研究では、うつ病患者のHDLの値を調べています。HDLの低値は"うつ症状の長期化"に関連しているという結果が出ました。

低コレステロールと自殺

うつ病症状の苦しみはとても過酷です。そして大きな怖れのひとつは、うつ病の苦悩の真っただ中で、人は生き続けることに何も見出せなくなるということです。

低コレステロールと自殺との関連についての初期のエビデンスは、*Multiple Risk Factor Intervention Trial*研究からのものです。

第 11 章　必須脂肪酸とコレステロール

この大規模の研究では、何十万人ものボランティア被験者を対象に、様々な健康因子を長期にわたり調べています。この研究のデータは、ミネソタ大学の研究者によって分析され、総コレステロール値が 160mg／dL 以下の人ではコレステロール値が高い人に比べ、自殺傾向が高いことがわかりました。他の研究も同様に警鐘を鳴らしています。

1. 2008 年の研究では、双極性障害で入院中の男性 40 人を調べている。20 人には過去に自殺未遂歴があり、その他の 20 人にはなかった。平均では、自殺未遂歴のある人のほうがコレステロールと脂肪とも血中濃度が低かった。
2. 同じ年に *Journal of Clinical Psychiatry* に発表された論文で、自殺未遂歴のある患者 417 人、入院中の精神病患者で自殺未遂歴のないもの 155 人、そして健康対照群についてそれぞれのコレステロールレベルを調べた結果が報告された。この研究から、低コレステロールは自殺未遂と関連していることが示唆された。
3. 自殺手段の選択、たとえば銃で自分を撃つか薬物を用いるかなども、コレステロール値に関連しているであろう。2008 年に *Psychiatry Research* に発表された研究は、自殺未遂を暴力的な手段で行った者 19 人を、非暴力的な手段で行った者 16 人、および健康人 20 人と比較した。研究者は "暴力的自殺未遂者では非暴力的自殺未遂者に比べ、総コレステロールとレプチンのレベルが著明に低値であった" ことを見出した。

低コレステロールと自殺との強い関連は、2004 年の研究で強調されました。この研究は、総コレステロール値の低下は自殺リスクの指標として使えると結論付けています。この研究は、大うつ

病を伴う自殺未遂歴あり、うつ病で自殺未遂歴なし、及び健康対照群について調べ、各グループ間でコレステロールレベルに著明な差があることを見出しました。

血清総コレステロール値の平均は健康対照群で190mg／dL、うつ病で自殺未遂歴なし群で180 mg／dL、うつ病で自殺未遂歴あり群で150mg／dLでした。この研究から総コレステロールレベルは、自殺リスクあり（180 mg／dL以下）と、自殺リスクかなり大（150mg／dL以下）を推測する尺度として使えることが示されました。

多くの研究で、低コレステロールが人を自殺や自殺未遂へと駆り立てる可能性があるかどうかについて調べられてきました。研究は結論の一致を見てはいませんが、多くのエビデンスが、低コレステロールと自殺、特に暴力的な自殺とは関連があることを示しています。

低コレステロールレベルと関連している暴力的行動は、自殺だけではありません。殺人を始め、他人に向けられるその他の暴力も、低コレステロールと関連しています。スウェーデンの研究者は、24才から70才までの男女約8万人のコレステロールの1回測定値と、その後の暴力犯罪による逮捕とを比較しました。研究者達は"低コレステロールは後の暴力犯罪の増加に関連している"と報告しました。

コレステロールとうつ病をつなぐものは？

低コレステロールとうつ病、自殺、暴力との関連についての研究では血清コレステロール値を調べました。これは血中のコレステロールの分量です。しかし、脳内のコレステロールの量については、どうでしょうか？

カナダの研究者たちは、2007年 *International Journal of Neuropsychopharmacology* に発表された研究で、この疑問について初

めて調べました。研究者たちは、自殺した男性41人と、脳の直接損傷がなく、自殺以外の突然の原因で死亡した男性21人について、脳の様々な部分のコレステロール量を測定比較しました。結果は大変興味深いものでした——自殺を暴力的なものと非暴力的なものとに分けると、暴力的な自殺者ではその他の人に比べ、脳の灰白質のコレステロールが少ないことがわかったのです。これは特に前頭葉で著明に見られました。前頭葉は、計画、認知面の柔軟性、抽象的思考、適切な行動の開始と不適切な行動の抑制、知覚情報の正しい取捨選択に関するプロセスなど、遂行機能にたずさわっています。前頭葉の皮質は、主に良好な決定を行う能力をコントロールしています。

　精神医学の世界ではよくあることですが、なぜ低コレステロール値がうつ病に結びつくのか、正確なところはわかっていません。コレステロールは、生体内で多くの重要な生理機能を持つ分子に変換される重要な前駆物質です。これらの分子は、直接的、間接的に、私たちの気分や最適な脳機能に影響を与えています。神経伝達物質セロトニンの合成と利用を抑制することにより、コレステロールレベルの低下は脳の生化学的プロセスを変化させている、という理論を提唱している研究者がいます。第8章で、コレステロールはDHEA、テストステロン、エストローゲンなど、すべてのステロイドと性ホルモンの合成に重要であることを学んでいます。第13章では、ビタミンDはコレステロールと紫外線の助けで合成されることを学びます。

　別の仮説は、コレステロールは炎症に関与しているという知見に基づき、低コレステロールとうつ病をリンクしているのは、慢性の軽度炎症であるとしています。様々な考え方が提示されていて、将来の研究で間違いなく低コレステロールとうつ病の"ミッシングリンク"が見つかるでしょう。

危険な風潮

一方、私たちが危険な風潮に気づき始めたのは重要なことです。私は今日まで長年にわたって、うつ病と低コレステロールの関連性について注目してきました。そして多くの人々がコレステロールレベルを急減させるスタチン系薬剤の投与を受けるようになり、ますます警戒心を強めています。

> 42才、重役ダニエルは、うつ病と不安で私のところにやってきました。大学時代にうつ病で苦しみ、その後は良好に過ごしていました。検査データをチェックして、彼の総コレステロール値が125mg／dLであることに問題を感じると伝えました。1年前に、コレステロール値が200 mg／dLに達した時から、予防的な理由でスタチン投与を受けていました。スタチンでコレステロールレベルが低下するとともに、彼の気分も低下してきました。ダニエルの主治医はスタチン投与中止に同意してくれました。3ヶ月のうちにダニエルのコレステロール値は正常に戻り、抑うつ気分は投薬なしに奇跡のように消失しました。

ある製薬会社はFDAから、**コレステロールレベルの高値すらない人**に向け、予防的な方法としてスタチン系商品の宣伝を開始する承認を得ました。もし体内での炎症レベルの亢進に加え、高血圧のような循環器系疾患の別のリスクファクターを抱えているとしたら、スタチン処方は適切でしょう。

古い基準では、現在、約8,000万人のアメリカ人がスタチン処方を受けることになります。スタチン処方の新しい基準では、それに適合するアメリカ人の数は約650万人増加します。多くの私の患者は、"コレステロール値がわずかに上昇したとか、正常範囲の上方にあるとかに過ぎないのに、家庭医や循環器科医にスタチンやその他のコレステロール降下薬を服用するように強く勧め

られた"と話してくれました。医師はしばしばコレステロール降下薬を正常コレステロールレベルの患者に処方します。特に、糖尿病、心疾患の家族歴、その他の心血管系のリスク要因を持っている患者に対して、です。循環器科の視点からは理にかなっているでしょうが、精神医学的観点からは余り賛成できません。"コレステロール文化"は、心理面にどのような結果をもたらすか考慮せずに、声高に"コレステロール値を下げよう"と唱えています。

もし患者の総コレステロール値が165以下であったら、それがうつ病に関与しているファクターかもしれないと、精神科医は考えるべきです。もし140以下であったら、コレステロールレベルを165以上に戻すべきです。ある患者にとっては、コレステロールレベルを上げるのは、単にコレステロール薬剤を調整して、自然にコレステロールレベルを上昇させるだけの問題です。他の患者にとっては、卵やその他のコレステロールの多い食物を含むよう食事を変えることを意味します。これを患者は主治医の協力のもと、心血管系のリスクファクターを適正にモニターしてもらいながら行うべきです。

見逃してはいけないこと

コレステロールやEFAとうつ病との関連性はすぐには明白とはならず、またちょっとした検査作業を要することがしばしばですが、その関連は密接です。必須脂肪とコレステロールの欠乏の結果どうなるかを理解することは、うつ病の効果的治療に重要です。薬物によるものか、遺伝的なものか、食生活の結果によるものかなどにかかわらず、低コレステロールは私たちの脳が適正に働くのを妨げます。低コレステロールはうつ病の発症に関与し、うつ病からの順調で持続的な回復の障害になりうるのです。

第12章

運動とエネルギー

"ええ、それが良いのはわかっています。"私が、マリッサに運動を勧めた時、彼女は、そう答えました。"運動のことはよく考えているし、ヘルスクラブの会費も払い続けています。でも、エネルギーがありません。そう、とにかくエネルギーが足りないのです。"

うつ病を患っている多くの患者が、運動がうつ病症状を軽快する助けとなることを知っていても、運動に必要なモチベーションとエネルギーをかき立てるのに苦労しています。しかし、私は、うつ病に苦しむ人々にとって、運動することが不可欠だと信じています。単純に何かをすることが重要であり、何をするのかは重要ではありません。ウォーキング、水泳、ウェイトリフティング、ダンス、自転車、ガーデニング、太極拳、エアロビクスなど何でも良いのです。

この章の後半では、患者が、運動を始めるのに必要と思われるエネルギーを得るのを助けるために、私が推奨する特別なサプリメントについて説明します。しかし、まず初めに、運動の抗うつ効果について見てみましょう。

科学は運動を支持している

運動がうつ病症状を軽減する助けとなり得るという考えは、新しいものではありません。もし、あなたがインターネットで国立

第12章 運動とエネルギー

医学図書館を調べたら、1970年に遡って、運動の心理学的効果について調べた研究を見つけることができるでしょう。ここで、最近のいくつかの研究からの知見を紹介しましょう。

1. コロンビア大学疫学部のある研究者は、国の併存疾患調査に参加した8,098人の被験者から収集した運動習慣と精神状態に関するデータを調べました。調査に参加した成人の中で60.3%は定期的に身体運動を行っており、彼らは大うつ病と不安障害に明らかにかかりにくいことがわかりました。
2. 国立衛生研究所は、年齢20歳から88歳の男性5,451人、女性1,277人について運動の効果をアセスメントしました。この研究では、運動として特に、ウォーキング、ジョギングとランニングを調べ、どの程度の頻度で運動しているかによって、被験者をランクづけしました。より多くの運動をした人々は、うつ病症状を有する傾向が少ないことがわかりました。しかし、憂うつな気分を払拭するのに、マラソンは必要ありませんでした。実際に"用量反応"のピークは、週に11－19マイルでした。これは1日当りでは1.6－2.7マイルです。
3. 20歳から45歳までの、軽度から中等度のうつ病患者8人を対象にして、大うつ病障害に有酸素運動が効果的な治療かどうか、同様にどの程度の運動が必要かをテストする研究が行なわれました。うつ病の重症度を測定するのに、広く使われているうつ病テストであるハミルトンうつ病評価尺度を用いました。参加者は無作為に4つの運動グループに割り付けされました。最も活動的なグループは、公衆衛生が推奨するレベル（1週間の多くの日に、適度から激しい運動を30分行う）に沿って、週5回運動を行いました。12週間後、最も活発に運動を行ったグループでは、HDRSの抑うつスコアが47%減少しました。なんらかの薬剤療法に匹敵する改善がありま

した。

4. 初産後の女性において、運動の利点をテストしました。初産後女性の13%が産後うつ病を発症します。80人のボランティア被験者が研究に参加し、その全員がエジンバラ産後うつ病自己評価票で、10点以上でした。参加者は、2つのグループに分けられました。1つ目のグループは、運動サポート群で、週3回（1回は病院で、2回は自宅で）、スーパーバイザーによる指導の下、3ヶ月間運動を行いました。コントロール群では、標準的なケアだけを受けました。産後5ヶ月の時、運動サポート群の女性は、運動をしなかった女性グループと比て、うつ病スケールの得点がより低い傾向が見られました。

5. デューク大学の研究者たちは、運動と、標準的な抗うつ薬の長期的効果を、大うつ病障害の成人156人を対象に比較研究しました。ボランティア被験者参加者は、無作為に3つのグループに分けられました。1つ目は、4ヶ月間の有酸素運動グループ、2つ目は、サートラリン（ゾロフト）による治療グループ、3つ目は、これら両方を受けました。4ヶ月後、3つのグループの結果はどれも似たようなものでした。つまり、運動のみのグループ、ゾロフト治療のみのグループ、両方を受けたグループ、いずれのグループでもうつ病症状軽減の効果は同じでした。しかし、6ヶ月後には、運動をしてうつ病症状が改善した患者グループは、運動しなかった患者に比べ、再発する傾向が低かったのです。研究者たちは、運動は大うつ病障害に適した治療法であり、"相当な治療的利点に関連している"と言及しました。

6. ウェイトリフティングも"抗うつ効果のある運動"と言えます。ハーバード医学大学院のある研究者は、シニア世代の市民（平均年齢71歳）におけるウェイトリフティングの効果を調べました。参加者は無作為に2つのグループに分けられま

した。第1のグループは、運動群で、始めの10週間は、スーパーバイザーの指導の下、その後10週間は、スーパーバイザーなしでウェイトリフティングを行いました。第2のグループは、コントロール群で、運動的な治療はまったく受けませんでした。20週間後、ウェイトリフティングを行ったグループでは、運動を行わなかったグループと比べ、うつ病スコアが明らかに低い結果となりました。その後2年間、参加者は、運動するか否か自分の好みで選択するようにまかされました。再度、テストをした際、もともと運動群に割り付けられていた人々は、うつ病スコアが低い状態のまま維持されていました。このことは、運動は長期的な効果があることを示唆しています。

7. ヨガの抗うつ効果は以前から報告されており、いくつかの研究で、この心身運動が効果的であることが示されてきました。このような研究の1つでは、軽度うつ病の若年成人が、ヨガクラスに参加するグループと、ヨガに参加しないコントロール群の2つに、無作為に割り付けられました。5週間後、ヨガクラスに参加した人たちでは、うつ病症状が明らかに軽減していました。これと同様の研究では、プロのミュージシャンのメンタルヘルス症状の評価をしました。彼らはしばしば、ストレス増強と演奏不安に悩まされています。15人のミュージシャンがヨガと瞑想を行い、別の15人はヨガと瞑想に加えてグループクラス参加と、"ヨガ的ライフスタイル"に重点をおいたディスカッションに参加しました。そして、さらに別の15人はコントロール群として、ヨガも瞑想も行いませんでした。2ヶ月後、ヨガと瞑想のグループに参加した人たちで、コントロール群の人たちと比べて、うつ病、全般的な不安や緊張、怒りなどを感じることが明らかに少ないことがわかりました。

8. 太極拳と呼ばれる古代アジアの運動形態も、うつ病症状の軽減に効果的です。変形性関節症とリウマチ性関節炎の人、高齢者の人、そしてその他の人を対象に行った研究で、太極拳の効果が示されました。太極拳の抗うつ効果は、その運動そのものから、そして、通常グループで行うために、参加者が社会的な相互作用の恩恵を受けているという事実から生じているのかもしれません。

9. 運動の抗うつ効果は非常によく知られているので、2009年6月のCurrent Psychiatryでは運動処方という記事も掲載されています。この記事では、それまでの研究をレビューし、精神科医がうつ病患者に運動をとり入れ、それを継続するようサポートすることを勧めています。特に、この記事は、精神科医に"治療計画や処方としての運動について患者に助言し、運動について診察の度に話し合う"ことを提案しました。これは、素晴らしいアドバイスです。なぜなら、最近U.S. News & World Reportの中で言及されたように、運動には次のような効果があるからです。

>   ストレスの有害作用をくつがえす
>   落ち込んだ気分をあげる
>   学習を促進する
>   自尊心を生み出し、ボディーイメージを改善する
>   高揚感を持続させる

運動は、抗うつ薬と同様、神経伝達物質を調整するというメカニズムで、気分を改善しうるのです。最近、ジョージア大学の研究者たちは、運動が脳内の神経伝達物質ガラニンのレベルを上昇させる遺伝子を活性化させることができることを示しました。これは、結局、ノルエピネフリンに影響し、体のストレス反応を減

少させるのです。

　新しく発表されたある研究では、運動が幼少期のトラウマによるダメージから脳を癒す助けにもなりうることが示唆されています。オーストラリアのニューサウスウェールズ大学の研究者たちは、新生ラットを母親から一定期間分離し、高いレベルのストレスを与えました。このラットたちは、母親から引き離された後、通常のえさを食べるグループ、高脂肪食を食べるグループ、運動用の回し車で自由に運動するグループ、そして、運動と高脂肪食を取るグループのいずれかに無作為に割り付けられ、11週間過ごしました。幼いラットを母親から分離すると、脳に測定可能な変化を生じました。この変化は、長時間にわたる運動を許されたラットでは可逆的でした。（高脂肪食のラットにおいても同様でした）。研究者たちは、"運動は母子分離により引き起こされた早期ストレスに続いて生じる、行動と代謝の変化に良好な効果をもたらす。"と結論づけました。

運動はどのように効くのか？

　私たちはまだ、運動がどのようにうつ病を軽減するのか、正確なところを特定したわけではありません。次に挙げるようないくつかの可能性があります。

身体的要因

* エンドルフィンやその他の"快感"ホルモンの放出を促進する。
* ノルエピネフリン、セロトニンその他の脳内化学物質のレベルや効果を変化させる。
* "ストレスホルモン"のコルチゾールレベルを低下させる。
* 体温を上昇させる。

心理的要因
* 心を日常の活動とストレスから切りはなす。
* 運動の目標を達成して、自尊心を向上させる。
* より強く、より柔軟で、よりスリムになり、セルフイメージが改善する。
* 他者との交流を促進する（なんらかの運動活動で）。

究極の答え：ただ運動するだけ

　運動がうつ病症状軽減に役立つことが証明されてきていますが、疑問は残ります。正確には、どのタイプの運動がベストでしょうか？どの程度の頻度で、どのくらいの時間、そして1セッションはどの程度の負荷で運動するべきでしょうか？　研究はこれらの疑問、そしてそれ以上の疑問について調べてきましたが、決定的な答えには至っていません。

　とにかくまず、運動を始めましょう！　ジョギングが大好きならジョギングをしましょう！　もし、バレエやヨガが好きなら、それも素晴らしい。野球やガーデニング、ウェイトリフティングやバスケットボールを楽しみたいなら、それをしましょう！　あなたにできる最も重要なこと、それは始めることです。研究では、抗うつ効果を得るためには、あるレベルの集中力が必要であることが示されています。しかし、多くのうつ病の人々は、エネルギーとモチベーションに欠けており、体調がよくありません。ですから、私は、まず運動を始めてみましょうと言っています。最初は、運動の利点は比較的小さいかもしれませんが、やがて効果が出始め、そのうち次のレベルへのステップアップがより容易になります。

　運動に関してすべての疑問に答える明確な研究を待ち、"完璧な"運動プランを考案しようとしないでください。どのくらいのカロリーを消費したかを正確に計算しないでください。自分を他

人や自分の理想の姿と比較しないで下さい。ただ、始めることです。あなたの主治医と一緒に、運動のプランについて相談するのは、いつでも助けとなるでしょう。

エネルギーなしでどうやって運動できるのか？

運動は脳内化学物質を促進し、エネルギーを増加させますが、もし、始めるエネルギーがない場合、どうやって始めるのでしょうか？うつ病から来る活力低下を克服するのはとても困難でしょう。"まるでガソリンが切れた車みたいです。動けません。"これは、私の患者の言葉です。"運動したいのです。でも、ダメです。"

以前から精神科医は、非常に多くのうつ病患者がエネルギー不足を訴えていることは知っていました。2008年のJournal of Affective Disorders に掲載された論文では、大うつ病障害患者約2,200人のデータを用いて、中等度からより重症の大うつ病障害患者がもっとも一般的に苦しんでいる身体症状は何かを調べました。上位5位の症状は、以下の通りでした。

愁訴	患者のパーセント
疲労感、虚弱、全体的な疲れを感じる	78%
友人とはちがい、身体面の健康状態が良くないと感じる	59%
過去数年間、大半の時間、健康だと感じない	54%
体のいくつかの部分が弱いと感じる	45%
頭痛	5%

精神科医はこれらの身体的症状を、投薬や治療で解決することを願い、取り扱わない傾向があります。しかし、ここまでに学んだように、うつ病治療をうけている患者の3分の2以上は、疲労

などの症状で苦しみ続けています。現在新しい研究では、疲労等のうつ病の身体症状に取り組んでいます。研究の結果から、体のミトコンドリアの関与が示唆されています。

ミトコンドリアは体細胞内にある小さな構造物で、"細胞のエネルギー工場"として働き、細胞のアデノシン三リン酸（ATP）のほとんどを創り出しています。細胞の"エンジン"で、ATPは"ガソリン"として働きます。ミトコンドリアは、他の細胞機能にも関与し、例えば、細胞の成長と死の調整機能などがあります。ミトコンドリアが損傷を受けると、細胞が利用できるエネルギーが減少します。これは、結局、細胞の機能を妨げることになります。2008年に、スウェーデンとアメリカの研究者チームは、筋肉組織内のミトコンドリア機能および"身体愁訴"について、大うつ病障害患者21人と、健常者コントロール群10人とを比較しました。このような研究が行われたのは初めてで、結果は興味深いものでした。研究者たちの言葉によると、"ミトコンドリアの機能は、身体症状に関する自己申告データと、とても強い相関関係にあります。"つまり、ミトコンドリアの活動が弱くなると、細胞エネルギーが少なくなり、身体的不快感へとつながるのです。

ミトコンドリア機能低下は、精神的不調とも関連がありうるのでしょうか？　人間の脳は多くのエネルギーを必要とし、非常にたくさんのミトコンドリアを含んでいます。生命維持に不可欠なミトコンドリアへのダメージが、うつ病やその他精神障害の根本的原因になりうると判断しても不思議ではありません。この理論は、動物研究で研究されてきており、ストレスがミトコンドリアのエネルギー産生を阻害することが示されています。

人体のすべての細胞内のエネルギー産生にミトコンドリアが重要であることが理解できれば、うつ病の新しい治療方法がわかります。さらに、絶え間なく続く疲労やその他うつ病にともなう身体症状に対処する方法がわかります。つまり、ミトコンドリアを

サポートすることです。その方法は、3ステップあります。まず、可能な限り体を健康に保つこと。次に、ミトコンドリアをサポートする機能が知られている自然の物質を用いること。3つ目は、運動を始められるよう疲労を克服するために、エネルギーを増強するサプリメントを使用することです。このステップは、"うつ病—疲労—動けない—うつ病の増悪—疲労増強"という最悪の循環を裁ち切ります。

　THE ZEEBrA プログラム全体は、相乗的なプログラムで体を強力にし、エネルギーを創り出します。より良い睡眠はエネルギーを蓄積します。ストレスを軽減すること、消化を改善すること、ホルモンレベルを最適化すること、エネルギーを損なう食べ物を除去すること、そして必要な栄養すべてを十分に取ることなども、エネルギーを蓄えるのです。THE ZEEBrA の勧めに従って続けていれば、健康も良くなり、エネルギーも増加します。さらに運動を取り入れると、健康もエネルギーも一層促進されます。そして、厳選されたサプリメントがエネルギー増強を助けてくれます。

"運動阻害性無気力"をビタミン B_{12} で克服する

　エネルギーに関連して、THE ZEEBrA プログラムで重要な要素の1つはビタミン B_{12} で、シアノコバラミンとして知られています。B_{12} は他のビタミンB群と共に働き、体の中でたくさんのタスクをこなします。例えば、神経系や免疫系を強化、筋緊張と健康な肌の維持を補助しています。B_{12} はエネルギー代謝に必要不可欠な役割を果たし、B_{12} 不足はエネルギー不足を引き起こします。実際、疲労はビタミン B_{12} 欠乏で最もよく見られる症状です。（他の症状はうつ病です。）過去のある時期には、医者は、疲労感のある患者や消耗し切った患者に、定期的に B_{12} を注射していました。

Chapter 12. E — Exercise and Energy

他の多くの自然療法の場合と同様に、B_{12} は新薬の波により片隅に追いやられ、それにふさわしい広汎な試験は行われませんでした。

私は、血中 B_{12} レベルが低い人、正常範囲で低めの人、さらには"正常範囲"の人の場合でも、B_{12} がエネルギーを上昇させることを見出してきました。B_{12} レベルがまったく正常範囲の時にも、B_{12} がエネルギーを上昇させることもあります。しかし、最適なレベルとは何かについては異論があります。"正常"範囲は通常、1ミリリットル当たり 200 – 900 ピコグラム（pg/ml）とされています。この正常範囲はかなり巾が広く、上限は、下限の 4.5 倍になります。値が 200 の人が、900 の人と同じくらい健康だと言えるでしょうか？ 250 の値が 850 と同じくらい良好でしょうか？ 中間の値をとって 400 – 500 の間が"正常"だと、言う医師もいます。しかしながら私は、B_{12} がさらに高い値、つまり 800 – 900 の時に、エネルギーレベルがはるかに良くなることを見出してきました。ビタミン B_{12} については、第 13 章で詳しく説明します。ここでは、B_{12} が低いとエネルギーレベルが低くなること、エネルギー産生に使用できる B_{12} の量が増えるとメリットが大きいこと、とくに高齢者や完全菜食主義者、そして胃食道逆流やその他の理由で制酸剤を服用している人にとっては、B_{12} がとても役立つことなどを知っておいていただきたい、とだけお伝えします。制酸剤を服用している人々は、ビタミン吸収に問題がある場合があります。動物性食品や乳製品を摂取しない完全菜食主義者は、動物由来の食べ物に含まれる B_{12} を摂取していません。

その他の薬剤も、体がビタミン B_{12} を使うことを妨げます。例えばアモキシシリンやその他の抗生物質、コレステロールレベルを下げるコレスチポールなどです。

第12章 運動とエネルギー

カルニチンで細胞のエネルギー工場にエネルギーを与える

B_{12} が全体のエネルギーレベルに役立つのに対して、カルニチンと呼ばれるサプリメントは、特にミトコンドリアのエネルギー工場を活性化させるのに役立ちます。

カルニチンはアミノ酸から作られる天然物質で、体内のほとんどの細胞に見られます。その名前は、ラテン語の肉（carnus）と言う言葉に由来します。カルニチンは、最初は肉から抽出されたからです。カルニチンの重要な役割の1つは、ミトコンドリア内でのエネルギー産生補助です。カルニチンは脂肪酸をミトコンドリアの中に運び、そこで脂肪酸はエネルギー放出のために"燃やされる"のです。

エネルギーブースターとしてカルニチンを用いた研究がいくつかあります。それらの研究の1つは、センテナリアン（100歳以上の人）を対象に行われました。なぜなら、彼らセンテナリアンが疲労に悩んでいることが多いからです。66人のセンテナリアンが、カルニチン（レボカルニチン）2g、またはプラゼボを、それぞれ毎日6ヶ月間摂取する2群のいずれかに無作為に割りつけられました。カルニチンを摂取した人は、プラセボを摂取した人に比べて、心身疲労が少ないことがわかりました。カルニチンのサプリメントは、慢性疲労の人々で、エネルギーレベルを回復させるのに役立ちました。慢性疲労では、カルニチンの血中レベルが低いのが特徴です。カルニチンは、癌、大人のセリアック病、その他の病気に関連した疲労の治療にも使用されてきました。

カルニチンは、食べ物（1番良いのは、肉、牛乳、鳥肉と魚）から取ることができます。また、体内では肝臓や腎臓でアミノ酸のリジンとメチオニンから作られます。カルニチンのサプリメントには様々な形があります。例えば、L-カルニチン、アセチル-L-カルニチン、プロピオニル-L-カルニチンなどです。アメリカ政府は、

Chapter 12. E — Exercise and Energy

　食べ物からの摂取と体内生産で十分と推定して、1日のカルニチン最小摂取量を設定していませんし、ふつう私たちがカルニチン不足の検査をうけることもありません。ですから、患者の体内での生産が十分か、またもし十分としても、患者の体がカルニチンを運搬し使えるかどうか、ふつうはわかりません。カルニチン欠乏状態かどうか決める簡単なツールはなく、うつ病の患者にはカルニチン補充療法をよく勧めています。この療法をしていない時、私の患者である57歳のジョンは、"あなたが私の頭に銃を突きつけたとしても、運動のエネルギーを奮い起こすことはできないでしょう"、と言いました。

　多くのうつ病患者が、カルニチンから多くの恩恵を受けています。カルニチンは彼らに、運動に必要なエネルギーの増加をもたらし、さらに、うつ病と戦うために彼らのライフスタイルを変化させます。ジョンには、カルニチンがとても良く効きました。カルニチンとその他の栄養サプリメントを3ヶ月間摂取した後に、"私に運動させるために、もう銃は不要です。運動しなさいと言う必要もありません。毎日の散歩が楽しみです。"と彼は私に言いました。

　エネルギー生産に充分なカルニチンを確実に摂取するために、私は、いつも500mgのカルニチンを1日に2回摂取することから始めるように薦めます。それから数週間かけて徐々に増し朝食前と昼食前に各1gずつ摂取するところまでもっていきます。過剰なカルニチン補充療法の副作用は、1日に3g以上摂取した場合に生じます。副作用には、吐き気、下痢、腹部仙痛などがあります。カルバマゼピンやデパコートのような抗けいれん薬や、化学療法薬剤であるドキソルビシンは、体のカルニチンを涸渇させることがあるので覚えておいてください。

CoQ10で、カルニチン効果を強化する

　カルニチンの効果は、コエンザイムQ10（CoQ10）を一緒に摂取した場合、強化されます。CoQ10は天然のビタミンのような物質で、エネルギーを生産するミトコンドリアの中に見られます。"細胞エネルギー工場"の一部として、CoQ10は、細胞エネルギーの主要な源であるATP産生を補助します。エネルギー増強作用に加え、CoQ10は抗酸化作用があり、免疫システムを強めます。

　いくつかの研究で、CoQ10はエネルギーレベルの上昇をサポートすることが示されてきました。ある二重盲検法プラセボコントロール試験では、平均年齢37.5歳の17人の健常被験者を、無作為に3つのグループに割り付けました。第1のグループは100mgのCoQ10を、第2のグループは300mgのCoQ10を、第3のグループはプラセボを、それぞれ摂取しました。彼らは8日間毎日サプリメントを摂取し、自転車での運動能力を測定した後、別のグループに移りました。研究が終了時まで、全参加者は3グループすべての物質（100mgのCoQ10、300mgのCoQ10、プラセボ）を摂取し、本人たちも医者たちも研究が終わるまで、いつ各々の処方を摂取していたのか、知らされませんでした。いずれかの量のCoQ10を摂取していた間は、プラセボを摂取していた時に比べて、疲労が少なく運動能力も良いことがわかりました。

　CoQ10サプリメントは、慢性疲労症候群の治療に使用されており、私は、うつ病に関連した疲労の克服にもとても役立つことを見出しました。最新の研究では、CoQ10サプリメントが運動能力を改善することがわかっています。エネルギー不足を訴える患者には、カルニチンに加えCoQ10を勧めています。CoQ10は脂溶性分子で、ユビキノンとユビキノールという2つの形で入手可能です。ユビキノールは、体内で最もアクティブなCoQ10の形で、ユビキノンから合成されます。うつ病の治療には、もし可能であれば、ユビキノールをカプセルで1日100mg、あるいは、ユビキノ

ンを1日200mgまでを勧めています。これらは脂溶性なので、脂質を含んだ食物と一緒に摂るのが良いでしょう。

体は、チロシンと多くの栄養素を用いてCoQ10を創り出し、CoQ10は食べ物にも含まれています。CoQ10を含む食品には全粒穀物、サケやその他の脂がのった魚、レバーのような内臓肉などがあります。ある種の薬剤、たとえばコレステロールを下げるスタチン系の薬剤、不整脈や高血圧でまず使われるβブロッカー、うつ病に使われるイミプラミン（トフラニール）などは、体内のCoQ10を涸渇させます。

リボースとホエイで細胞エネルギーを創り出す

特別な糖であるリボースは、体内にあり、細胞にエネルギーを与えるATPを産出します。リボースは、ATP産生過程において必要不可欠な成分ですが、単なる原材料ではなく、それ以上のものです。細胞内のリボースの存在はATPの産生を促進するからです。つまり、原料としての役割と、より多くの細胞エネルギー産生を指示する"生産管理者"としての役割の両方を果たします。

リボース（D-リボースの形）が慢性疲労症候群または線維筋痛症の患者の、エネルギーレベルを改善できるかどうかを調べたある研究で、エネルギー産出サプリメントとしてリボースを使用することがテストされました。これは非盲検試験なので、被験者たち自身も医師たちも、ボランティア被験者たち全員がプラセボではなく本物のリボースを摂取していることを知っていました。41人のボランティア被験者たちは、毎日、D-リボース15gを摂取し、研究期間終了時には、エネルギー、睡眠、精神的爽快感、健康状態において、明らかな改善を示し、痛みが軽減されるのを体験しました。この参加者たちが感じたエネルギー増加の平均は45%でした。

エネルギーを産出するリボースの特徴は、スポーツ選手でも見られます。デンマークの研究者たちは、8人の健康なスポーツ選手に断続的に激しい運動を1週間行わせ、その後にリボースかプラセボを3日間摂取させました。運動期間後には、参加者たちの筋肉内のATPレベルは約30%下がりましたが、リボースを摂取した参加者は、3日後には正常に回復しました。プラセボを摂取した参加者では、ATP回復には、明らかにより多くの時間がかかりました。

私は、通常、カルニチンやCoQ10に加えて、5gのリボースパウダーを勧めます。さらに、ホエイプロテインアミノ酸の摂取も勧めます。ホエイプロテインアミノ酸は、チーズ製造過程でできる透明な液体から取れるプロテイン成分（アミノ酸）です。ホエイプロテインは、エネルギー産出過程で使われるCoQ10やその他の物質を作るために、体が必要とするアミノ酸を供給します。

これらのエネルギー増強栄養素は、1日2回、私がTHE ZEEBrAシェイクと名付けたもので摂取できます。

このシェイクは、ミキサーで作ることができます。5gのリボースを入れると、このシェイクは本当に"自然な"エネルギードリンクになります。

チョコレートバナナ　THE ZEEBrA シェイク

（1杯分のレシピ）

- 精製されたチョコレートホエイプロテイン（ほかのプロテインでも可）　スプーン1杯
- ミルク（アーモンドミルクまたは、豆乳でも可）　1/2カップ
- プレーンヨーグルト　1/2カップ
- リボース　5g
- フローズンバナナ　1/2本
- クラッシュアイス（必要に応じて）

ミックスベリー　THE ZEEBrA シェイク

（1杯分のレシピ）

- バニラまたはベリーホエイプロテイン（ほかのプロテインでも可）　スプーン1杯
- ミルク（アーモンドミルクまたは、豆乳でも可）　1/2カップ
- プレーンヨーグルト　1/2カップ
- リボース　5g
- フローズンベリー（ラズベリー、ブルーベリー、ストロベリー）　1/2カップ
- クラッシュアイス（必要に応じて）

やる気を起こそう！

　うつ病の人の中には、運動を始めるのに必要なエネルギーを創り出せそうな人もいれば、B_{12}、カルニチン、CoQ10、リボースや純ホエイプロテインの助けが必要な人もいます。運動を始められるのであれば、あなたに効くどんな方法でも良いのです。何時間も続けて運動する必要はありません。最近の研究から、短時間に集中した運動をくり返し行うことは循環器系の疾患のリスクを減少する上で、長時間の運動を時々行うのと同様の効果があることがわかっています。さらに私は患者において、少しずつ運動するだけでも、うつ病サイクルを打ち破り、さらなるエネルギーを生み出すことを見出しました。

　さあ、始めましょう！

第13章

ビタミンBとその他のビタミン

［訳注：この章で原著者は、ビタミンの名称を詳細に使い分けています。日本語訳ではこのような区別を的確に表現できないと考え、あえて原著のままの英語表記を使用します。具体的には葉酸です。folic acid（フォリックアシッド、葉酸）、folate（フォレート、葉酸塩）、L-methylfolate（Lメチルフォレート、Lメチル葉酸）の3つのかたちがあります。ただし、この3つを総称する時は"葉酸"と表記します。読者のみなさんが栄養素の補給を考える際に、たとえば同じ葉酸でも3タイプの間にどのような違いがあるのか、正しい知識を持っていただくことが大切と考え、このような形の訳にしました。ご了承ください。］

十分な量のビタミンとミネラルの補給は、体の健康だけでなく精神的な健康のためにも絶対に必要です。そしてそれは、壊血病や脚気などのような重篤な欠乏性疾患を防止するというだけの問題ではありません。精神的に適度な健康を保つには、神経伝達物質を作り、血糖値を安定させ、気分変動を緩和し、睡眠を改善し、毒素を体内から排出するために、豊富な量の栄養素が必要です。

57歳で孫がいる主婦ナンシーは、本人の表現によれば"少量の抗うつ薬"を30年にわたり服用していました。"多分、効いていると思う"と彼女は言いました。彼女の食事と血液を調べ、ビタミン B_{12} の軽度な低下が見つかりました；つまり基準範囲内の下限ぎりぎりでした。彼女に B_{12} の摂取を増やすよう指示しましたが、基準範囲内ならそれは意味が無いと主張して受け入れま

せんでした。生化学的に人はそれぞれ違っていて、統計上は平均的な範囲に入る数値でも、彼女には低すぎることがありうると伝えました。彼女は納得して B_{12} 摂取を増やしました。その後まもなく、彼女のうつ病は軽快しました。

この章では、あなたの気分を左右しうるビタミンについてお話しします。ビタミンBとビタミンD、神経伝達物質を制御するSアデノシルLメチオニン、またはSAMe（Sアデノシルメチオニン）です。チアミン、リボフラビン、ナイアシン、ビタミン B_6、ビタミン B_{12}、葉酸、イノシトールなどのビタミンB群は、互いに連携して体内の様々な生体反応に関与しています。最も重要な働きとしては、脳細胞内のエネルギー利用のコントロールや、極めて重要な脳の科学物質である神経伝達物質の産生があります。特にナイアシンと B_6 は気分、睡眠、食欲の制御に関わる神経伝達物質、セロトニンの産生を促進します。B群は炭水化物の代謝を通して、気分コントロールの手助けもします。血糖の安定、気分変動の緩和、睡眠改善に関与します。さらに古くなったエストロゲンの肝臓での不活化と排泄に関わっています。そうでなければ、古いエストロゲンが増え、エストロゲン過剰の一因となり、気分変動の原因にもなりうるのです。

ビタミンB群はエネルギー産生経路にも重要であり、クレブス回路と呼ばれるこの経路で栄養素はエネルギーに転換されます。これらのビタミンが十分に供給されないと、エネルギーレベルは低下し、うつ病でよく見られる疲労感をもたらします。

ビタミンB群の欠乏は実際に脳に害を与え、うつ病、不安、易刺激性、集中力低下をもたらします。研究結果は以下のとおりです。

- チアミン低下は脳のグルコース取り込みを阻害し、精神的疲労感と気分低迷の原因となる。

- 葉酸欠乏はうつ病の一因となりうる。
- セロトニンとドーパミンの産生に必要な B_6 が欠乏すると、うつ病や精神的混乱を引き起こすことがある。
- 赤血球の産生に必要な B_{12} が不十分な場合、体内の酸素輸送の問題が生じ、倦怠感、気分変動、易刺激性、認知症、躁病の原因となる。

いくつかの主要なビタミンB（そして他の物質など）がどのように気分に影響しているか、もう少し詳しく見てみましょう。

葉酸（ビタミン B_9）

通常は葉酸と呼ばれる folate は、正常な細胞発育と DNA と RNA の合成に必要です。また SAMe の合成にも必要で、そして SAMe は神経伝達物質代謝に必要です。folate は大腸直腸、乳房、子宮頸部などのガンを予防する場合もあります。また、心疾患に関連するホモシステインという有害物質を分解して、心臓を保護します。長年、医師たちは妊婦に、胎児の脳脊髄欠損のリスクを避けるため、folate のサプリメントをとるよう勧めてきました。folate は胎児の神経管が閉じて脊髄ができ上がるのに必要なのです。

folate とうつ病

folate とうつ病のつながりは1960年代から、医学論文で議論されてきています。数十年が経過し、仮説は国内の権威ある学術機関が行った重要な研究結果に基づく事実に置き換えられてきました。研究結果を以下に示します。

folate は、いろいろな形で、うつ病と関係しています。まず、多くのうつ病患者では、そうでない人と比べ folate レベルが低下していることがわかっています。赤血球 folate レベルは、うつ病患

者ではその他の精神疾患の患者よりも著明に低下しています。一方最近の研究では、folateを多く含む食事を摂取している人はうつ病になりにくいと報告されています。うつ病患者によっては、問題と解決の鍵は食事にある場合があるのです。

2番目には、抗うつ薬治療（薬物とECTも含めて）は、folate欠乏の患者には効きがよくないことがわかっています。同様のほかの研究では、成人の大うつ病患者213人を対象にフルオキセチン（プロザック）を8週間投与しました。その結果、folateの低下と薬剤に無反応であることとの間に関連が見いだされました。このことは抗うつ薬が有効であるためには、ある程度のfolateレベルが必要であることを示しています。そしてこのことが、うつ病の薬物療法の失敗例の説明になっているかもしれません。

3番目には、folateレベルが低いうつ病例では再発の確率が高くなります。つまり、治療でうつ病は改善するかもしれませんが、folateが不十分であると再発傾向が高まるのです。このことは、マサチューセッツ総合病院の研究者たちが、フルオキセチンを服用後改善したうつ病患者を対象にした研究で明らかにしました。研究開始時に患者のfolateレベルを調べ、その後約7ヶ月間にわたってフルオキセチンを投与し続け、経過を追いました。folateのベースラインレベルが、うつ病の再燃に関与していました——folateが低レベルの患者の43%が再発し、一方folateレベルが正常域の患者では再発率はわずか3%でした。

この知見に基づき、標準的抗うつ薬治療とfolateとの併用療法について調べました。10週にわたる研究で、初発の男女うつ病患者にフルオキセチンを連日投与しました。これに加え、1群にはfolic acid 500 μg、残りの群にはプラセボが連日投与されました。研究終了時、薬物と共にfolic acidを服用した女性患者では（男性は該当せず）、プラセボと薬物服用群にくらべ、明らかに良好な結果でした。研究者らは"folic acidの併用は、フルオキセチン、さ

らに、おそらくその他の抗うつ薬の抗うつ効果を著明に増強するシンプルな手段である"とコメントしました。

マサチューセッツ総合病院の精神科医による別の研究では、抗うつ薬にfolateを併用するメリットが裏付けられました。プロザック、ゾロフト、エフェクサー、パキシルなどの抗うつ薬SSRIの服用をしているにもかかわらず、改善が見られないうつ病患者に、薬剤に加えfolic acidサプリメントを8週間にわたり投与しました。8週満了時、患者のうつ病は改善しました。

研究結果をまとめると以下のようになります。

- folateの低レベルはうつ病発症率の増加に関係している。
- folateの低レベルは抗うつ薬効果不良に関連している。
- folateの低レベルは再発率上昇に関与している。
- folateの補給は抗うつ薬効果を増強する。

Folate（葉酸塩）、folic acid（葉酸）、L-methylfolate（Lメチル葉酸）

これまでの部分で"folate（葉酸塩）"と"folic acid（葉酸）"との2語を、まったく同じものであるかのように取り混ぜて使ってきました。しかし実は両者は同じビタミンの異なった形であり、その結果、体は両者を別物として取り扱っています。

- folate（葉酸塩）は多様な食物に見出される自然な形のビタミン。
- folic acid（葉酸）は合成ビタミンでサプリメントや栄養強化食品に添加されている。
- L-methylfolate（5-メチルテトラヒドロ葉酸、またはLメチル葉酸とも呼ばれます）は、葉酸塩（folate）の自然な活性型として、DNA合成、ホモシステインの制御、その他の機能に細胞レベルで関わっている。
- Lメチル葉酸（L-methylfolate）は血液脳関門を容易に通過する。

第13章 ビタミンBとその他のビタミン

　一般的に葉酸サプリメントとしてみなさんが摂取しているのは、合成型の folic acid です。この型の葉酸は身体的活力はアップしますが、脳内では作用しません。脳に影響を与え精神的に良好な状態をもたらすには、まず folate が L-methylfolate に変換される必要があります。この型の葉酸は、体の他の部分から脳を隔離している生理学的な"壁"を通り抜けることができます。この壁が血液脳関門と言われるものです。血液脳関門は中枢神経系（脳、脊髄、脳脊髄液）を取り囲んで守り、物質により通過させたりブロックしたりします。葉酸は L-methylfolate の形で血液脳関門を通過します。脳内に入ると、さらに別の形に変換され、これは気分変動に関与する神経伝達物質、セロトニン、ドーパミン、ノルエピネフリンの合成を助けます。これらの神経伝達物質の量と比率を適正に維持することは、うつ病防止の鍵です。

　多くの人は、食物中の folate やサプリメント中の folic acid を体内で容易かつ効率よく、体と脳の至適な機能に必要な活性型に変換します。しかし、遺伝的特異性のために、これができない人がいます。例えば、MTHFR 多型と呼ばれる遺伝子変異では、folate を血液脳関門を通過できる活性型に容易に変換することが困難です。この遺伝変異を伴う人では、folate を含む食品をたくさん食べても、folate サプリメントをとっても、脳とその周辺領域の folate レベルは不十分なままです。MTHFR 変異を伴う人では変異の無い人に比べうつ病を発症しやすい傾向があること、またうつ病の人では MTHFR 変異を伴うことが多いことが研究からわかっていますが、これは当然のことでしょう。

十分な葉酸塩（folate）があるかどうか

　体内の folate レベルが十分かどうかを、簡単に調べる単一の検査はありません。血中の folate レベルは測定可能ですが、これは脳の周囲の脳脊髄液の folate レベルを常に正しく反映しているの

ではありません。血中レベルは正常範囲であっても脳内レベルが不十分であれば、その人は"機能的な欠乏状態"でありうるのです。folate の状態を調べるもうひとつの方法は、ホモシステインと呼ばれるアミノ酸のレベルを調べることです。folate は体内のホモシステイン分解に関与しています —— folate 欠乏の場合はホモシステインレベルが上昇します。

摂取量

うつ病患者、特に厳格なダイエット制限をしてきた人たちでは、folate 含有量の多い食物を献立に加えるだけで違いが見られます。このような食物としては、アスパラガス、柑橘類、栄養強化シリアル、緑色葉野菜、マメ科植物（エンドウ、豆、レンズマメ）があります。さらに、いろいろな種類のシリアルや穀粉で、folic acid 添加のものがあります。

しかし食事の中に十分な量が含まれていても、folate 欠乏になる可能性があります。前に述べたように、人によっては遺伝的異常があり、folate を血液脳関門を通過できる形に変換できないのです。folate の吸収に問題がある人もいます。さらに、経口避妊薬、抗けいれん薬、制酸薬、ある種の抗生物質、アルコール飲用、喫煙などは folate の代謝を阻害することがあります。

うつ病の多くの場合では、補充が必要でしょう。私は一般的には、L-methylfolate（L メチル葉酸）の形の葉酸を勧めていて、これは血液脳関門を通過するので、MTHFR 多型の人には特にお勧めです。L-methylfolate は薬局、ビタミンストア、健康食品店などで処方箋なしで購入することができます。また、処方薬水準の品質の L-methylfolate も利用できます。製薬会社が栄養補充に再び眼を向けるようになっているのは非常に良いことで、L-methylfolate を用いたうつ病治療の根拠となる研究が次々と発表されています。L-methylfolate は抗うつ薬と共に用いることができます

が、多くの場合は抗うつ薬を用いない治療プランの中核的なサプリメントとなり得ます。

folateとうつ病の関係についての研究結果は、明白で説得力があります。補充の場合にはfolic acidのような合成型は避けて、L-methylfolateを用いることです。自然の型のfolateを含む食物をたくさん食べてください。

葉酸補充により、ガンのリスク増大や認知機能低下の割合の増加などの、深刻な副作用が起こりうることも誰もが知っておくべきです。DNA合成機能があるので、folateは細胞分裂と成長に必要です。以前から、体内のfolate量の増加は、ガンに至る細胞の成長を加速する可能性があると指摘されています。さらに、すでにガン細胞が潜在していると、folateはその増大を加速してしまうことがあります。

もうひとつ重要なことは、認知機能低下についてのfolateの関与です。地域コミュニティ在住の高齢者を対象にした研究では、食事やサプリメントからのfolate高容量摂取と認知機能低下の進行速度は関連しているという結果が出ました。folateがどのように認知機能低下を増大するのか明らかではありませんが、folateの大量摂取がビタミンB_{12}欠乏を隠す可能性があるという研究があります。ビタミンB_{12}は脳と脊髄の適正な機能に重要です。さらに最近の研究で、高齢者がビタミンB_{12}欠乏状態の場合、血清folateの高値が認知機能障害に関係していることが示されました。また彼らのビタミンB_{12}レベルが正常となると、血清folateの高値は認知機能障害の防止に関係していました。

L-methylfolateの形のfolateは、一般に用いられる合成のfolic acidサプリメントに比べ潜在的な健康リスクは小さいことが示されてきました。私は、うつ病には1日3-5mgのL-methylfolateを勧めています。

サプリメントを使う場合には、主治医はその患者の生化学的特

性に応じて注意深くモニターし、服用量は十分か、しかし決して多すぎることがないように確認することが必要です。

ビタミンB_{12}

ビタミンB_{12}は単一の物質ではありません。細菌、真菌、その他の生物が作り出す一群の化合物です。その機能で最も知られているのは赤血球の生成です。また、B_6や葉酸と共にセロトニンやドーパミンの合成にも作用します。ビタミンB_{12}の低下は、不妊症、骨粗しょう症、心疾患、脳卒中に関係しています。また中枢神経系（脳と脊髄）の正常な機能にも重要です。

ビタミンB_{12}欠乏の人は、手足のしびれ、協調運動や歩行の障害など、多くの神経学的な問題に悩まされることがあります。もし気づかず放置されると、不可逆的となる症状もあります。ビタミンB_{12}欠乏の結果、うつ病、不安、パラノイア、幻覚、記憶障害、錯乱、感情の爆発、行動の異常など、一連の精神科的状態に至ることもあります。

ビタミンB_{12}とうつ病

正常域を若干下回った程度のB_{12}低下でも、人によってはうつ病、疲労、記憶力低下などにつながることがあり、さらに低下が進むと悪性貧血として知られている状態となることがあります。ビタミンB_{12}と葉酸の組み合わせはSAMe（Sアデノシルメチオニン）の合成に必要です。そしてSAMeは、気分を制御する神経伝達物質の代謝に必要です。ある研究では、うつ病の入院患者の最大30％の患者がビタミンB_{12}欠乏状態にあることが示されました。

ある研究では、うつ病もしくは抑うつ症状のある約300人の高齢患者のビタミンB_{12}レベルを調べ、それを抑うつ症状が無い人

と比較しました。ビタミン B_{12} 欠乏の人では、明らかに抑うつ的であるという結果が出ました。

別の研究では、大うつ病と診断された115人のビタミン B_{12} レベルを調べ、彼らを6ヶ月間フォローしました。そして再び B_{12} レベルを測定しました。ビタミン B_{12} レベルが高いほど、長期的な精神機能は良好でした。うつ病の改善が最良であった人々は、6ヵ月後の血液検査で最も高値のビタミン B_{12} レベルを示しました。うつ病の改善が皆無だった人々は、ビタミン B_{12} レベルは最低値でした。

十分なビタミン B_{12} があるかどうか？

一般的に200-600pg／mLのビタミン B_{12} 血中濃度が正常と言われますが、"正常域にある"というのは多くの人にとって"十分な水準である"ということではありません。仮にこの"正常域"が身体機能には十分量だとしても、血中ビタミン B_{12} レベルが脳内 B_{12} レベルと一致しているとは限りません。血中レベルは良好でも脳内レベルは低いということがありうるのです。B_{12} レベルが至適かどうかの判定には、血中と尿中のメチルマロン酸やホモシステイン検査も用いられます。600pg／mL以下の人にはすべて、補充を勧めています。

どのくらい摂取すべきか？

牛のレバー、チーズ、卵、ミルク、さかな、ヨーグルトなど食事から、十分量の B_{12} を摂取するのがベストですが、folateの場合と同じく、B_{12} 含有食を十分に摂っても欠乏状態の人もいます。ビタミン B_{12} 吸収がよくないからです。これは、胃が、充分量の塩酸を作れず、食物中の B_{12} を取り出せない場合に起こります。塩酸の産生は加齢と共に減少し、また制酸薬や潰瘍薬の服用による人為的低下が考えられます。B_{12} 吸収に必要な自然の物質である内因

子が体内で十分に作られないと、やはり B_{12} レベルは低下します。内因子レベルは加齢と共に低下傾向にあり、中高年では不十分な量に低下しています。内因子が不十分な場合、小腸内細菌が B_{12} の大半を消費してしまい、残りは排泄されてしまいます。

私は、すべてのうつ病の患者たちに、B_{12}、メチルマロン酸、ホモシステインレベルのチェックを受けるよう薦めます。もし B_{12} レベルが低く（500pg／ml 以下）、そしてホモシステインレベルが高ければ（12μmol／L 以上）、毎日サプリメントで B_{12} の舌下錠（舌下からビタミンを吸収できるような剤形）の服薬を開始すると同時に、まず B_{12} のレベルをすぐに上げるために 1mg の注射をすることを薦めます。

ビタミン B_{12} の形には3つあります——メチルコバラミン、ヒドロキシコバラミン、シアノコバラミンの3つです。この3つは、すべて血中の B_{12} レベルを上昇させ、症状を改善させます。私が好むのは、もし、使用可能であれば、ヒドロキシコバラミンか、メチルコバラミンです。

患者の B_{12} レベルをチェックするのは簡単で安全です。そして、多くの患者にとってとても大きなメリットがあります。私の考えでは、多くの医者たちは、B_{12} 欠乏は、高齢者の問題であると信じているようです。しかし、うつ病に悩んでいる子ども、思春期の人々、若年から中年層の人々において、B_{12} が欠乏しているのを見てきました。また、同じように、不安障害の人でも B_{12} が欠乏しているのを見てきました。あなたの B_{12} レベルをチェックしましょう。

ビタミン D

ビタミン D は、2つのまったく異なる源からやってきます——食物と日光です。コレステロールは、ビタミン D の前駆体です。

紫外線を浴びることによってコレステロールは、皮膚の中で光化学的にビタミンDに変換され、そして体内に吸収されます。ビタミンDは、カルシウムとリンの吸収と利用、骨と歯の成長に重要です。さらに、脳の機能に大きく関与しています。ビタミンDの受容体は、ニューロンとグリア細胞の両方に見出されます。グリア細胞とは、ニューロンに栄養と絶縁体を供給することで、ニューロンをサポートしている脳細胞です。

他の栄養素と同じように、ビタミンDにはいくつかの形があります。ビタミンD_2は専門的にはエルゴカルシフェロールとして知られ、植物によって作られ、これを人間が摂取する時に人体に入ります。もうひとつは、ビタミンD_3で、コレカルシフェロールとして知られ、これは、皮膚に日光を浴びた時に体内で作られます。

ビタミンDは、元々、ビタミンD欠乏の古典的な病気の、クル病と骨軟化症そのほかの骨の病気の予防だけに有効と思われてきました。しかしながら、多くのエビデンスが、ビタミンDはもっと多くのことをしていることを示してきました。全身の組織や器官の健康と機能に影響を与えています。過去数十年にわたって行われてきた研究のおかげで、ビタミンDの低下は、乾癬、筋肉痛と筋力低下、血圧上昇、ある種のがん、自己免疫疾患、そのほかの疾病に関与していると確信を持って言えます。科学的エビデンスが蓄積するとともに、より多くの健康専門家たちがビタミンDの推奨量を増やすことを求めるようになってきました。

これまでサプリメントの一時的なはやりすたりを見てきましたが、人間の健康に対するビタミンDの有効性と重要性に関する研究ほど印象的だったものはありません。

ビタミンDは骨を丈夫に保つ方法以上のものであることを示す、多くの信頼できる科学的情報があります。精神医学領域ではビタミンDの重要性を認めるのに時間がかかっていますが、今や見解は明らかに一致しています。十分なビタミンDは良好なメン

タルヘルスに必須です。

ビタミンDとうつ病

SAD（季節性感情障害）は体内のビタミンD合成のための日照が比較的少ない、1年で暗い時期に発症することから、健康専門家はビタミンDと気分の関係に注目しています。例えば、ミズーリ州セントルイスのワシントン大学医学大学院の研究者たちは、ビタミンDと高齢者のうつ病の関係を研究しました。80人の被験者についてビタミンレベルと気分状態が確かめられ、59％がビタミンDの異常低値を示しました。ビタミンレベルと気分とが比較され、"ビタミンD欠乏は気分低迷と関連している……"ことは明らかでした。

科学的エビデンスの重みから、ビタミンDレベルの低値は大うつ病に関連していること、日光を浴びる時間が減少しビタミンDレベルが低下すると共に、うつ病は20世紀の間に増加したことが示されています。2010年に発表された研究のうち、いくつかを簡単に挙げます。

1. 年齢50歳以上の循環器系疾患患者7,358人についてビタミンDレベルが測定されました。ビタミンDレベルによって、最適、正常、低値、極度に低値、の4群に分けられました。そしてうつ病の評価も受けました。ビタミンD最適群と比較すると、正常、低値、極度低値の群で抑うつ傾向がより多く見られました。
2. イタリアの研究者は954人の高齢者のビタミンDレベルとメンタルヘルスの状態を、6年間の研究開始時にチェックしました。うつ病があれば、3年後と6年後に再びそのレベルがチェックされました。男女ともにビタミンDレベル低値の人では高値の人とくらべ、うつ病の悪化傾向、研究開始時に

うつ病でなかった人の場合にはうつ病発症の傾向が見られました。
3. 英国の研究者は 2005 年英国健康調査データを用いて、2,070 人のビタミン D レベルとうつ病を比較しました。その結果、"抑うつ症状は臨床的ビタミン D 欠乏と関連していた"ことが見いだされました。
4. デューク大学医療センターの 2 人の研究者は 42 の異なる研究を調べ、ビタミン D 欠乏は、(養護施設や老人施設よりも)地域で生活する高齢者でよく見られ、ビタミン D レベルが低いとうつ病傾向が大きくなる、ということを見出しました。
5. ビタミン D 欠乏は、人がまだ胎内にいる時にうつ病の前段階になる可能性があります。デンマークの研究者による興味深い研究で、統合失調症と双極性障害の患者は、母体のビタミン D 血清濃度が最も大きく減少する、冬から春に出生していることが多いと記載されています。

研究では、ビタミン D 治療がうつ病症状を軽減させうることも示されています。例えば 1999 年の SAD 患者研究で、10 万国際単位のビタミン D を 1 回経口投与された人は、光治療（SAD の標準的治療）を受けた人と比べ、うつ病からの回復はより良好であったことがわかりました。2009 年のパイロット研究でも同じような結果が出ています。血中ビタミン D レベルが低下している女性にビタミン D を補充すると、ビタミン D レベルが上昇し、うつ病評価尺度の点数の程度は軽減したのです。日照が少なくビタミン D の体内合成が低下する冬の時期、健康で抑うつ症状のない人々の気分を良好にする為にもビタミン D は使われてきました。

　私は、最近、17 歳のうつ病女性の診察を頼まれました。家族は薬を飲ませたくないと思っていました。彼女のうつ病は重く、

身体的活動ができなくなり学校での講座履修にも支障をきたしていました。ビタミンDレベルをチェックしたところ著明な欠乏状態で、わずか7ng／mLでした。すぐにビタミンDを3,000IU、2ヶ月間投与しました。ビタミンDレベルが35 ng／mLまで上昇すると気分は改善し、以前の活動と学校生活に復帰できるようになりました。ビタミンD補充がうつ病治療に必要な唯一の生物学的介入であった、とても際立ったケースです。

充分なビタミンDがあるかどうかの検査

長年、20から30 ng／mLの間のビタミンDレベルは正常で健康上問題ないと考えられてきました。現在はこの範囲は低すぎることがわかっており、この範囲の中間にあり問題なしと考えられる人でさえ、不足している場合があります。生化学的な個人のばらつきを考慮すると、上限に達していても不足しているかもしれません。ビタミンDは、25ヒドロキシビタミンDレベルを調べる簡単な血液検査で測定できます。患者の25ヒドロキシビタミンDが40から60 ng／mLの範囲にあると良いと考えています。

どれくらい摂取するか

ビタミンDは、さば、鮭、いわしなどの食品やビタミンD強化ミルクなどに含まれています。皮膚に日光を浴びると、体内でも自らビタミンDを作ることができるので、D欠乏は稀であると思われるでしょう。しかし実は何百万という人がビタミンD欠乏であり、1年の間に、日照のない時期がある地域の人々、日照を避けている人々などでは殊更です。

ビタミンD補充は必ず25ヒドロキシビタミンDレベルの検査をしてから行うよう勧めています。血中レベルに基づいて補充し、2,000IUから10,000IUの範囲です。ビタミンD補充では、レベルが60以下でなくなるまで、数ヶ月ごとに血液検査でモニターが必

要です。

ビタミンサプリメントを服用する場合にはいつものことですが、充分量かつ過剰とならないように、各人の生化学的な特性に従って主治医による注意深いモニターが必要です。

生化学的特性がビタミンDの状態に重要な役割をしています。栄養や日照のような環境的要因がビタミンD状態を決める大きな要素と考えられますが、遺伝的特徴が血清25ヒドロキシビタミンDに見られる個人差に大きく関わっています。北緯60度の地域に住む39歳から85歳までの同性双子204人を対象にしたスウェーデンの研究で、血清25ヒドロキシビタミンDの個人差の4分の1は遺伝的ファクターによるもので、季節には無関係なことがわかりました。夏の時期に限れば、25ヒドロキシビタミンDの個人差の半分が遺伝的ファクターによるものでした。

SAMe

人の体はアミノ酸のメチオニンを使って、一般的にSAMe（Sアデノシルメチオニン）と呼ばれる物質を作ります。そして、SAMeは神経伝達物質、プロテイン、ホルモンなどの合成を助けます。これらの神経伝達物質のひとつに、気分を高めるセロトニンがあります。

SAMeとうつ病

いくつかの研究でSAMeの補充がうつ病軽減を促進することが示されました。カリフォルニア大学アーバイン校の研究者らによって行われた1988年の研究で、成人の大うつ病患者18人でSAMeの効果がテストされました。被験者は無作為に、SAMe400mgの点滴とプラセボカプセル連日投与群、抗うつ薬イ

ミプラミンカプセルとプラセボ点滴を連日投与群の2群のうち、いずれかに割り付けられました。2週間の治療の後、SAMeとプラセボ投与群の66%でうつ病は著明に改善し、これに比べ、抗うつ薬とプラセボ投与群では22%でした。

2002年の*American Journal of Clinical Nutrition*の記事で、大うつ病の成人患者でSAMeと抗うつ薬イミプラミンを比較した2つの研究結果が述べられています。1つの研究では、被験者はSAMe1,600mgかイミプラミン最高150mgのいずれかを連日投与されました。もう1つの研究では被験者は、SAMe注射400mgとプラセボカプセル、またはイミプラミンカプセル最高150mgとプラセボ注射のいずれかを連日投与されました。いずれの研究でも、SAMeはうつ病症状改善に薬剤と同様の効果を示しました。

うつ病治療におけるSAMeの有効性を調べたメタ解析が1994年に発表されました。著者はSAMeのうつ病改善効果は"プラセボより優れ、標準的三環形抗うつ薬に匹敵する"と報告しています。2008年には米国国立補完代替医療センターがSAMeとうつ病に関する独自のメタ解析を発表しました。28の研究結果を組み合わせ検証した結果、SAMeはプラセボとの比較で統計学的に有意にうつ病改善をもたらしたことを見出しました。

さらに最近2010年の研究で、抗うつ薬治療に反応しない大うつ病患者にとって、SAMeは従来の薬物療法の補助として有効であることがわかりました。この研究ではSSRIに反応を示さない73人の大うつ病患者に、現在の処方に加えて、SAMe（800mgを1日2回）かまたはプラセボかのいずれかが経口投与されました。6週経過後にハミルトンうつ病評価尺度に基づいて評価が行なわれました。SAMeを加えた治療群ではプラセボを加えた群と比べ、ハミルトンうつ病評価尺度スコアはより改善し、寛解率は上昇しました。SAMeは薬物の補完として有効でした。

研究論文は読むとほっとして安心しますが、そこには、1人の患者に有効性を見出すというような体験はありません。以前数年間みられた副作用により、抗うつ薬服用に抵抗感を持っていた57歳の芸術家を覚えています。"また副作用を経験するくらいなら、不調で物悲しくてもいい"彼は言いました。彼はSAMeを試みるという私の提案に同意しました。その後明らかな副作用はなんらなく、数ヶ月のうちにうつ病は"ほぼ完全に消退した"と報告してくれました。

どのくらい服用するか

SAMeはサプリメントとして使用可能です——処方箋は不要です。SAMeの標準投与量はまだ確立していません——SAMeの研究では、1日400-1,600mgの範囲で用いられてきました。

うつ病の場合、私の推奨量は1日800-1,600mgです。

SAMeの副作用で考えられるのは、不眠、不安、胃腸の不調などです。SAMeとある種の抗うつ薬を併用するとセロトニン症候群を引き起こす場合があり、これは頻脈、不穏焦燥、振戦、その他の症状が特徴的です。SAMe使用には処方箋は不要ですが、常に必ず医師の指導のもとで用いてください。

他のサプリメント同様、SAMeに関しても、医師や健康管理の専門家と相談しながら用いることを忘れないでください。

イノシトール

イノシトール（ビタミンB_8とも呼ばれます）は健全な細胞膜形成、適正な電気的エネルギー維持、細胞間の栄養移動などに関与しています。イノシトールはセロトニンの活動を制御する物質に変換されます。セロトニン欠乏はうつ病、パニック障害、強迫性障害

などに関係しています。イノシトールを正常レベルに戻すことは、うつ病、パニック症状、強迫思考などの精神症状を緩和する上でプラスに働くでしょう。

イノシトールとうつ病

うつ病患者では、脳脊髄液中のイノシトールレベル低下が指摘されてきました。いくつかの研究で、イノシトールは1日12gの用量でうつ病症状を改善しうることが示されてきました。また、いくつかの研究では、患者は抗うつ薬に加えイノシトールを投与されました。また、他の研究ではイノシトールだけ、またはプラセボだけ投与されました。結果は同じでした――つまり、うつ病はイノシトール投与の時に著明に改善したのです。ある研究ではさらに1歩踏み込み、イノシトール治療をストップすると、うつ病は再燃したのです。そして、イノシトール治療を再開するとうつ病症状は再び消失しました。

2つの研究が、パニック発作の頻度と重症度の軽減にイノシトールが有効であることを示唆しています。パニック発作は、時にうつ病に伴って起こる症状です。1つの研究では、イノシトール服用の患者群ではプラセボ服用群に比べ、パニック発作が著明に少なかったと報告しました。もう1つの研究では、イノシトールと精神科薬剤フルボキサミン（ルボックス）とを比較しました。パニック障害の出現が著しい患者に、最大量1日18gまでのイノシトールか、最大量1日150mgまでのフルボキサミンかの、いずれかが投与されました。研究者たちは、パニック障害の治療にはイノシトールもフルボキサミンも同等に有効であるが、パニック発作の出現回数減少ではイノシトールの方が優れていることを見出しました。

イノシトールは、強迫思考の軽減にもよいでしょう。強迫思考はうつ病に多く見られる、もうひとつの症状です。ある研究では、

強迫性障害患者に1日18gのイノシトール投与したところ、彼らの強迫観念と強迫行為の体験が減少したと報告しました。

どのくらい摂取するか

小麦胚芽、ビール酵母、グレープフルーツ、レバー、レーズン、未精製糖蜜などの食物から十分なイノシトールが摂取できれば理想的です。しかし、体がイノシトールを効率よく吸収利用できない可能性は常にあり、それにより必要量は増大します。多くの場合、砂糖の過剰摂取は吸収を妨げます。イノシトールは体内でブドウ糖から作られる炭水化物で、砂糖の過剰摂取はイノシトール輸送システムとその他のメッセンジャー経路を阻害し、欠乏状態をもたらします。

イノシトールの1日あたりの推奨摂取量はありませんが、多くの人は概ね1日1gの摂取量と思われます。

私は患者たちにまず、小さじ半分（1.4g）のイノシトールパウダーを1日2回から始めるよう勧めています。4週間にわたり5日毎に小さじ半分ずつ増やし、1日12gまでもっていきます。イノシトールの摂取は単独でも、薬剤と併用でもかまいません。

イノシトールの補充は、高用量でも安全と考えられます。一般的副作用は、吐き気、腹部膨満感、不眠、倦怠感などです。子宮収縮刺激作用があるので、妊婦への投与には厳重な注意が必要です。

ビタミンB_1（チアミン）、B_3（ナイアシン）、B_6（ピリドキシン）

これら3つのビタミンBは、情緒面の健康やエネルギー産生を支援する役割を果たしています。

チアミンは、脳がブドウ糖をエネルギーに変換するのを助けま

す。脳の活動も刺激し、神経系を健全に保つために重要で、消化機能にも関与しています。

ナイアシンは、神経系と消化器系の健康を保ちます。循環系をも刺激し、血管と赤血球の柔軟性をたかめます。この柔軟性により血液が全身を、特に脳内をくまなく循環するのが容易になります。ナイアシンでうつ病が軽快するのは、これが理由のひとつかもしれません。重篤なナイアシン欠乏は、ペラグラと呼ばれる疾患をもたらします。ペラグラの症状にはうつ病、不安、無関心などがあります。

ビタミン B_6 はアミノ酸代謝と栄養素のエネルギーへの変換に関わり、気分を調整する神経伝達物質セロトニンとドーパミン合成に必要です。さらに B_6 は正常な脳機能、RNA と DNA の合成、神経細胞周囲のミエリン鞘の形成に必要です。ミエリン鞘は脳内の迅速な信号伝達に必要です。

ビタミン B_1、B_3、B_6 とうつ病

チアミン. チアミン供給が減少すると脳は急速にエネルギーを喪失し、その結果、うつ病、倦怠感、不安、苛立ち、不眠、記憶障害がもたらされます。数十年前には、いくつかの研究で、チアミンは正常な脳機能に重要で、欠乏状態ではしばしば抑うつ状態と苛立ちを呈し、集中力と睡眠に支障をきたすことが示されました。1942 年には、11 人の女性が参加した研究で、8 週から 12 週にわたりチアミンが推奨摂取量の半分しか含まれていない食事が与えられました。彼女達は食欲減少、食事摂取量の減少など困難な症状を呈し始め、それはその食事を長く続けるほど悪化しました。特筆すべきは、大半の女性がうつ的となったことです。研究の最後にチアミンのサプリメントを摂取し始めると、女性たちの症状は徐々におさまりました。

ナイアシン． "快い感覚"の神経伝達物質セロトニンは、トリプトファンというアミノ酸から作られます。トリプトファンは通常は食物の中にたくさんあります。しかし、ナイアシンが不足すると、トリプトファンはセロトニンではなくナイアシン合成に使われてしまいます。1mgのナイアシン合成には60mgのトリプトファンが必要なので、ナイアシン合成を迫られると、人体は容易にセロトニンの原材料トリプトファンの不足におちいってしまいます。ですから、ナイアシン欠乏の結果、うつ病、焦燥感、不安が出現してもなんら不思議はありません。これらの症状はすべて不十分な量のセロトニンに関係しているのです。

ピリドキシン． うつ病、混乱、苛立ち、などの心理的、精神的状態は、ビタミンB_6欠乏から生じることがあります。これは、B_6がセロトニン、ドーパミン、ノルエピネフリン、GABAなどの神経伝達物質の合成に必要であることによると思われます。これらはすべて脳に対して重要な作用を持っています。うつ病患者では、B_6レベル低下がしばしば見られます。ある研究では、外来うつ病患者101人のうち21％で血中B_6レベル低下が見られました。別の研究では、うつ病患者群では対照群と比べ、活性型ビタミンB_6レベルが著明に（48％低下）低下している事が見いだされました。

3つのビタミンBを妨げるもの

体内のビタミンB供給は、精製炭水化物の過剰摂取によって涸渇してしまいます。精製炭水化物は、精白小麦粉、ケーキ、キャンディー、パイ、シロップ、甘い朝食シリアル、多くの加工食品などに含まれる単糖類です。アルコール依存症、腎不全患者でもビタミンB欠乏になることがあります。

Chapter 13. B — B Vitamins and Other Vitamins

どのくらい摂るか

すべての人でこれら3種のビタミンを十分量、食事から摂取するのが理想的です。

これら3種のビタミンを含む食物には、バナナ、豆類、レンズマメ、ブロッコリ、玄米、鶏卵、魚、赤身の肉、オートミール、大豆、ホウレンソウ、ひまわりの種、ナッツ、ポーク、全粒穀物シリアル、イースト、鳥肉などがあります。しかし、数知れない人々が不適切な食事と吸収障害の問題を抱えているために、多くの場合にビタミン補充が賢明な選択となります。

うつ病の方には、これら3種のビタミンBが50-75mg含まれるビタミンBコンプレックスを、毎日服用することを勧めます。

あなたに固有の生化学的ニーズに基づき、チェック&チャージアゲイン

20世紀の前半を通して、ビタミンBやその他の栄養素によるうつ病治療の成功例に関する数多くの医学論文が発表されました。人体と栄養に関する新知見に基づき、先駆的医師たちはうつ病治療の新しいアプローチを展開し、それらは非常に有望と思われました。しかしその一方で、公的保健機関が、これらの科学的知見を用いてわれわれの食料の栄養素を強化した結果、ビタミン欠乏症の状態は徐々に消失し始めました。1950年代には、製薬会社がうつ病の処方薬を世に紹介し、その後の数十年間で精神疾患の栄養療法への興味は衰退していきました。

過去50年から60年以上にわたって、研究資金の大半は製薬関係に分配されてきました。しかしその間も、ビタミンやその他の栄養素研究は途絶えることなく継続され、葉酸、B_{12}、ビタミンD、その他の栄養素が多くの人々にとって有効な治療手段となりうる

ことを示す注目すべきエビデンスが、徐々に蓄積されてきました。現在われわれは、有効性が確認できている、薬物以外の治療法を提案できます。サプリメントの方が薬剤よりいい、と言っているのではありません。また、その逆でもありません。ある人々にとっては、ビタミンその他のサプリメント、あるいは食事の簡単な修正だけで必要かつ十分です。他の人には、薬剤、または薬剤と栄養の併用が正しい治療法となります。

　私の経験から、良い栄養とサプリメント補充とは、ほとんどすべての人に必須です。というのは、現代の農業、食品加工、輸送、販売実務などにより、食品の栄養素が欠乏傾向にあるという結果になっているからです。さらに必要な栄養素を取り込めないだけではなく、糖類を大量に含む精製食品により、体内のビタミンBやその他の栄養素が消費され枯渇してしまうのです。標準的なアメリカ人の食生活（Standard American Diet）では、必要な栄養素を十分には摂取できません。その結果、多くの人が深刻な栄養不足に悩んでいます。栄養面の健康を取り戻すだけで、うつ病が回復することはしばしばあります。

　栄養素を有効な治療法リストに加えると、各人に固有の生化学的特性と遺伝的体質に最も合致する治療法を見出すための、より多くのチャンスを手にすることができます。いつもやみくもに薬剤を処方するかわりに、栄養欠損を特定し、修正することは難しくはありません、単純かつ安全です。そうすれば、精神面の苦痛を改善し取り除けます——それはすごいことです。仮にそうではないとしても、原因として疑わしいものを絞り込み、より確信をもって前進することができるのです。

　この章ではたくさんの情報をお伝えしましたので、最も重要な点をもう一度確認しておきましょう——うつ病患者はすべて、L-methylfolate（Lメチル葉酸）と、わずか400μgの葉酸を含むBコンプレックスを摂ることが必要です。ビタミンB_{12}とビタミンD

レベルは要チェックで、それに応じて補充が必要です。ひとりひとりは生化学的に遺伝的に固有であり、健康関係の専門家に栄養レベルをチェックしてもらうことが不可欠です。もし何らかの欠乏が見つかれば、積極的に治療すべきです。栄養欠損治療はうつ病からの脱出の方法になりうるのです。

第14章

リファレンスド EEG

　私が会う多くの患者は、現在のうつ病治療の失敗を示しており、こころが痛みます。

　　ジャネットは 35 歳の警官です。彼女はうつ病で職務に支障が出ているということで、警察署の紹介で私のところに来ました。診察室に入ったジャネットは私と目を合わせず、私のデスクの向かいの椅子に倒れるように座り込みました。話すよう促すと、彼女は生気を失っているようでした。"仕事に集中できない、一晩中不眠で何度も寝返りをうっている、これからの日々が無意味なものの連続のように感じる"と訴えました。

　　ジャネットは、精神科診療所は初めてではありませんでした。20 代前半から大うつ病障害で苦しみ、5 種類の異なる SSRI の投薬、2 種類の三環系抗うつ薬の投薬を受けてきたことがわかりました。もちろんそれぞれの投薬は数ヶ月にわたりました。まず、それまでの服薬はすべて中止することが必要でした。そして、次の導入期には少量の投薬から始め、その後に最大治療用量まで増量が行なわれました。この間は、常に精神科医のケアを受け、経過観察のために診察予約を真面目に守っていました。彼女も症状が改善するか注目していました。しかし、何も起こりませんでした。彼女の症状は、いずれの治療にも明らかな改善を示しませんでした。

　　治療法を探し求め精神科医の治療を真面目に受け続け、それでも回復せず悩み続け、彼女は失意の中にありました。自殺を試みた後に、入院となりました。警察署が彼女を私に紹介する直前に

第14章　リファレンスドEEG

も、彼女が再び自殺を考え始めたので、家族が救急病院を受診させていました。

　ジャネットの経過は、珍しい話ではありません。多くの患者や専門家にとっては、よくある話なのです。
　このような"治療の失敗"を、私は精神科レジデントの時から見てきました。私の同僚たちは患者のせいだ、という考え方にとりつかれていました——彼らはちゃんと薬を飲んでいないに違いない、重要な情報を医者に伝えないでいる、何か人生の困難なことを避けるためにうつ病に頑固にしがみついている、などという考え方です。実を言えば私も、精神医学のやり方には問題は無いという主張を受け入れていました。しかし年と共に、最新の研究に基づく指針によって最良の薬の投薬を受けているのに、なぜこれほど多くの患者が救われないのか、そんな思いをぬぐえなくなりました。
　私にはフランクのような患者がたくさんいました。彼は30歳の弁護士で、8年間のうつ病歴で13種類の様々な投薬を受けていました。55歳のドロシーは、うつ病治療で服薬してきた薬の種類について私が質問すると、"多すぎて数え切れない"と答えました。19歳のジョディーは大学生で、それまでの5年間に9種類の双極性障害の治療薬を断続的に服用していました。いずれのケースでも、まず、最初からやり直し、詳細な病歴を聴取しました。そして完璧な症状リストを作成し、それによって理想的な薬物を選択することができました。しかし、その後の経過で患者も私もがっかりすることがあまりに多かったのです。
　結局、私は、どの患者にはどの薬が効くのか、とにかく私たちにはわかっていないのだ、という結論を受け入れざるを得ませんでした。その後も研究が重ねられ、ある特定の精神障害にはどの薬が最適か解明されたように見えましたが、結果は常に期待を裏

切るものでした。私は、患者と処方をマッチさせる客観的指針を探し続けました。

そしてついに、患者と薬剤をマッチさせる客観的方法を見出しました。ひとりひとりの脳の生理的活動のプロファイルを作成するツールを見出したのです。このツールにより、私たちは、明らかに特徴的なある脳波のパターンと、それを正常化する最適な処方の組み合わせを見出すことが多くの症例で可能となりました。つまり、患者の症状は軽減し、消失するわけです。このツール、つまりrEEGはこの8年から10年で臨床応用できるようになってきました。世界中のより多くの精神科医がそのパワーを知るようになれば、rEEGは精神科臨床を大きく変えることになるでしょう。

脳を"読む"

第6章でEEG（脳波）について概説しましたが、人間の脳の電気的活動をモニターするために1920年代に初めて使われた装置です。ECG（心電図）は心臓の電流の動きをモニターして、その健康状態の関する多くの情報を提供しますが、脳波はこれと似ています。

EEGは、いわば脳のECGで、脳細胞が互いに情報交換するための電気的インパルスの波を記録します。デルタ波、シータ波、アルファ波、ベータ波などの波は、その人が何をしているかによって変わります（集中、リラックス、画像注視、睡眠など）。年齢によっても、また、てんかんなど、ある特定の病気によっても変化します。

EEGは発明直後から、てんかん診断、睡眠障害の研究、脳死の記録、脳の生理的状態に関するその他の問題等を扱う際に有力であることが次々と証明されました。また、当初、研究者の中には、ある脳波のパターンを特定の精神障害と結びつけ、EEGをうつ病や不安障害のような疾患の診断に用いることが可能かもしれない

第14章 リファレンスドEEG

と考える者がいました。彼らは例えば、"うつ病脳波プロファイル"とか"統合失調症脳波プロファイル"などというものを見つけようとしました。しかしすぐに、そのようなプロファイルは存在しないことが明らかになりました。事実、例えば2人のうつ病患者のEEGは、多くの場合互いに非常に異なっています。長年にわたる精神疾患の患者のEEGが全く正常であり、その一方で、全く健康な人のEEGが異常であることも多く見られます。言い換えれば、EEGと精神障害の間には何の相関も無く、精神科医にとってEEGはほとんど利用価値が無いと思われていたのです。

事情は1970年代に入り、変わり始めました。脳波をより精密に、かつ複雑な点まで解明するために、EEGにコンピューター技術が導入されたのです。研究者は健康人のEEGデータを収集し始め、"正常"脳波パターンはどのようなものか特定可能となりました。rEEGに関する最初の発表は1995年でした。ハムリン・エモリ―とステファン・サッフィンという2人の医師は多数の精神疾患患者にEEGを行い、驚異的な研究を行いました。彼らが見つけたのは、探していた"うつ病脳波パターン"や"統合失調症脳波パターン"、その他の何かの障害パターンのようなものではありませんでした。彼らが発見したのは、EEG脳波パターンの標準からのずれが同じような型の場合、類似の型の偏移を示す患者では、精神的障害が何であるかに関わらず、同じ薬剤に良好な反応を示すということでした。

エモリーとサッフィンは、"前頭皮質アルファ関連パワー"というパターンを示した患者の87%では抗うつ薬に、"過剰前頭皮質シータ関連パワー"を示した患者の100%で精神刺激薬に、"前頭シータ過剰結合"を示した患者の80%でリチウムまたは抗けいれん薬に良好な反応を示したこと、そしてこれはDSM診断とは無関係なことを報告しました。

この研究は、精神障害に関し真実とされてきた知見、そのすべ

Chapter 14. r — referenced-EEG

てに真っ向から対抗するものでした。例えば、うつ病とパニック障害はまったく異なる障害であり、何の共通点もないことは誰でも"知っていました"。同じ薬がその両者に効いても、そこには何の意味も見いだされてこなかったのです。あるいは同じ薬が、強迫性障害と生理前の気分変動とに効くかもしれません。別の薬は、うつ病をやわらげてタバコ中毒を抑えるかもしれませんが、そこにも何の意味も見いだされてこなかったのです。しかし、これがまさしく、EEGの同じ偏りのある患者に同じ薬剤を投与した時に起こったことなのです。

多くの場合、このような薬剤の選択は直観的になされたものではありませんでした。例えば、抗けいれん薬をうつ病治療に用いると考えた精神科医は、ほとんど皆無でした。多くの患者がEEG検査を受け、彼らの薬剤への反応が記録され、これらの記録は個々の脳波パターンと薬剤反応の大きなデータベースとなりました。このデータベースは、患者の症状を治療するためには、どの脳波パターンにはどの薬剤がマッチするか、私たちが知ることをついに可能にしました。これがrEEGの進歩を導き、これによって医師たちは、1万7千件以上の薬物治療のデータベースの中のEEGと比較のため、患者のEEGを提出するようになっています。そこで、患者のEEGは似たような脳波パターンと合致するかチェックされるのです。そして精神科医は、特有の脳波パターンの時に最適に作用すると考えられる薬剤を処方できるのです。

リファレンスドEEGは非常に素晴らしい発見でした。数値化できる客観的な治療目標を、精神医学がやっと手にすることができたからです。脳波の偏移を特定し、適切な薬物を用い、症状は軽快してくるでしょう。患者の主観的な感覚、精神科医や家族の主観的な観察に頼って治療を進めるのではなく、脳波を既知の効果と照らし合わせて治療の有効性を評価することができるのです。脳波検査自体は簡単で非侵襲性です。脳からの電気信号を記録し

第14章　リファレンスドEEG

ますが、脳や体に電気を通すことはしません。検査前の準備として、患者は服薬中の薬を徐々に中止する必要があります。さもないと脳波の結果は薬の影響を受けてしまい、脳のもともとの信号を反映しないことになります。患者は検査中、シャワーキャップのようなメッシュの帽子をかぶります。この帽子には20個くらいの小さな電極が埋め込まれています。クリップ式イヤリングに似たクリップを両耳に取り付けます。これらの電極を通して、患者の脳の電気活動は計測記録されます。検査には30分から1時間かかり、患者は覚醒状態で椅子に座っています。

rEEGは受け取った信号をデジタル化し、脳のバイオマーカーを分析して脳波異常を特定します。rEEGは74の様々なバイオマーカーを分析し、各患者に固有の脳波サインを収集します。

私はターゲットを絞って行う精神科的治療におけるrEEGの力と、その有効性を直接に見てきました。

　　レイチェルは私のクリニックにきた時、20年以上にわたりうつ病で苦しんでいました。43歳の時、うつを感じていなかった時のことを思い出そうとしました。大学時代は数回のうつ病エピソードで苦しみ、まるでジェットコースターのようだったと語りました。定期的に治療に通い、学業もこなすなど、日常生活は可能でしたが、概ね常に抑うつ状態にありました。"親身に支えてくれる友人がそばにいても感じる孤独感"をもたらした強いさびしさが記憶に残っています。24歳の時に、彼女はホームドクターからプロザックを処方され、その時の変化を"人生が一変した"と表現しています。

　　しかし変化は続きませんでした。レイチェルは夢見ていたもの、親友やボーイフレンドなど、すべてを手にしていましたが、1年たたずに、うつ病の暗い穴の中に引きずり戻されるのを感じました。

　　1度は薬に救われた経験から、彼女はすぐに助けを求めました。

これが薬物療法試行の15年間の始まりでした。時には、次から次に、そして時には3種類の薬を併用ということもありました。レイチェルが処方された薬は、レクサプロ、ゾロフト、パキシル、リチウム、エビリファイ、クロノピン、ウェルビュトリン、アチバンなどでした。このような治療にもかかわらず、彼女は改善せず、うつ病は急激に増悪しました。

彼女が私のところにやってきた時、私はすぐにrEEG検査の指示をしました。レイチェルの脳波は似たパターンを示す他の脳波と比較され、その結果、ウェルビュトリンをラミクタールと組み合わせて用いると彼女の脳波パターンは正常範囲内に回復すると予測されました。これまでずっと繰り返されてきた試行錯誤の処方の後、今レイチェルはこの組み合わせの処方で良好な状態です。"rEEGは私の人生を救った"と彼女は明言しています。

科学の裏づけ

研究により、私が臨床の実践で見てきたことはさらに強固となりました。難治性摂食障害にうつ病を合併している患者15人に関する研究があります。患者たちは研究開始前の2年間に深刻なうつ病で悩み、精神科の薬物療法を受け、平均37.2日間の入院生活を送っていました。

患者たちは脳波検査を受け、その結果はそれぞれの患者に最も有効と思われる薬剤はどれか決定するために用いられました。各患者に、異なる処方計画が定められました。抗うつ薬、精神刺激薬と抗けいれん薬の併用、その他の組み合わせなど、rEEGの勧めにしたがって投与されました。これらの処方計画はスタンダードなものではありませんでしたが、rEEG検査後2年間の症状改善と入院必要性の減少は印象的でした。rEEG検査後に入院となっ

たのは 15 人中 6 人だけで、平均 7 日間だけでした。

患者のうつ病症状の改善はハミルトンうつ病評価尺度でモニターされました。うつ病の重症度は、障害有りから軽度に減少しました。正常な気分の状態に戻ったケースすらありました。

2010 年 7 月に *Journal of Psychiatric Research* に発表された最近の研究は、ハーバード大学医学大学院、スタンフォード大学医学大学院、その他の権威ある医療センターの研究者たちによって行われました。この研究では難治性うつ病患者 89 人が対象となりました。すべてのボランティア被験者は、従来の方法で選択した少なくとも 1 種類の抗うつ薬治療で改善が見られず、さらに大部分が 2 種類以上の薬物治療でも改善しませんでした。つまり参加したすべての患者はそれまでの抗うつ薬治療で改善が見られませんでした。彼らは rEEG の結果から導き出された薬剤投薬群と、従来の方法で選ばれた薬剤投薬群との 2 群に、無作為に割り付けられました。12 週間の治療期間後の結果は明らかでした——従来の方法で選択した薬物での治療を受けた患者群に比べ、rEEG に基づく薬物療法を受けた群ではうつ病の著明な改善が見られました。

バイオマーカー修正で症状を取り除く

私は 6 年以上にわたって rEEG を用いてきました。結果は常に満足のいくものでした。

EEG により問題を客観的に分析することが可能になり、rEEG により患者に最適な薬剤を選べるようになりました。この情報を患者の反応や私の観察所見と組み合わせることで、多くの場合、治療結果が成功に至るようになっています。

rEEG で人生の転機を手にした、もう 1 人の患者のケースを示します。

Chapter 14. r — referenced-EEG

　ブラッドは大学卒業後、家業の保険会社で働き始めました。結婚後、妻と２人の息子と共に幸せな生活をいとなんでいました。しかし、膝の手術を受けた後にブラッドは鎮痛剤を処方され、服用するようになりました。そして、それをやめられなくなりました。大量のアルコール飲酒が始まり、ドクターショッピングやインターネット通販などで気が狂ったように入手できる薬物を探し求める日々となりました。ブラッドは困難な状況におちいりました。10年にわたり、うつ病と物質乱用に苦しみました。妻は去っていき、愛する息子たちと会うこともなくなりました。

　ブラッドは助けを求めました。うつ病は軽快しませんでしたが、何年間にもわたり、何人もの精神科医を根気よく探し出しました。彼はこれまでに服用した多種多様な精神科薬剤の名前を、精神科医と同じくらいよく知っていました。

　ブラッドが私のクリニックを見つけて訪ねてきた時、すぐにEEG検査を指示しました。rEEGの結果から、精神刺激薬を含む薬剤のある組み合わせが、ブラッドの脳波パターンを正常化する可能性が示唆されました。私は、嗜癖性のないタイプの精神刺激薬プロビジルを処方しました。［訳注：日本国内商品名モディオダール（物質名モダフィニル、米国内商品名 Provigil）の添付文書には、使用上の注意として"連用により薬物依存が生じるおそれがある"との記載がある。］それは３年前のことでした。ブラッドはうつ病から解放され、rEEGに基づく治療を開始して以来、アルコールや薬物乱用は見られなくなりました。

魔法の弾丸ではない

　私は、rEEGは、すべての症例でどの薬物が有効か確実に示し、すべての精神症状を消失させる魔法の弾丸だ、と言うつもりはあ

りません。最適な薬剤を投与されたとしても、健康を完全に取り戻し、あるいは症状をすべて消し去ることができるとは限りません。

しかし、rEEGは私たちに、標的を定めた治療のための初めての客観的なツールをもたらしました。脳波パターンを見るだけで、最も有効と思われる薬剤を選び、そして治療結果を容易に測定することが可能になったのです。体をレントゲンで調べるように、脳をrEEGで調べるのです。患者の内側を調べてより効果的な治療方針を考え出す手段です。

rEEGがないと、患者は、薬物療法の試行錯誤の連続に耐えながら、時にはモルモットのように感じるでしょう。回復の望みやモチベーションを失うかもしれません。患者が、改善しないのは自分自身の倫理的な欠陥の印と思い込んだり、医者が患者に"治療抵抗性"などという否定的なレッテルを貼るかもしれません。これらはすべて、うつ病とそれを効果的に治療できない精神医学の無力さの見えざる代償なのです。苦しんでいる患者に薬剤の組み合わせが次々と処方され、その結果いつの間にか数年、あるいは数十年の歳月が過ぎ去るのは珍しいことではありません。rEEGは患者と精神科医に、うつ病の効果的治療を効率よく見つける有望な可能性を提示します。

第15章

アミノ酸とプロテイン

　うつ病治療のための、THE ZEEBrA アプローチの一部と私が唱えるコンポーネントの最後の"A"までたどり着きました。"A"はアミノ酸のことで、神経伝達物質に強力な効果を及ぼす重要な物質です。

　抗うつ薬やその類似の薬物がどのように作用するのか、完全に理解しているわけではありませんが、神経伝達物質に作用していることはわかっています。神経伝達物質は重要な脳内化学物質で気分や行動を制御しています。例えばプロザックは脳内で活用できるセロトニンの量を増やします。しかし、抗うつ薬はすべての人に有効なわけではありません。ですから、神経伝達物質に作用を及ぼす他の方法を知っておくことが重要なのです。

　ひとつにはアミノ酸前駆物質を用いる方法があり、これは体により多くのアミノ酸を供給する食品やサプリメントです。アミノ酸は神経伝達物質のレベルや活性に作用します。長年の臨床から、これらはうつ病治療において貴重な手段であると感じてきました。アミノ酸レベルが低いうつ病患者で、適切なアミノ酸投与を受けると気分が劇的に改善する例をたくさん見てきました。

　私はこの章を、多くの精神科医には異端と思える言葉で始めたいと思います——*時に、患者にアミノ酸の補充をすることが、うつ病の治療的介入として最も重要である*。プロテインを構成する"ビルディングブロック"となるアミノ酸は、今ある抗うつ薬の中で最も強力なものとなりえます。うつ病患者では低アミノ酸レベルが多いこと、そして彼らにアミノ酸を投与すると気分が劇的

に改善することを、目の当たりにしてきました。すべての精神科薬物療法の基本は、神経伝達物質増強に関係しています。アミノ酸には神経伝達物質を増強する力があります。アミノ酸は、大多数の神経伝達物質を"構成するブロック"であるからです。

プロテインを構成するピース

アミノ酸はプロテインを構成するビルディングブロックです。アミノ酸分子は、固有に配置された炭素、水素、酸素、窒素などの原子から成り、独特の順番で1列につながり多様なプロテインを作り上げます。プロテイン構築の他に、アミノ酸は筋肉組織の合成と修復、体内の反応制御に重要な酵素やホルモン（これらもプロテインです）をつくり、神経伝達物質合成の原材料となります。

人体に必要な20種類のアミノ酸のうち11種類は肝臓で作られますが、残りの9種類は食事から摂取する必要があります。健康維持には摂取が欠かせないため、この9種類は必須アミノ酸と呼ばれています。次の9種類です：

ヒスチジン　　　　　　フェニールアラニン
イソロイシン　　　　　トレオニン
ロイシン　　　　　　　トリプトファン
リジン　　　　　　　　バリン
メチオニン

その他のアミノ酸は"非必須"と見なされています。体内で合成できるので、健康にとって食物から摂取することは必ずしも重要ではないからです。

アミノ酸と気分

　GABA、グルタミン、フェニールアラニン、タウリン、トリプトファン、チロシンなど、ある種のアミノ酸は気分に影響を及ぼすことが知られてきました。脳の機能や特性にとって重要な神経伝達物質に変換されるものや、脳の働きに影響を与えるもの、それ自体が神経伝達物質であるものなどがあります。

　GABA. ガンマアミノ酪酸は、それ自体が神経伝達物質で、脳細胞がお互いに連絡しあうための主要な物質のひとつです。GABAは脳細胞を鎮め興奮を抑え、筋肉の活動をコントロールし、視覚に関して重要な働きをしています。脳細胞の興奮性を減少させるので、GABAは自然な安定剤として働き、覚醒状態を向上させ、他の神経伝達物質を抑制する一方で、ストレスや不安を減少させます。GABAレベルが低い人では、不安、うつ、易刺激性、頭痛、高血圧などが多く見られます。

　グルタミン. グルタミンは体内でもっとも多いアミノ酸で、脳内のGABAレベルを上昇させます。過剰なアンモニアを体内から除去する作用があり、免疫システムを改善し、小腸上皮を保護し、脳の正常な機能にとって必要でしょう。通常人体はみずから十分量のグルタミンを作り出しますが、過剰なストレス（強い肉体負荷、外傷など）により、自然な体内合成量以上のグルタミンが必要となります。グルタミンレベルの低下はうつ病、疲労、強い飲酒欲求などをもたらすと考える専門家もいます。

　フェニールアラニン. 気分を調整し慢性疼痛をブロックする自然の物質エンドルフィンは、体内で自然に生じ常に合成分解されています。フェニールアラニンはエンドルフィンが既定のメカニ

ズムで自動的に分解されるのを防いで量を増やし、うつ気分を改善します。この必須アミノ酸は神経伝達物質のドーパミン、ノルエピネフリン合成にも関わっています。

タウリン．タウリンは非必須アミノ酸で、GABA と共に働いて、神経伝達物質の過剰活動を抑え、不安や多動を軽減します。タウリンは神経伝達物質としても働き、セロトニンはじめドーパミン、エピネフリン、ノルエピネフリンなどの神経伝達物質の再吸収を阻害し、それら神経伝達物質の脳内レベルを保っています。

トリプトファン．トリプトファンは脳内でセロトニン（快感に関する神経伝達物質）が作られる時の原料となるアミノ酸です。トリプトファンの一種の 5-HTP を摂取すると脳内セロトニンレベルが上昇し、うつ病治療の重要な補助手段となりうるという研究がいくつか出ています。

チロシン．チロシンは神経伝達物質ノルエピネフリンとドーパミンの前駆物質です。チロシンレベルが適正であると、エネルギー、覚醒水準、気分の改善がもたらされます。

アミノ酸とうつ病

アミノ酸レベルの低下と、うつ病、不安、その他のネガティブな気分とのリンクには疑いはありませんが、その関係をすべて解明できているわけではありません。例えば、トリプトファンの吸収が X% 下がるとうつ病評価点が Y% 上昇する、などということは言えないのです。しかし研究者たちは、パズルのいくつものピースを組み合わせることを可能にしてきました。たとえば、次のよ

うな研究です。

1. アミノ酸レベルの変化は気分に影響する。とくにトリプトファンの枯渇はうつ症状とネガティブな気分に関連している。ある研究では、大うつ病の再発に悩んでいる女性15人で、意図的にトリプトファンレベルを減少させた。短期間で15人中10人が臨床的に明らかなうつ症状を呈した。他の研究結果では、フルオキセチン（プロザック）にトリプトファンを加えた治療で、うつ病スコアはフルオキセチンとプラセボよりも改善した。

2. うつ病によりアミノ酸レベルは変化する。うつ病の重症度はアミノ酸とプロテインのレベルに関係している。ある研究では、大うつ病患者（メランコリー型うつ病は除く）と健康人との間で、また大うつ病（メランコリー型うつ病も含む）と気分変調性障害との間で、血中プロテインレベル（血清総プロテイン）に非常に著明な差があることが示された。うつ病患者とうつ病ではない人を調べた別の研究では、アミノ酸のグルタミン酸、グルタミン、グリシン、タウリンなどの血中レベルは、うつ病患者では健康人と比べ著しく変化していたことがわかった。

3. 血液と血小板中のある種のアミノ酸の相対的レベルによって、大うつ病に対するフルボキサミン（ルボックス）治療への反応性の良否が左右され、これは他の薬剤に関しても同様であることが明らかである。

4. メンタルなものから身体的なものに及ぶ複雑疲労は、多臓器にわたるアミノ酸レベルと代謝に変化をもたらす。複雑疲労に関する動物研究では　血漿、骨格筋、肝臓における総アミノ酸レベル減少とグルタミンレベル低下が見出されている。それらの動物の脳では、フェニールアラニン、チロシン、ア

ルギニン、トレオニンなどが低下していることが研究で明らかになった。

まだ多くが解明されていませんが、次の点は明らかです。

- ある種のアミノ酸の低下は、うつ病の前段階となりうる。
- うつ病にはしばしばアミノ酸代謝の変化が伴う。
- ある種のアミノ酸のレベルと比率によって、精神科薬剤の効果は良くも悪くもなる。

アミノ酸レベルを低下させるもの

いくつかの問題により、十分なアミノ酸がないという結果が生じます。これについてはこれから説明しますが、もっとも良く見られるのはプロテインの消化不良でしょう。プロテインの分解は胃で行われます。胃は塩酸と言う強力な胃酸を分泌します。しかし、塩酸はプロテインを単に溶かすだけではありません。ペプシノゲンという物質をペプシンに変える働きもあり、ペプシンはプロテインをポリペプチドと呼ばれるより小さな物質に分解する酵素です。言ってみれば、塩酸は"鈍いペプシノゲン"をつかまえて"切れ味のいいペプシン"に変えるわけです。ペプシンが無ければプロテインの消化はできません、ですから塩酸の産生が少ないとタンパクの消化は効率よく行われないのです。さらに塩酸は、ビタミンB_{12}と様々なミネラルの吸収、消化管を通じて体内に侵入する細菌の殺菌、脳に満腹であることを知らせる信号の発信などの働きがあります。ですから、塩酸が少なすぎると、栄養吸収の減少、細菌感染の危険増大、満腹感の脳への伝達低下、そして全般的な消化障害などの結果をもたらします。

Chapter 15. A — Amino Acids and Proteins

塩酸レベル低下リスクの高い人とは？

　胃で作られる胃酸の量は年齢と共に急減し、30代では10代の約40％に減少し70代までにさらに約半減します。このことはタンパク消化の能力も年齢と共に著明に低下することを意味しています。処方薬でもOTC（over the counter）薬剤でも胃酸の産生を阻害する、制酸薬やその他の薬物をいつも服薬している人では、胃酸のレベルはやはり下がっています。つまり、栄養吸収と消化能力は若年層でも同じように低下することがありうるのです。

　プロテインの消化不良の他に、塩酸レベルの低下は多くの慢性的な消化器症状に関係しています、食後の腹痛や不快感、腹部ガス、腹部膨満、食物過敏性やアレルギーなどです。また塩酸レベルの低下は、鉄欠乏性貧血、骨粗しょう症、胆石、皮膚疾患、リウマチ性関節炎、歯周病、喘息、慢性ストレスの症状をもたらすことがあります。

酸レベル低下

　酸による消化不良、むねやけ、胃食道逆流症（GERD）は、中高年に見られる胃酸過剰による症状と思われがちです。多くの人々（多くの健康専門家も含め）が気付かないのが、胃酸レベルの**低下**も心窩部（みぞおち）の焼けるような痛み、吐き気、嘔吐などのGERD症状の引き金になりうるということです。

　症状の原因となりうる食物を避けるのではなく、むねやけを抑える薬を服用する人が多いのです。くり返し流される宣伝キャンペーンと製薬会社から提供される"啓発用資料"のおかげで、毎年6000万件のGERD用薬剤の処方がなされ、さらにプリロセック、ロレイド、タムス、マーロックス、ネキシウムなどのOTC薬

剤は、数百万個も売れています。このことは膨大な数の人々が、低胃酸症状をさらに胃酸を下げる方法で治療している可能性があることを示し、プロテイン消化と栄養吸収障害の問題を増悪させることになるのです。胃酸の低下は亜鉛、マグネシウム、その他のミネラル、ビタミンC、ビタミンBなどの吸収も損ないます。特に、亜鉛の吸収障害がもっとも影響が大きいでしょう。

10章で見たように、亜鉛は200以上のさまざまな酵素反応に関係し、その中のいくつかが消化に関係しています。塩酸も含め、すべての消化酵素は適切に働くために亜鉛を必要としています。

酸の低下は気分の低下

胃酸レベルと消化酵素の低下は、心理的なことにも影響を及ぼします。プロテイン分子がきちんと分解されないと、重要なアミノ酸が充分なだけ血流中に取り込まれない可能性があります。このようにして体内で見当たらなくなるアミノ酸には、トリプトファン、チロシン、フェニールアラニンなどがあり、これらはすべて気分コントロールに重要な役割を担っています。例えば、トリプトファンはセロトニンの原材料になり、フェニールアラニンはドーパミンやノルエピネフリンの産生に必要です。さらに神経伝達物質産生には、充分な量の亜鉛、銅、マグネシウム、葉酸、ビタミンB_6、ビタミンB_{12}、その他の栄養素が必要です。

体内に充分な栄養素があることを確認し、それに加えて充分な胃酸と消化酵素があることが、神経伝達物質レベルを正常化するために重要な最初のステップです。これらの栄養素のどれかが足りないと、神経伝達物質合成はうまくいかないでしょう。これは脳細胞によるセロトニン再吸収を阻害しセロトニンレベルを上昇させるプロザックのような薬を、患者が服用している時でも同じように起こります。原材料が乏しく、不十分な量のセロトニンしか作れなければ、"プロザックブースト"も何の役にも立たないでしょう。

メリンダ（2児の母親、36歳）は、体重を非常に気にし、いつも最新のダイエットを試みていました。体重に関する彼女の不安はうつ病を伴っていました。彼女は大学の時からうつ病を患っていましたが、性的な副作用のために抗うつ薬の服用をやめていました。常に腹部膨満、ガス、本人が言うところの"慢性消化不良"に悩まされていました。これらの症状に対し、いつもOTCの制酸薬をまるでキャンディーのように服用していました。食事には注意して、魚やチキンなどたくさんのプロテインを摂っていましたが、検査ですべての必須アミノ酸が低下していることがわかりました。食事は変えずに、メリンダは塩酸と消化酵素を飲み始めました。気分と活力の改善を自覚しただけではなく、慢性消化不良の問題も解決しました。

酸を増強する

　もし胃部症状、むねやけ、ガス、腹部膨満、その他の消化症状、そして抑うつ気分がある場合には、それらは胃酸の低下が原因の可能性があり、その結果アミノ酸、亜鉛、その他の栄養素が欠乏しているかもしれません。

　制酸薬はあなたの体に害を及ぼす可能性がありますが、急にやめるのではなく徐々に減らしていくことが重要です。塩酸やペプシンと共に適切な消化酵素を摂取することから始め、アルコール、コーヒー、ソフトドリンクなど胃の不調をもたらすものをすべてやめてください。消化器症状が改善すれば、主治医に処方の制酸薬をOTC制酸薬に変更してもらうよう申し出るといいでしょう。例えばタガメットのようなOTC制酸薬は、同種の処方薬ほど強くはありません。正常に酸を作れる状態に体をゆっくり戻すために、必要なくなるまでOTC制酸薬の量を徐々に減らしていってくだ

さい。体内の酸の産生が正常になると、私の患者の多くは制酸薬服用を完全に中止できるようになったと気がつきます。

アミノ酸とタンパクのレベルを適切に保つ

アミノ酸レベルは食事の内容によって低下します。肉を含まない、あるいはすべての動物性の食品を排除した食事内容ではことさらです。その他、一時的流行のダイエットや急激に体重を落とすダイエットなどでも、プロテイン不足になります。うつ病そのものがアミノ酸欠乏に影響する可能性があります。うつ病患者では食への興味喪失、限られた種類の食物しか摂らない、全体的な食事量の減少が見られる人もいるからです。

アミノ酸の補充

適切な量の肉、鳥肉、魚、乳製品などを、適量の塩酸や消化酵素と共に摂取するよう心掛けるだけで、プロテイン欠乏を改善できる人がいます。

一方、特に食事制限中、栄養摂取不良、吸収障害を伴う疾患などの場合には、アミノ酸補給が必要な場合があります。このようなサプリメントには、ホエイプロテインパウダーあるいは遊離アミノ酸の形のものがあります。

ホエイプロテインパウダー．THE ZEEBrA エネルギーシェイク用に私が患者に勧めるプロテインパウダーです。ホエイはチーズ製造過程でできる液状の副産物で、βラクトグロブリン、αラクトアルブミンその他の生物学的有用性の高いプロテインを含んでいます。これらの生物学的に利用可能なプロテインには、すべての必須アミノ酸が含まれ迅速に消化されます。第12章で示してい

るように、ホエイプロテインはエネルギーを高めるリボースパウダーと共にシェイクにすることができます。朝食にこれを飲むと朝早くからエネルギーレベルをアップするのにいいですし、エネルギーが低下しやすい午後の時間帯を通してエネルギーを保つことができます。ホエイプロテインパウダーは乳製品アレルギーが無ければ、誰にもとてもよいプロテインサプリメントです。

遊離アミノ酸．これは他のアミノ酸と結合していないアミノ酸で、そのために容易に吸収され、心身の健康を増強する上で体が利用しやすい形になっています。遊離アミノ酸にはカプセルとパウダーがあります。もし検査で空腹時アミノ酸値の低下が明らかになったら、4グラムのアミノ酸を THE ZEEBrA シェイクかジュースに混ぜて1日2回、朝食と夕食の前に飲むよう勧めています。アミノ酸の正しい用い方、薬物との相互作用や副作用に精通した医師や栄養士に相談しながら行うのが常にベストです。

アミノ酸はいつ摂るべきか？

食事の中に十分なプロテインが含まれていても、その摂取は夜間に偏っている傾向が見られます。普通の朝食はシリアルやバタートーストですが、夕食には大きな肉や魚が含まれることが多く、これはプロテインが朝には殆ど摂取されず、一方夜には胃にプロテインの大きな荷物が運び込まれるということなのです。事実、政府の最新の食事ガイドラインでは、"65％以上のプロテインを、午後6時半以降に1回の食事で摂取するような食事パターンとすること"となっています。私たちの通常の食生活とは反対に、十分量のプロテインが1日を通して食事の中に含まれていることが重要です。特に朝食に留意することが重要です。

朝食で適切量のプロテインを摂取すること（アメリカの典型的朝食に含まれるより、はるかに多く）が気分コントロールや、その他

の働きに必要な一連のホルモンを制御するためには、何より重要です。プロテイン摂取を夕食まで待つことは、不調を呈しやすい人の気分を下げることになるかもしれません。つまり毎日の朝食に、肉や卵のような質の高いプロテイン源を取り入れるべきなのです。朝食で炭水化物を取り過ぎないことは、うつ病治療の THE ZEEBrA アプローチの第1ステップとしてシンプルでかつ効果的です。

人体は食事中のプロテインをアミノ酸に分解し、吸収し、そして再度別の形のプロテインに作り上げる、ということを覚えておいてください。

アミノ酸前駆物質で神経伝達物質を増やす

うつ病治療の最初のゴールは、まず食事の見直し、塩酸のような消化酵素、プロテインシェイク、遊離アミノ酸サプリメントなどで修正可能な、必須アミノ酸の欠乏を発見することです。

患者に食生活について尋ね、もし患者が"適切量のプロテインを摂っている"と答えたり、明らかにアミノ酸が豊富な食事について語ったとしても、精神科医はそこで精査をストップするのでは不十分です。多くの必須アミノ酸を含む健康食を摂取しているのに、うつ病で悩み続ける患者をしばしば見てきました。

これらの患者には、ターゲットとなるアミノ酸を用いることが、神経伝達物質の合成を高め、抗うつ効果を作り出すためのすぐれた薬理学的方法です。

すでに述べたように、アミノ酸L-トリプトファンはセロトニンの前駆物質、フェニールアラニンとチロシンはドーパミンとノルエピネフリンの前駆物質です。食事を通じてL-トリプトファンを増やすと脳内のセロトニンレベルが上昇し、体内のチロシンとフェニールアラニンが増えるとドーパミン合成が上昇することなどがわかっています。

Chapter 15. A — Amino Acids and Proteins

　何年にもわたり、動物と人間の両方でトリプトファン制限食を与えて、うつ病の研究が行われてきました。研究の目的は、体内のトリプトファンを枯渇させること、セロトニンレベルを低下させること、うつ病状態を引き起こすことです。そして型通り目的を達することができました。トリプトファンの枯渇がうつ病の引き金として用いられるのは当然としても、なぜトリプトファンを補うという考えが有効な治療法として考慮されてこなかったのか、全く理解できません。トリプトファンレベルを意図的に下げると高率にうつ病が発症するのであれば、なぜうつ病患者にトリプトファン投与を行わないのでしょうか？　特にすでにトリプトファンが低下している患者の場合はなおさらです。なぜ少なくともすべての患者のトリプトファン低下をチェックしないのでしょう？　なぜ医学界は、これらの疑問に答える研究を奨励推進しないのでしょう？

　私の臨床では、5-HTPとチロシンの組み合わせを用いています。通常人体ではトリプトファンから5-HTPを作ります。5-HTPは血液脳関門を容易に通過しセロトニン合成を増強します。5-HTPを用いるとワンステップ省略になります、つまり5-HTPは様々なプロテイン合成には組み込まれず多くが脳内セロトニンレベル上昇に使われるからです。一般的にはこの治療の反応は、2週間以内に見られます。チロシンとの組み合わせで5-HTPを使う方法を支持する研究は少ないのは確かですが、アメリカ中で精神科医や臨床家が長年にわたりこの組み合わせで効果をあげています。

　私自身は5-HTPとチロシンの組み合わせを10年以上使っていますが、患者たちはこの組み合わせで著明な改善をしてきました。私は通常10対1の割合（チロシン：5-HTP）で処方します。つまりチロシンを500mgと5-HTPを50mgで、これを1日3回投与します。しかし、人によってどちらか一方をより多く必要とする場合があります。効果的な治療のためには、患者によって投与量

を調整することが重要です。エネルギーが低下している患者ではチロシンを多くすると良く、強迫観念のある患者では5-HTPが多く必要でしょう。

もちろん5-HTPにはいくつかの副作用があります。消化器症状、ガス、腹痛などですが、これは1日50mgからゆっくり始めて徐々に増やし、300mgを分服にすれば防ぐことができます。たとえば、朝昼夕食後に各100mgずつ服用するわけです。5-HTPを服用すると軽い倦怠感を感じる人がいますが、日中は少なめの量にして夜就寝前に多めにするといいでしょう。

時には副作用がありますが、気分を改善する神経伝達物質の体内合成をアップするために5-HTPをチロシンと共に用いると、多くの患者にとって有効な治療法になります。これだけでうつ病が良くなることもありますし、抗うつ薬の効果を補完する手段ともなります。

くり返し伝えたいこと

うつ病治療のための最も重要な治療的介入は、時には十分量のアミノ酸補給です。これはいくら強調しても足りません。すべてのうつ病患者の食事や栄養状態をチェックし、必要なら修正しなければなりません。多くの人にとって、この第1歩は不可欠の1歩です。

第16章

主治医がオーダーする臨床検査

　従来は、栄養状態の見直しは精神医学的診断の一部としては行われてきていませんでした。代謝に関する広範囲にわたる包括的検査は省略したくなるかもしれませんが、うつ病の原因の中で、前面には出ていないが治療可能なものを理解する上で重要なものなのです。このような検査結果を基礎としてパーソナライズされた栄養療法プログラムが組み立てられ、あなたの体の代謝機能を適正化して、回復と長期にわたる健康を実現してくれるのです。

　対症療法ではなく、ポジティブな気分と体の健康な働きを妨げる、栄養と代謝のアンバランスを治療することはたいへん重要です。バランスを取り戻せば、症状は軽くなり、そしてさらに、消失することもあります。それには最初に、アンバランスがどこにあるのか、それを見つけなければなりません。そのためのベストな方法のひとつが、臨床検査です。

　うつ病の患者を栄養状態の点から、評価チェック（アセスメント）する場合には、重要な検査項目がいくつもあります。従来から普通に診察室で行われてきた項目もありますが、一方あまり知られていないものもあります。健康保険診療では行えない検査項目もあります。しかし、いずれにせよ、それらすべてが重要な意味を持つ検査です。栄養欠乏を発見し、それを至適量の栄養補給で修正すれば、あなたが心身の改善を実感し、自分の回復に自ら関わる上で大きな助けとなるでしょう。

第16章 主治医がオーダーする臨床検査

はじめに

すべての患者に勧めている検査一覧です。医師なら誰でも検査指示できるものです。

• 空腹時アミノ酸 • 血算（CBC）と白血球分類 • セリアック病検査（組織トランスグルタミナーゼとグリアジンに対する抗体の検査） • 脂質検査 • 全般的生化学検査 • 血清銅 • DHEA-S • 必須脂肪酸 • 葉酸とビタミン B_{12} • フードアレルギー	• ホモシステイン • 鉄とフェリチン • マグネシウム • メチルマロン酸 • 赤血球の微量金属 • テストステロン • 甲状腺 • 尿中有機酸 • 尿中ペプチド（カゾモルフィン、グリアドルフィンなど） • ビタミンD（25ヒドロキシビタミンD） • 亜鉛

アミノ酸

アミノ酸は、体中のあらゆる組織や器官に存在するプロテインを構成しているので、ビルディングブロックと呼ばれます。アミノ酸は神経伝達物質のコントロール、免疫抗体産生、細胞内エネルギー産生などに関わります。ですから欠乏、とりわけ9種類の必須アミノ酸の欠乏は、気分や認知機能なども含め健康面に深刻な障害を引き起こします。例えば、トリプトファンの著しい減少はうつ病発症に、チロシンやフェニールアラニンの不足は疲労感や集中力低下をもたらすことがあります。アミノ酸レベルの検査には、血液と尿が用いられます。血液検査には採血によるものと、

フィンガースティック（指先を針で刺して少量の血液サンプルを採取する方法）があります。アミノ酸レベルが異常に低いか、あるいは高い場合には、通常サプリメント摂取か食事療法で修正できることが多いです。

血算（CBC）と白血球分類

CBCとは、白血球数とその型（白血球の分類）、赤血球数とその性状、ヘモグロビン、ヘマトクリット、血小板などの数値を調べることです。貧血はうつ病をもたらす可能性があり、赤血球数減少、ヘモグロビンやヘマトクリットの低下で把握することができます。赤血球の性状の中で、MCH、MCV、MCHCという検査などで、貧血の原因となる栄養欠乏が、銅、葉酸、鉄、ビタミンB_{12}のいずれによるのかを特定できる場合が在ります。

白血球数の異常な増加は、感染症、アレルギー反応、白血病など、また異常な減少は薬の副作用、亜鉛欠乏などによって起こります。亜鉛は白血球の産生に必要な栄養です。血小板は血液凝固に重要な役割を果たしています。著しい増加と減少は、両者ともに異常所見です。血小板減少により大量出血、あざや皮下出血などが起こる場合があります。

セリアック病検査

セリアック病は小麦他の穀物に含まれるグルテンに過敏反応する病気、つまり人体がグルテンを異物の侵入と誤認して免疫反応で攻撃開始することによって起こる病気です。かなり多くのエビデンスがあり、セリアック病の人は健康な人と比べて不安やうつ病になる確率が高いといわれています。大うつ病では炎症反応システムが活性化されていると考えられ、サイトカインのような炎症誘発物質が実際にはうつ病症状の引き金になっている可能性が考えられます。

セリアック病かどうかのチェックには、採血をしてふたつの免疫抗体があるかどうかを調べる方法があります。これらの免疫抗体は人体がグルテンに反応して作り出すもので、抗組織トランスグルタミナーゼ抗体と抗グリアジン抗体があります。抗体が陽性の場合、さらに診断を確実にするためには、小腸の組織生検をおこないます。内視鏡を喉を通過して挿入し、胃を経て小腸に到達させます。小腸粘膜上皮の一部を採取して、その標本を顕微鏡で調べます。セリアック病に特徴的な所見としては、小腸絨毛（小腸の内側を覆う毛髪のような微細な突起）の萎縮と平坦化などがありこれを確認します。

脂質検査

脂質検査では、血液検査で総コレステロール、中性脂肪、HDL、LDLなどを調べます。すでに11章でご説明したように、最近の研究では総コレステロールの低下はうつ病や自殺念慮（自殺について考えること）に関係していることが示されています。2009年の、Journal of Psychiatric Researchに発表されたある研究では、自殺、事故死、不自然な原因による死亡は低コレステロールの人（165mg／dL以下）の場合、7倍多くなると報告されています。低コレステロールの場合、セロトニン産生の低下とセロトニンレセプターの減少がもたらされると理論づけている研究者もいます。そしてセロトニンレベルの低下はうつ病に関係し、またプロゲステロンやテストステロンの低下にも関係しているのです（プロゲステロンとテストステロンはどちらもうつ病に関係しているのです）。

全般的生化学検査

一連のこの血液検査は臓器器官の働きを調べるために行われてきました。糖尿病、肝障害、腎障害などの有無をまずおおまかに

チェックする検査です。この検査の結果から、電解質、酸塩基平衡、腎機能、肝機能、血糖、タンパクレベルなどに関する、とても重要な情報を得ることができます。この検査に含まれるアルカリフォスファターゼによって、亜鉛が足りているかどうかがわかります。ALP は亜鉛の存在下で作られる酵素だからです。ALPが低い場合には、亜鉛欠乏の場合が多いと考えてよいでしょう。

銅

銅の低下はうつ病の症状をもたらすことがあります。これは銅がノルエピネフリンやドーパミンなどの神経伝達物質の合成に必須であることを考えれば、なんら不思議なことではありません。セルロプラスミンと呼ばれる銅の1つの型が欠乏すると貧血の原因になりますし、それによってうつ病の症状が出ることがあります。一方で銅の異常な高値は、攻撃性、妄想、不安のような心理的な症状をともなうことがあります。血液の銅は血液検査で、あるいは時に尿検査で調べることができます。異常なレベルの時は、補充、もしくは食事の見直しにより治療することができるでしょう。

DHEA

DHEA は副腎で作られるホルモンの一種ですが、このホルモンの低レベルがうつ病に関連しているのです。普通は20代で最高値に達し、その後は年齢とともに減少していきます。

男性の場合20代では650 μg／dL に達し、中高年では30-175μg／dL に低下します。女性の場合には、20代のピークで概ね380 μg／dL、中高年では20-90 μg／dL まで下がります。チェック方法としては、採血をして血中の DHEA-S というホルモンを測定します。

必須脂肪酸

人体は2種類の脂肪酸を合成することができません。そのために、これらは必須だと考えられています。これら2種類とは、オメガ3系脂肪酸とオメガ6系脂肪酸です。オメガ3系のEPAとDHAは脳の栄養補給、アルツハイマーのような脳変性疾患に伴う炎症プロセスをコントロールする作用があります。EPAは神経細胞膜を維持する役目をし、DHAは脳細胞の伝達機能をアップする働きがあります。オメガ6系の脂肪酸も脳の機能にとってとても重要です。必須脂肪酸欠乏の人はうつ病を始めとして、さまざまな病気を発症する可能性があります。さらに、オメガ3系に比べてオメガ6系が極端に多いと、それがうつ病をもたらすことがあります。血清と赤血球の検査でオメガ3系とオメガ6系のレベルと両者の比率を調べることができます。いろいろな種類の脂肪酸の異常な増減は補充や食事の見直しで治療することができます。

葉酸とビタミンB_{12}

葉酸とビタミンB_{12}は、精神機能を正常に保つために重要です。抑うつ的になっている場合には、葉酸とビタミンB_{12}の欠乏がよく見られます。葉酸は脳の神経伝達物質合成に欠かせませんし、ビタミンB_{12}は赤血球産生に必要です。葉酸欠乏はうつ病と貧血、ビタミンB_{12}欠乏はうつ病、不安、幻覚、記憶障害、錯乱など、多くの精神医学的症状や神経学的症状をもたらす可能性があります。

フードアレルギー

フードアレルギーは、うつ病、ADHD、不安など、多くの精神医学的疾患をもたらす要因となりえます。多くのフードアレルギーの人では健康な人と比べ、うつ病に罹患する確率が高いことは明らかです。

第9章を思い出していただくとおわかりのように、フードアレルギーではIgG抗体が過剰に作り出されています。現在、IgG抗体の検出にはいくつかの検査があります。長年の間、いろいろな食物に対するアレルギーの標準的検査は、皮膚プリックテストでした。このテストでは、患者の皮膚表面に小さなひっかき傷をつけて、そこに食物の抽出液を滴下します。その部分に蚊に刺されたような赤い膨隆ができれば、その食物に対するアレルギーがあると診断するわけです。最近は血液検査で判定する方法が一般的で、採血、あるいは指先を針で刺して血液を微量採取する方法が用いられます。このテストでは、採血された血液は検査会社に送られます。そこでいろいろな食物の抽出物を用いて、血液中の特定の免疫因子であるIgG抗体が反応するかどうかを見ます。IgG抗体を測定した結果、IgG抗体が産生されていれば、その食物に対するアレルギーがあると判定するわけです。

ホモシステイン

ホモシステインは体内で作られるアミノ酸の一種ですが、通常はシステインという別のアミノ酸にすぐに変換されます。しかし、この変換過程が何らかの理由で障害されると、体内のホモシステインが増加します。ホモシステインレベルの上昇は、フリーラジカルの増加、血栓の形成、冠動脈疾患などに関連するので、人体に有害です。さらに、ホモシステイン上昇は大うつ病とも関係しています。もちろんすべてのうつ病患者でホモシステインが上昇しているわけではありませんし、またホモシステイン上昇の人がすべてうつ的というわけでもありません。70歳以上の男性3,752名を対象に行われたHealth in Men Studyという研究データによれば、ホモシステインレベルが高いほどうつ病リスクが上昇するという結果が出ました。逆に、ホモシステインレベルが0.19 mg／L低下するとうつ病の確率が20%減少しました。

葉酸、ビタミン B_{12}、ビタミン B_6、亜鉛にはホモシステインを毒性のないシステインに変換する役目があり、これらの栄養素の欠乏はホモシステインの増加をもたらします。

事実、ホモシステインレベルの上昇により、葉酸、ビタミン B_6、B_{12} などの欠乏を、それらの栄養素自体の血中レベル減少より早い段階で知ることができます。葉酸、ビタミン B_6、B_{12} の経口摂取でうつ病治療の効果を高めることができます。

鉄とフェリチン

うつ病は、慢性の鉄欠乏の症状であることが多くあります。鉄欠乏はうつ病、疲労感、体力低下につながります。鉄はヘモグロビン産生に必要であり、ヘモグロビンは赤血球が細胞に酸素を運ぶ役割を担当しています。鉄の摂取量が適切でないと細胞は酸素不足におちいり、その結果体力低下、疲労感、全身の倦怠感などが生じます。

鉄の状態をチェックする検査には、多くの方法があります。通常行われる2種類の検査で、血清鉄とフェリチンのレベルをスクリーニングします。フェリチンは鉄を貯蔵蓄積するプロテインです。

この2種類の検査は同時に行われることがしばしばです。血清鉄レベルが正常でも、貯蔵鉄が低い場合があります。もしフェリチンレベルが正常を下回っているか、あるいは正常範囲でも低い方になってしまっていたら（100ng／mL以下）、私は、鉄の補充を勧めています。鉄はビタミンCと一緒に摂ると、吸収がよりよくなります。

マグネシウム

マグネシウムミネラルは体の数百に及ぶ働きに必要なもので、炭水化物、脂肪、プロテインをエネルギーに変換し、心拍、血液

凝固、インシュリン合成、筋肉や神経の働きなどを正常に保つ機能を果たしています。

マグネシウム欠乏は、うつ病、不安、体力低下、心臓合併症、不眠、集中力低下などの問題を引き起こします。

マグネシウム欠乏の検査は採血でわかるという簡単なものではありません。体内マグネシウムの大部分は細胞内にあり、血中にあるのは全体の1%に過ぎません。つまり、血液検査はマグネシウムレベルをチェックするには最適な方法と言うわけではないかもしれないのです。血中マグネシウムが正常域でも、他の生物学的な働きをスムースに進めるためにはマグネシウムが不十分な場合もあります。

もっとも一般的なマグネシウム検査は血液検査ですが、別の方法としては1日24時間の蓄尿をして尿中に排泄されるマグネシウムの量を測定する方法があります。24時間マグネシウム排泄量がわかったら、医師はある特定量のマグネシウムを患者に注射します。そしてもう1度24時間蓄尿を行い、尿中マグネシウム排泄量の変化を見ます。変化があれば、患者の体の中にどれくらいの量のマグネシウムが排泄されずに留まっているのか、調べるのです。正常以上の量のマグネシウムが体から排泄されずに留まる場合には、注射されたマグネシウムが体内の不足を補うために使われたと考え、マグネシウム欠乏であると判断するわけです。もうひとつ別に細胞内のマグネシウムレベルを測定する方法もあります。これは、患者の舌下をこすって細胞を採取し、これを用いてマグネシウムを調べる方法です。

赤血球の微量金属

うつ病など亜鉛欠乏が関係するどの障害でも、診断時には赤血球分析を行うといいでしょう。この検査は、カルシウム、リン化合物、亜鉛、セレン、ボロン、クロム、バナジウムなどの数多く

の栄養素、さらに毒性のある物質の分析をするものです。これらはいずれも、赤血球細胞やその細胞膜に大きな影響を及ぼすものです。有害物質には、ヒ素、カドミウム、鉛、水銀などがあります。このテストの結果は、患者が最適な健康状態を手にするには、どの栄養サプリメントが必要か、それを正確に特定する手掛かりとなります。

テストステロン

抑うつ的な人はすべて、テストステロンレベルのチェックを受けるべきでしょう。うつ病とテストステロン低下には密接な関連があり、テストステロン低下が改善されて初めて、うつ病が改善するというケースが見られます。テストステロンは血液検査で簡単に調べることができます。正常範囲は検査施設によって異なります。20歳から40歳までの男性では、270〜1,000ng／dLが正常範囲と考えてよいでしょう。正常範囲の上限は加齢とともに低下して、60歳以上の男性では700台まで低下します。しかし、大切なことは数値が正常範囲内にあっても人によっては低すぎる場合があり、検査結果は他のすべての所見と照合して判読することが必要です。

甲状腺

甲状腺は首の前面、下の方に位置している内分泌腺です。脳下垂体で作られるTSHというホルモンに反応し、甲状腺ホルモンのT_4、T_3を作り出します。これらの甲状腺ホルモンは人体がある特定の割合でエネルギーを使う上で、重要な働きをします。甲状腺ホルモンが高すぎる場合（甲状腺機能亢進症）、低すぎる場合（甲状腺機能低下症）、これらはいずれの場合も問題を引き起こします。甲状腺機能亢進症は、頻脈、動悸、不安、脱毛、筋肉減少、不眠をもたらし、甲状腺機能低下症は、うつ病、疲労感、反応の鈍さ、

物忘れ、寒がり、体重増加などをもたらします。ですからうつ病の診断と治療に関しては、甲状腺に異常がないかどうか調べることはとても重要な手順のひとつなのです。甲状腺ホルモンレベルは簡単な血液検査でチェックできます。

尿中有機酸

体内の代謝経路が1ヶ所以上ブロックされると、有機酸レベルが異常高値となります。この場合には、これら有機酸の尿中排泄が促進されます。尿中の有機酸は体内の生物学的プロセスに問題が生じている場合の指標になり、神経伝達物質機能、無毒化、消化のアンバランス、エネルギー産生、栄養欠乏などに関することがわかります。

例えば、メチルマロン酸という尿中有機酸レベルが高いことは、ビタミンB_{12}欠乏を、他の検査よりも早期にチェックする指標となります。ビタミンB_{12}は、メチルマロン酸のレベルをコントロールする様々な化学反応に必要なもので、ビタミンB_{12}が減少すればメチルマロン酸は増加するのです。メチルマロン酸とホモシステインの検査結果とを組み合わせれば、血中ビタミンB_{12}レベルの検査結果が一見正常でも、メチルマロン酸レベルが高い時には、軽度あるいは、早期のビタミンB_{12}欠乏を確認できます。

同様に、キヌレン酸という有機酸が増加している場合には、ビタミンB_6欠乏の可能性があります。ビタミンB_6はすべての重要な神経伝達物質の合成に必要なものです。ビタミンB_6の量が不十分になると、尿中キヌレン酸レベルは上昇します。

尿中有機酸検査には、朝起床後の最初の尿を採取することが必要です。食事の修正、栄養補給、真菌や細菌に対する薬物投与が、有機酸の異常な増加をもたらす隠れた状態の修正に用いられるでしょう。

尿中ペプチド

アヘンペプチドに属する、カゾモルフィンとグリアドルフィンは、自然に見出されるプロテインのカゼイン（ミルク中）とグルテン（小麦、ライ麦、大麦、その他特定の穀物中）の消化が不十分な時に、尿中に出現します。このような消化に関する問題は、プロテアーゼ酵素DPP IVの量が小腸で不足している場合、あるいは単に不活性になっている場合などに生じます。アヘンペプチドの異常な高値は、うつ病などの心理的な症状を引き起こします。

検査には朝起床後、最初の尿の採取が必要です。検査結果は通常は陰性、つまりカゾモルフィンとグリアドルフィンが尿中に存在しない状態です。陽性の場合には、カゼインやグルテンを除去した食事にしなければなりません。食事に酵素DPP IVを補うことが、神経に作用するこれらのペプチドを完全に消化する助けとなります。

ビタミンD

ビタミンD欠乏はうつ病、ストレス反応の増加、高血圧、高血糖などに、また、心疾患、ガン、多発性硬化症など多くの疾患に関係していることがあります。

ビタミンDは肝臓で25ヒドロキシビタミンDに変換され、この形で血中に存在し体内のビタミンDの状態を検査する時に使われます。25ヒドロキシビタミンDが低い時には、食事からのビタミンD摂取不足、日光浴不足、ビタミンD吸収障害などが考えられます。この場合にはビタミンD_3の補給を行い、25ヒドロキシビタミンDレベルが目標値範囲に達するまで、3ヶ月毎に検査することが必要です。

亜鉛

亜鉛の低レベルはうつ病と関連しています。亜鉛減少が高度で

あればうつ病も重篤になります。反対に、亜鉛補給によってうつ病が改善したり、抗うつ薬の効果が増強されるという現象が示されてきています。しかし、血中亜鉛の量を測定する方法は亜鉛欠乏を常に正確に反映しているとは限りません。体内の亜鉛の状況をより的確に把握するには、亜鉛味覚テストが適しています（第10章で説明しました）。このテストにより、軽微な亜鉛欠乏も発見できます。

努力する価値があります！

　以上に説明した臨床検査を、日常的に普通に行う精神科医は非常に少ないでしょう。それは見落としです。不適切な薬にお金を払うこと、うつ病から逃れられずに感情面の症状の犠牲になり続けることに比べれば、これらの臨床検査は短時間で、費用も比較的少なくて済みます。私は、いくつかの血液検査を行うことで、適切な治療方法を見出すことができる、という結論にいたりました。私たちは他の病気の原因を探す時には医学的な検査を行うわけですが、それと同じようなエネルギーと熱意をもって、抑うつ感をもたらす潜在的な原因を見つける必要があるのです。うつ病をもたらす全部の要因が見つかれば、正しい治療法に向かってより近づいたことになるのです。それは、完全な回復と再発しない健康な生活をもたらしてくれるでしょう。

第3部　こころを育む
Part 3. Nurturing the Mind

第17章

生化学の向こうに

　ここまでで、基本的でありながら、多くの場合無視されてきた、うつ病の発症にかかわる栄養学的、生化学的な原因について見てきました。健康に大切な栄養素を体に補充し、もとに戻すことは、効果的な治療の基礎となります。ですから、この本ではまず第1に、栄養面の治療的介入に焦点を絞ってきました。心身両面の能力を損なうビタミンミネラルの不足に取り組む様々な方法を特定してきました。これらの治療的介入は、ビタミンやミネラルの不足を補うと体が分子マジックを機能させ、精神的な健康を回復させるのに役立ちます。新しいサプリメントの雑誌記事を読むことと、臨床検査によってまとめ上げられたあなた固有の代謝プロファイルを考察することとは、まったく異なるものです。生化学的な独自性は健康と幸福の基礎であり、不可欠なものです。

　ここで、全体像に焦点を当てましょう。うつ病は明らかに、からだ、こころ、たましいが関与している複雑な問題です。うつ病の治療方法として、栄養は明らかに無視されています。しかし、治療には、個人の内面的な強さを築き上げることや、有意義で癒しとなる外界との結び付きの可能性を探求することも含むべきです。そこで、脳に栄養を与えることからこころを育むことに焦点を移しましょう。

　西洋医学は、うつ病像のごく一部しか見ない傾向にあります。西洋医学が第1に強調するのは、神経伝達物質レベルでの病理を特定することです。この見方によると、もし、神経伝達物質レベルが薬理学的治療によって適切に調整されれば、患者の脳は正常

第17章 生化学の向こうに

に戻り、身体的及び心理的な症状は消えるでしょう。しかし、たとえ複数の薬剤によって神経伝達物質レベルを操作しようと試みたとしても、その結果問題は必ずしも解決するとは限りません。なぜなら、各々の人間は、単なる脳以上のものだからです。結局、あなたにとってとても大切な人に、あなたは「あなたを愛している」と言うことはあっても、「あなたの脳を愛している」とは言いません。

そこでうつ病を、完結した固有な個人としての文脈の中で見ることが重要なのです。うつ病を引き起こし継続させる要素、そして、その人がいつ回復するのか、あるいは回復するのか否か左右する要素は、生化学と結びついた心理的、社会的、文化的な要因の相互作用によっています。人の生化学特性は、その人の考え方のスタイル、個人の価値観、人生経験などと無関係の別の存在ではないことを覚えておかねばなりません。信念と同じように、個人の特性や期待は、人を病気にもすれば、治しもします。欧米の生物医学では、患者を受け身の存在と見なし、症状軽減のために治療的アドバイスに従うべきであると考えます。一方で、うつ病の回復にはしばしば、自分の状態についての患者の信念や期待を理解することが必要です。

うつ病の特徴のひとつとして、抑うつ状態の人は、ネガティブな感情や思考に焦点を絞って考える癖があります。うつ病患者は強迫的に考えるのが典型的で、ネガティブな考えが次々と浮かび、これは反すう症と呼ばれるプロセスです。過去は後悔の色に染まり、現在は虚しく、未来には希望が持てません。このような考え方のパターンを、ダニエル・エイメン医師は否定的自動思考（ANTs：Automatic Negative Thoughts）として述べています。エイメン医師はうつ病に苦しむ患者に、繰り返し生じる否定的な思考に気づき、意識を向けるよう奨励しています。否定的自動思考に気づき、挑戦することで、そのパワーを除去し始めることがで

きます。エイメン医師は、これを「感情のアリクイ（ANT eater）を飼育する」と表現しています。

こころの平和を高めるポジティブな行動を育むことは、うつ病の霧をよりすばやく晴らす上の助けとなります。こころの平和は単にうつ病ではない、というだけではなく、ポジティブな状態にあるということです。私は大人になった時に、ジョシュア・リーブマンの著書『こころの平和（Peace of Mind）』を、両親からプレゼントされました。当時の私にはこころの平和とは理解しにくいものだったので、この本をとても興味深く読みました。「多くの人が、親密な友情の必要性は、食べ物の必要性と同じくらい深いということを理解していないのです。ですから彼らは、本物の、温かい、素朴な親密さではなく、その代用品でいいと受け容れて人生を生きるのです。」とリーブマンは書いています。完全なる存在であるという内的感覚は育むことができるとリーブマンは主張しています。リーブマンの本が出版されてから数十年の間に、楽観主義――例えば、グラス半分の水を見て、半分空っぽと考えるのでなく、半分も入っていると考えるような――の内面的な源は、抑うつ気分を持ちあげるだけでなく、寿命を延ばすことができるという研究結果が示されてきました。

習慣的なネガティブ思考に気づくことは、「マインドフルネス」と呼ばれる概念の重要な要素のひとつです。この概念は、ハーバード大学の心理学者エレン・ランガーとその他の医師、セラピストたちによって発展したもので、自己認識の促進や様々なことを意識しながら日々生活することなどが含まれます。これは、人生を通じて無思慮に私たちを操る「自動操縦装置」のスイッチを切り、自分の考えや、感情、身体感覚に注意を向けることを意味します。私たちは、ひとたび「注意力低下」から脱すると、物事は変化しうることに気づき始め、選択肢を奪うワンパターンの決断に疑問を持ち始め、活力を取り戻し始めます。ランガーはこれを可能性

第17章　生化学の向こうに

のパワーと呼び、今そうであること、あるいは今までいつもそうであったことが、物事のあるべき姿であると決めてかかるのではなく、どんな可能性がありうるのかをもっと意識することを奨励しています。ランガーは、うつ病の最も痛みを伴う側面のひとつは、うつ病は発症以来今日まで続き、これからも永遠に続くだろうという確信である、と書いています。もっと注意深く考えれば、落ち込んでいる時でさえ、毎日どの瞬間も落ち込んでいるわけではないことに気づくでしょう。うつ病は絶え間なく続くものではないとわかると、うつ病に対処できる能力を取り戻す助けとなるでしょう。

　マインドフルネスなどの多くの実践方法がうつ病の克服に役立ちます。19章では、すぐに始められるいくつかの「マインドフルネス」の実際の方法についてお話します。これらの方法はどれも、ネガティブ思考の習慣をうち破り、人生体験を癒すことによりこころを開く助けとなるでしょう。

　マインドフルに自己意識を高め、そしてうつ病を改善する最良の方法のひとつは精神療法で、時に「トーキングセラピー」と呼ばれます。認知行動療法（CBT）は精神療法のひとつで、抑うつ気分を持続させるネガティブな思考を認識させ、それをよりポジティブで、現実的な思考に置き換えるのを助けます。CBTは、自己破滅的な傾向の繰り返しにどう対処すればよいのか、そのガイドを示してくれます。CBTは、抑うつ状態の人が、自分自身や将来についてネガティブな見方を持つ傾向がある、という観察に基づいています。不幸な状況は、不快だが、偶然の出来事と見なされるのではなく、その人の根本的な価値の無さの確証になってしまうのです。CBTは、うつ病治療において、抗うつ薬と同等（あるいはほぼ同等）の効果があることが示されており、再発防止に関しては、抗うつ薬よりも優れているようです。もし万が一、不健康な思考パターンが再び出現したら、CBTはそれを変えるための

方略も提供します。

　研究者は、様々なタイプの精神力動的療法も研究してきました。精神力動的療法は、患者の感情状態の根源を探究し、しばしば、無意識の動機や防衛に焦点を絞ります。いくつかの研究で、うつ病の治療に精神力動的療法が有効であることが示されています。しかし、研究者たちはどれも同じような結果で、他のものより特に明らかに優れたものはないと、結論づけました。*American Psychologist* の 2010 年の論文で、J. シェルダーは、『不思議の国のアリス』に登場するドードー鳥の叫びからヒントを得て、このことを「ドードー鳥の評決」と呼びました。競争が終わった時に、ドードー鳥は「みんなが勝ったから、みんなに賞を与えよう！」と宣言するのです。

　精神療法の様々なスタイルの中で、明らかに優れたものがないのは、治療の内容よりも、患者とセラピストとの継続的な信頼関係の方がより重要だからです。実際、多くの研究者たちが、この関係がうつ病克服の鍵であると考えています。うつ病により受動的になり、社会的引きこもりになる一方で、治療プロセスに参加する行動は、自信とコントロール感覚を回復させます。もし、対人関係の問題がうつ病の要因のひとつになっていたとしたら、家族メンバーに見られる、形式的でわかりきった、時に機能不全の方法で反応するようなことはしない人と、いくつかの対人関係の問題を処理する機会を持つと、患者がよりポジティブな解決法に至る助けとなります。精神療法は、患者がうつ病の意味と情況を理解するのをサポートし、その意味と情況を健康と回復を取り戻すにあたってのパートナーにしてくれるのです。

　自分のことを語るという経験自体が重要で、それは、自分について自分が語った話によってアイデンティティーが形成されるからです。最近の研究は、人がある出来事についてどう語るか、それが物の見方の選択を形成することを明らかにしています。セラ

第17章 生化学の向こうに

ピストとの共同作業で自分の人生の物語を再構築する機会を手にすると、自分の人生を新しい方法で見つめ、より希望に満ちた将来を思い描けるようになるでしょう。

家族と友達も、人がうつ病による孤立から抜け出す助けとなるでしょう。私は臨床経験を通じて、患者たちの中に、ひとりで私のオフィスにやって来て、うつ病に苦しんでいることを周りにはひた隠しにしている人（多忙で、成功している専門職のことが多いですが）がいることを見てきました。一方、配偶者や家族と一緒に訪れる人もいます。たいてい、協力的な家族メンバーに付き添われて来る人は、治療を継続することが多く、最終的にうつ病症状からの解放を達成します。

うつ病自体にポジティブな側面がいくつかありうると考えている研究者もいます。ホワイトハウスの補完代替医療政策委員会議長のジェームス・ゴードン医師によると、「うつ病の症状、無気力、悲観主義や無力感は、多分目覚ましのような役割を果たしているのでしょう。つまり、それらの症状は、実際に、私たちに身体的、心理的、精神的バランスが崩れていることを知らせるサインなのです。それらのサインは、バランスを回復するために何かをしなければいけないことを私たちに警告しているのです。」

この章では、うつ病を増幅する心理学的な論点をいくつか紹介しました。第18章では回復におけるその他の潜在力、つまり、宗教的伝統、あるいはスピリチュアリティや癒し（healing）への信念について見てみましょう。

第 18 章

祈りとプラセボ

　最近、研究者たちは、うつ病と宗教的またはスピリチュアルな生き方との関連を研究してきました。長年にわたり精神医学は、患者の神や宗教に対する態度を、強迫的傾向の証、または治癒を妨げるものと見なす傾向にありました。例えば、怒りをあらわにする懲罰的な神を思い描くことは、患者の回復を妨げることはあっても、それを支え、促すことはあまりないかもしれません。しかし、より最近の研究では、患者の宗教心やスピリチュアリティによってもたらされる恩恵があることがわかりました。既成の宗教的伝統の一部であることは、人がより大きな全体とつながりがあり、その一部であると感じる助けとなります。ひとりひとりのスピリチュアルな意識は、世界の中の自分の場所や人生の意味について、しばしば慰めとなる見方をその人に与えてくれます。

　異なる民族的背景を持つ幅広い年代の人々を対象に、異なる設定で行われた多くの研究が、宗教を信仰している人は、自分自身を敬虔でスピリチュアルであるとは考えていない人に比べて、より適切にストレスに対処し、うつ病にかかりにくいと思われる、と結論づけてきました。宗教心のある人では、うつ病症状がより速く解消されることも研究で示されています。思いやりに満ちた神の存在を信じることは、多くの宗教において基本的な教義であり、うつ病からの回復をより早める助けとなり、薬物療法への反応をも改善していると思われます。無条件の支えの根源と見なされる神に祈りを捧げることは、落ち込んでいる人々が、孤独の牢獄から脱出する道を見出す助けとなるでしょう。宗教的な信仰心

は、落ち込んでいる高齢の人々にとっては特に重要だと思われます。キリスト教会やユダヤ教会のメンバーが、患者にソーシャルサポートを提供しているかもしれません（これ自体は、良いことです）が、年配者をうつ病から回復させるうえでは、ソーシャルサポートのみの場合より、宗教的信仰心のみの場合のほうが、短期間で効果が表われることが、科学的研究で実証されました。

　宗教にはうつ病の回復を促進する潜在的な力があるので、宗教的信仰とその実践を調べ、理解することが重要であると私は考えています。おそらく、宗教とうつ病の現在の関連や、新たな関連などは、うつ病軽減の一助として用いることができるでしょう。宗教的信仰は、成功や失敗、満足や失望などから構成されている狭い考え方を越えて、人生の意味を見つめる機会を与えてくれるでしょう。セラピストにとって患者の宗教的信仰は、患者が世界全体との関わりの中で、自分自身を見るための窓を与えてくれます。精神療法と同じように、宗教的信念は、しばしば、患者にうつ病を乗り越えて行く希望を与えます。

　宗教的信念の場合と同じように、「プラセボ効果」も人がどのように行動するのか、つまり、この場合には、どのようにして人はうつ病から回復することができるのかを考えるための洞察力を与えてくれます。「プラセボ効果」という語には、以前から否定的な意味合いが含まれていました。プラセボ効果は、良くても治験においては対照とすべき厄介な変数であり、最悪の場合には、「患者はなんとなく煙にまかれた、あるいはだまされた。」ということを暗に示していました。期待と願望が生理的プロセスに及ぼす効果についての知識が増えたことで、プラセボ効果は治療のためのポジティブな力になりうることが示されてきています。

　プラセボ効果は、薬剤、および体に対して既知の生理的効果をもたらす、その他の物質などを含まない治療から得られた結果です。例えば、プラセボは、単に砂糖の錠剤であったり、水しか含

まない注射であったりします。その効果は、薬の力に対する意識の上の信頼、または、病気の治療を受けているという経験と回復とを潜在意識で結びつけることから生じる結果であるかもしれません。プラセボ効果は、うつ病の治療においてしばしば生じます。偶然というよりは、はるかに頻度が高く、砂糖の錠剤を与えられただけでも、驚くべきことに35-45％の患者が改善します。これらの知見は、ただ何かをすると決めるだけで、うつ病改善の助けとなることを示しています。うつ病治療において、プラセボが非常に良好な効果があるために、FDAは全ての新薬についてプラセボとの比較テストをして、プラセボ単独の場合より、はるかに大きな効果を示すかどうか確認するよう求めています。

重度のうつ病の人では、薬剤の方がプラセボより有益であることは明らかです。しかし、中等度うつ病の人では、抗うつ薬はプラセボよりもはるかに有益という結果は示されていません。このことから、抗うつ薬は軽度から中等度のうつ病に対しては、費用と副作用リスクに見合った価値がないように聞こえるかもしれません。確かにその通りで、うつ病のような主観的状態では、うつ病治療の効果のうちどの程度がプラセボ効果から生じているのかを評価するのは難しいのです。うつ病の生化学的マーカーはありませんし、うつ病の存在を確認できる血液検査もありません。そして、製薬会社は、プラセボの有効性に関する研究に投資することには、特に興味がありません。しかし、明らかにプラセボ効果が、うつ病からの解放をもたらしているケースがあり、プラセボ効果は、治癒のプロセスにおいて信じる力が関与することの証拠になります。多くの薬剤治験の結果を研究した後に、精神科医アービング・カーシュは、改善の75％はうつ病の治療中であるという体験によるものであり、25％は、薬剤への本当の反応によるものであると推測しています。

2020年までに世界中で、うつ病は心臓疾患に次いで、あらゆる

種類の障害の中で2番目に大きな原因になると予測されています。私は患者との診療経験から、うつ病が彼らにもたらす損失は、どれほど大きく見積もっても見積り過ぎることはないであろうと確信しています。多くの人が、自分自身の中にある活力の源泉や、他者の慰めから切り離されています。逃げるために、自殺を試みるかもしれませんし、アルコールや他の薬に逃げ場所を探し求めるかもしれません。作家ウィリアム・スタイロンは自叙伝の『見える暗闇（*Darkness Visible*）』の中で、自分自身のうつ病体験について、また信念と希望の喪失について、こう語っています。「うつ病では……救出されると信じること、最終的には回復すると信じることが欠落している。痛みは和らぐことなく、そして、事態を耐えがたいものにしているのは、1日では、1時間では、1ヶ月では、あるいは1分では、治療法がみつからないという予見である。魂を打ち砕くのは、痛み以上に、希望が持てないことなのだ。」

　うつ病は、それに苦しむ人々に対して、そして、その治療者に対して、複雑な戦いを挑んできます。毒素や感染のようなひとつの原因で生じている疾患とは異なり、うつ病は、多くの要因から生じます。幸運なことに、うつ病の解決を促進するたくさんの方法もあります。宗教的なコミュニティーとの結び付きを強め、またそれを新たにして、人生のスピリチュアルな次元と結び付くことにより、うつ病からの脱出と、人生へのカムバックを促す、回復への道が約束されるのです。

第19章

手放す

　うつ病は、重いおもりに押し潰されること、あるいは、空気のない部屋に閉じ込められることに例えることができるでしょう。多くの人が、うつ病は、胸の上にのしかかる圧力だと表現し、それは、動きと自由を制限します。うつ病を、歯科のレントゲン撮影で着用する鉛のベストや、重い足かせ、あるいは、100ポンドの石が詰められたリュックサックに例えた人もいます。シェークスピアはマクベスの劇中で、現代の私たちがうつ病と考えている状態を、空間に閉じこめられている時の感覚、つまり閉所恐怖症のような感覚として次のように表現しています。「私は、息もできず、閉じ込められ、生意気な疑い、恐怖に縛られている。」これらのイメージは、うつ病によってもたらされる、深刻な身体的、精神的重荷を描いています。

　それでも、うつ病の重荷を取り除くことができます。脳に栄養を充分に与えると、うつ病の根底にある生化学的プロセスが治癒する可能性があります。栄養的回復だけで、十分にうつ病から回復する人もいます。経過がもっと複雑な人もいます。身体に栄養を供給することに加えて、この障害に影響している、複雑にからみ合った思考、感情、行動に焦点を合わせる必要があります。うつ病を促進する認知面の脆弱性に取り組み、内面の強さを築く方法を見出す必要があるかも知れません。

　科学的研究から得られたすべての知識をもってしても、感情的、精神的健康に関しては、いまだ謎にとどまっている側面があります。うつ病を増悪軽減する生化学的プロセスを理解することはで

きますが、人はどのように治癒していくのでしょうか？うつ病の治療は、決して科学そのものではなく、例えば、溶連菌による咽頭炎を治療する時のような、実体のある身体的な治療結果に欠けています。ですから、異なったスタイルの治療を行う2人のセラピストが、どちらも患者のうつ病からの回復を手助けすることができるかもしれません。人がどのように回復するのか、私たちには理解できないことが、まだたくさんあります。

　私たちにわかっているのは、うつ病に苦しむ人は、当り前のことですが、**今すぐに**解放されたいと願っているということです。そして、うつ病の重荷を直ちに取り除くためにプラスになる様々な方法があります。私は臨床経験から、その人を行き詰まらせているあらゆるもの、それらをすべて手放すというプロセスを通して、しばしば、うつ病からの解放がもたらされることを見いだしました。それは、あなたが、がんじがらめにされていると感じる仕事かも知れません、あなたの自信を次第に損なう人間関係、あるいは、あなたのエネルギーを徐々に弱らせ、あなたの自尊心を引き下げる過剰な重圧かも知れません。時に人は、手放すために必要なエネルギーや希望がないために、屈辱的な仕事や、中毒的な人間関係、あるいは、過度の重圧に長い間しがみついているのです。

　あなたをしばりつけているものを手放す決心をしましょう。

　手放すことができて初めて、真に現在を受け入れ、未来を創造することができます。

　次に、あなたのうつ病を長引かせているものすべてを手放すために、今すぐ使える多くの方法の中のいくつかを説明しましょう。

視覚化すること

　こころに描くイメージは、こころが関与する感情を意識的思考

よりも深いレベルで表現する際に、私たちが用いる言語です。患者や創造的な作家達は、うつ病の体験を伝えるために、何年もかけて多くのイメージを用いてきました。例えば、重いおもり、落胆の泥沼（ジョン・バニヤン）、暗い地下牢（ナサニエル・ホーソーン）、真昼の悪魔（アンドリュー・ソロモン）などです。これらはすべて、罠にはまった感覚を伝えているものです。しかし、視覚化を通して、あなたのこころをポジティブなイメージを伴うものに、再度プログラムすることが可能です。あなたは、例えば、手放す感覚を強化するような軽快さや流動性のイメージなど、何かポジティブなものを視覚化するために自分の想像力をうまく使うことができます。

スポーツの有名選手達は、ポジティブな視覚化を常に行っています。テニスボールを相手のコートのコーナーに目がけてショットした時にテニスボールが描く弧の軌道をイメージするでしょう。ゴルフクラブをスウィングした時にフェアウェイの詳細な地図をこころに描いたりするでしょう。ベストセラー作家スティーブン・コヴィーは、*The Seven Habits of Highly Effective People* という著作の中で、その人個人の、ポジティブなイメージを、現在形で視覚化することを提案しています。

呼吸と瞑想

集中して呼吸をすることは、すぐにできる実践方法のひとつです。これにはお金がかかりませんし、1日に数分あればよいのです。ヨガを行っている人たちには以前から知られていますが、健康のサインとしての呼吸の大切さは、医学によって徐々に受け入れられています。呼吸は自律神経系の中で唯一、随意神経と不随意神経の両方の働きをあわせ持つものであり、深い呼吸法をおこ

第19章　手放す

なうとリラックス状態になれるのです。東洋の呼吸法の実践に興味をもつ人々が増え、呼吸法は心身両面の健康のために、多様な文化や医療場面で取り上げられています。

現在、西洋の医学研究者たちは、うつ病のような障害の治療にヨガ呼吸法を用いることが可能かどうか、研究をしています。小規模研究では、わずか4日間のヨガ呼吸法により、うつ病患者の、ベックうつ病調査表で評価した症状に改善が見られました。さらに、ボランティア被験者は定期的に再チェックを受けたので、効果が持続しました。

ヨガの呼吸法は、瞑想を促進します。瞑想はヨガ修行の中心を成していますが、ある特定の実践やしきたり、哲学だけが瞑想を独占しているわけではありません。瞑想を行うことはすべて、人が意識を集中して思考をコントロールできるよう、促進する働きがあります。そして、それが次には、こころだけではなく、血圧やセロトニンレベルのような生理学的プロセスにも影響します。ヨガの哲学によると、人生における最大のストレスは、こころの揺らぎから生じています。こころの揺らぎは、過去の不満や失敗についての思いに対するとらわれをもたらし、これは思考の反すうとして知られています。深いマインドフルな呼吸は、ヨガでプラーナーヤーマと呼ばれ、こころを今の瞬間にとどめておく修行となります。言い換えれば、これは、己の手から放していくことを促すのです。呼吸に集中することは思考の悪循環を断ち、ストレスレベルを低減し、からだとこころをスローダウンし、忍耐力を養う鍛錬になります。

笑うこと

私たちは直感的に、ユーモアのセンスは楽しい状態を促進し、

人生の貴重な財産であることに気づいています。それは、レジリエンスを育て、避け難い屈辱を乗り越える助けとなります。ある研究では、配偶者と死別して日が浅い人たちは、ユーモアと笑いを、彼らの日常生活や死別への順応に、とても重要なものだと位置づけました。ユーモアは、認知的、感情的、行動的、社会的側面など、その人のすべてを含み、人生における喪失やうつ病に対する、望ましい適応と関連しています。ユーモアは身体面の治癒においても、ポジティブな役割を果たす可能性があることがエビデンスにより示されています。

メンタルヘルスにおけるユーモアの重要性が認められると共に、それは笑いを研究し、育てることへと進展していきました。現在、あるタイプのヨガでは、笑うことを中心にしています。このラフターヨガ（Laughter Yoga：笑うヨガ）の概念は、インド人医師マダン・カタリアにより、日常的な運動法として広められました。1995年に、カタリア医師は、彼の最初のラフターヨガクラブを創設しました。現在、60ヶ国で6,000以上のラフタークラブがあります。このヨガの実践者はまず、本物の、そして人から人へ次々と伝わる笑いに変化していく、そういう笑いをまねすることから始めます。この形のヨガでは、笑いは身体的なものであり、ユーモアやコメディは含んでいません。ただ笑うという動作が、酸素消費量を増加し、免疫システムを刺激することができるのです。

チャンティング

チャンティングは、うつ病からの解放をもたらしうる、もうひとつの実践方法です。チャンティングは、祈りの言葉を繰り返し唱えることと定義され、このチャンティングの修練はうつ病患者において、呼吸機能と健康感覚の両方を改善することが示されて

きました。日常的なマントラをチャンティングすることは、超越瞑想法のような方法で典型的に見られ、うつ病症状を軽減する可能性があります。特に、心が休まらず不安定な傾向の人によいでしょう。

集中した呼吸からチャンティングまで、上述したものはすべて、ほとんど費用がかからず、簡単にすぐに取り組むことができ、あなたのうつ病を長期化させている感情的な重荷を手放す第1歩の助けとなるでしょう。

許し：手放すための究極の方法

手放すということの究極の形は、許しです。許すためには、怒りの感情や、あなたを不当に扱ってきた人々に対する復讐の幻想を手放さねばなりません。これは、あなたが、まるで、今まで1度も傷つけられたことがないかのように振る舞うとか、あなたを傷つけた人々ともう一度やり直してもよい、というように振る舞わなくてはいけない、という意味ではありません。これは、単に、あなたの前進を邪魔しているネガティブな感情を手放す、ということなのです。これによりしばしば、不安やうつ病が軽減します。

許しの能力は、多くの利益をもたらします。許しは、健康と強く関連しています。許しの特質とうつ病との間には、逆の関係があり、許しは人生における高次の満足と強い相関があります。Heartland Forgiveness Scale（ハートランド許し傾向性尺度）によると、許しに関する特性は、その人の人間関係における満足度や全体的なポジティブな感情を予測する因子となります。さらに、許しはレジリエンス、つまり病気やストレスから回復し変化に適応する能力、の1要因になります。他者を許すことは、若い成人よりも中高年の人々にとってより重要でしょう。

Chapter 19. Letting Go

　おそらく何よりも重要なことは、みずからを許すことです。結局のところ、あらゆる欠陥や罪を心の拡大鏡で見て、批判的な声を挙げているのはその人自身なのです。あなた自身に対するこのようなネガティブな感情を手放すようにしてください。

　許しは方策や実践ではなく、それ自体がゴールなのです。私たちがみずからに許しを強いることは必ずしも可能ではありませんが、ただ手放すよう努めるだけで、許しを実現できるかもしれません。ある調査研究では、マインドフルメディテーションが許しの能力を高めることが示されました。

　あなたのうつ病を長引かせている生活状況を手放すためにあなたができることがあるなら、何でもしましょう。うつ病は、暗い地下牢での生活のように感じられるでしょう。でも、そのドアの鍵は、あなたの手の中にあるのです。あなたのこれからの人生が、あなたを待っています！

結び

パーソナライズされた医療

　私のオフィスを初めて訪れる患者たちの実に多くは、すでに落胆しています。彼らは期待していた治療にうんざりし、うつ病であることにうんざりしているのです。彼らがいまだに抑うつ状態にあるということは、治療の試みが不足しているからではありません。彼らのほとんどは少なくとも1つの薬剤（時には、7つもの薬剤）や、改善や回復の希望が持てそうな、あらゆる新しいセラピーや自分で行う治療促進プログラムを試してきています。彼らひとりひとりの病歴は異なりますが、共通のテーマは助けが得られないこと、精神医学専門家の間の混乱により具合が悪くなっているという感覚です。

　私がこの本を執筆したのは、このような患者のためです。

　私は、この本の中でアミノ酸から亜鉛まで、すべてにわたり多くのことをお伝えしてきました。現在の精神科で行われていることについて論じ、生化学的な個別性とrEEGに焦点を当てました。1回だけ読み、これらすべての情報を吸収するのは難しいでしょう。この章では、THE ZEEBrA アプローチの中心となる特徴のいくつかを振り返り、まとめたいと思います。

1. すべての人は、ひとりひとり固有の生化学的特徴を持っています。ある人にとっての正常レベルは、別の人にとっては高い場合も低い場合もあります。実際、数千人、あるいは数百万人の患者にとって正常で健康と考えられる値が、ある時、たまたま精神科医のオフィスを訪れた患者にとっては、

結び　パーソナライズされた医療

　　問題となる値の場合もありうるのです。基準や平均、そして標準範囲は、初めの前提としては良いのですが、あくまでも前提に過ぎません。全ての患者は、固有の心理的、栄養学的ニーズを持っています。
2. うつ病は全身に及ぶ障害で、からだ、こころ、精神をまき込みます。うつ病は複雑な状態であり、人体の化学と代謝、ジェネティクスとエピジェネティクス、栄養摂取と吸収、ホルモン、食物過敏性、ライフイベント、ソーシャルサポート、等々、私たちの人生を左右する多くの要因の影響を受けています。
3. うつ病の治療は、それに関わりのある全ての要因を特定する検査から始めなければなりません。あらゆる手段を講じることが必要です。ちょっとしたミネラル不足やホルモンの不均衡がうつ病症状を引き起こしかねないからです。
4. 抗うつ薬は、うつ病を治療する上で、魔法の弾丸ではありません。抗うつ薬は医師の専売特許ですが、栄養の改善、ホルモンバランスの調整、併存疾患の治療など、他の治療も同時に行わねばなりません。抗うつ薬は、ある患者には確かに効きますが、すべての患者に有効というわけではありません。
5. リファレンスドEEGは、抗うつ薬処方のための信頼できる指標となるものであり、現在、実施可能です。何百万人ものアメリカ人が、何か1つの薬剤、または数種類の薬の組み合わせを次々と処方され、どれかが効果を示すか、挫折感から服薬を断念するまで、忍耐を強いられてきました。rEEGにより私たちは初めて、どの種類の薬剤がその患者に効果がありそうか、特定できるようになりました。この検査は、非侵襲的で、迅速で、信頼性があります。
6. 統合精神医学は、うつ病治療に最適なアプローチを提供します。この分野は、ひとりひとりに特有のパーソナリティ、代

謝、そして環境に焦点を合わせています。統合精神医学は疾患だけではなく、その人の全体を取り扱い、単に症状を取り除くだけではなく、患者が良好な健康を取り戻せるように力を注ぐ医学分野です。

これら全ての原則が、THE ZEEBrA アプローチに組み込まれており、それはパーソナライズされた医療を通じて患者全体を取り扱うプログラムなのです。

最も脆弱な患者

この本の結びに、うつ病に対して最も脆弱な傾向にある患者について簡単に説明します。それは年齢スペクトラムの両端にいる人たち、つまり、子どもと高齢者です。抑うつ状態の子どもと高齢者は、抑うつ気分で救いを求めている患者のうちの、かなりの割合を占めているにもかかわらず、精神科では、不十分な対応しか受けていないことがしばしばです。

青年期の人たち

いつの時点でも、青年期の人々の15%が抑うつ状態にあり、この年代でうつ病は喘息やその他多くの慢性的な問題より、一般的な病気になっています。

> ヘイリーの経過は、精神科の運任せの処方パターンがいかに高くつくかを物語っています。ヘイリーは16歳の時に、心配した母親に付き添われて私のオフィスにやってきました。母親は、ヘイリーが元来活動的で、高校2年生までは成績も良く、学校のラクロス部に所属し充実した日々を送っていたと語りました。学校

結び パーソナライズされた医療

　代表チームに入れなかった時に、ヘイリーは完全にラクロスをやめてしまい、友人とも会わなくなりました。友人のほとんどは、スポーツを通じての知り合いでした。その代わり、彼女は自分の部屋に引きこもり、ネットで時間を過ごすようになりました。彼女はいつも優等生でしたが、ちょうど成績が将来にとって重要になり始めた時に、成績表でCやDを取り始めました。

　ヘイリーの両親は、彼女の状態がどんどん悪い方に向かっていることを痛切に感じ、1年前に、彼女をある精神科医のところに連れて行きました。その精神科医は、彼女が大うつ病障害であると診断し、レクサプロを処方しました。この薬剤により彼女は興奮し、集中できなくなりました。次に、その精神科医は、代わりにパキシルを処方しました。興奮はおさまりましたが、彼女の気分は、著しい変動をしめすようになりました。ヘイリーの気分を安定させるためにエビリファイが追加処方されました。この薬剤の組み合わせで、ヘイリーは常に眠気を感じるようになり、今度は、すでに服用中の2つの薬剤に加えて、精神刺激薬が処方されました。ヘイリーの抑うつ状態は続いていました。彼女の両親は、青年期の娘が3種も薬剤を服用し、そのいずれについても、FDAが彼女の疾患への適応を認めていないことを心配しました。両親は、セカンドオピニオンを求めて、彼女を私のところに連れてきました。

　私は、ヘイリーの栄養面の欠乏を検査し、その結果に基づいて、彼女が食べていたものよりも、プロテインを多く含む食事を処方しました。検査から、ヘイリーは、亜鉛、マグネシウム、そしてビタミンB_{12}が不足していることがわかり、これらミネラルとビタミンのサプリメントが食事に加えて処方されました。rEEGを実施し、ヘイリーがこれまでに服用してきたどの薬剤よりも、ウェルビュトリンが彼女の脳の化学反応に効果的であろうと判断しました。

Conclusion. Personalized Medicine

　　ヘイリーは、この新しい治療方針で着実に良くなりました。ま
もなく、彼女は大学入学の申し込み前に成績を好転させることが
でき、昔の友人とも再び会うようになり、残りの高校生活に楽し
みを感じられるようになりました。

　青年期のうつ病患者の多くが、精神科医の治療のもとにあって
も、効果的な治療を受けておらず、かれらのリスクは高いのです。
一生の間に発症する精神障害の4分の3で、その初発時期は青年
期か成人早期です。また抑うつ状態の若者は、他の同年代の人々
と比べ行動面の問題を伴うことが多く、成績不良、物質乱用など
がより多く見られます。抑うつ状態がより強い大学生は、うつ病
に罹患していない同年代と比べ、飲酒が多く見られました。さら
に、青年たちは1度危険な行動に関与すると、成人になってもそ
のような行動に関わり続ける傾向がより強く見られます。これら
の理由により、青年期のうつ病は、特に懸念すべき事項です。

高齢者
　高齢者のうつ病も、また、特別な考慮が必要です。高齢者はう
つ病の"典型的な"兆候を示さないので、診断はより難しいので
す。抑うつ状態の高齢者は、悲哀感を表現しないかも知れません。
彼らは単に無気力で、以前は楽しんでいた活動に、興味を持てな
いように見えるだけかもしれません。概して高齢者は、比較的自
由に自分を表現する時代に育った世代と比べると、自分の感情を
表に出さない傾向にあるでしょう。そのかわりに、高齢者は、辛
い感情よりも身体症状の方をより多く訴えることも考えられ、そ
のため、うつ病症状は他の愁訴に隠されてしまいます。引きずり
歩行は関節炎の兆候かもしれません。また、呼吸困難は肺疾患が
疑われるかもしれません。認知プロセスの衰えは、アルツハイマー
病のように見えるかもしれません。しかし、これらのすべての症

319

状は、うつ病の兆候かもしれません。

　親戚の老人が食べ物にほとんど興味がない、と言うのをよく耳にしませんか？　あるいは、食べ物が美味しくない、というのはどうでしょう？　味覚が乏しくなるのは亜鉛欠乏の症状でしたね。亜鉛欠乏はうつ病の要因として治療可能であり、高齢者には珍しくありません。

薬剤

　高齢者と若者は、精神科薬剤に対して、特に脆弱です。これらの薬剤の使用については、若年成人や中年成人において研究されていますが、青年期や高齢期の人々においては研究されていません。高齢者にとっては、これらの薬剤には、他の慢性疾患治療のために服用しているその他の薬剤との相互作用があるかも知れません。

　青年期の人たちにとっては、より大きな危険性が考えられます。抗うつ薬は青年期の人たちでは、服薬開始後早期に、興奮や自殺念慮を増大させる可能性があるので、2004年以来、FDAはこれらの薬剤には、薬剤ラベルに記載される最も重要な注意書きである"黒枠警告"を添付するように求めてきました。さらに、発達中の脳に対するこれら強い薬剤の作用は、完全にはわかっていません。これらの薬剤の効果を評価する治験の多くは短期間のもので、かつ少数の被験者に対して行われてきました。

　抗うつ薬使用の急増に懸念を感じている精神科医の中には、このような治療モデルが、実際には、青年期の人たちの間の精神疾患の流行をあおっているのではないかと主張する人もいます。若年層への抗うつ薬の処方率は、1990年以来7倍に増えており、若い人たちにおける精神疾患率も急増し続けています。もし、抗うつ薬が現在の割合で処方され続けると、1世代の間に、アメリカの子どもの半分が、精神科薬剤を服用することになるでしょう。

若い人がこれらの薬剤を飲み始めて、症状自体の軽減を経験したとしても、うつ病は再燃することを示す研究もあります。うつ病は、時に発生する問題ではなく、慢性疾患になるのです。

医療専門家は、まるで、薬剤だけがうつ病のたった1つの治療法、つまり薬剤だけしかないかのように、青年や高齢者のような脆弱な患者を薬だけで治療し続けることは、もはやできません。

もし、これら脆弱な人たちの多くが栄養失調であり、十分な運動をせず、サポートがなく、そして同時に別の病気があると仮定すると、治療はこれらの領域すべてに取り組むことが重要です。実際、これら脆弱な人々やすべての患者に対して、うつ病治療のためにやれることは、なんでもやってみることが必要なのです。

うつ病治療の将来

THE ZEEBrA アプローチは、最も完成された、パーソナライズされた、そして統合的なうつ病治療のためのアプローチですが、医学は進化し続けており、診断と治療で成功を収めるための新しい希望を与えてくれます。

最も注目すべき最新の治療技術は、最近FDAから大うつ病障害のために認められた、経頭蓋磁気刺激法（TMS）と呼ばれるものです。TMSは、慎重に目標を定めた磁界インパルスを前頭前皮質に送ります。前頭前皮質は、気分を調整するうえで主要な役割を果たし、特にうつ病と関連があるとされてきた脳の部分です。研究者は、うつ病は前頭前皮質を変化させると考えています。磁気インパルスによって発生する弱い電流が、前頭前皮質の機能と活動を改善すると考えられています。

1万を超えるTMS治療を含む研究で、TMSは安全かつ効果的であることが示されています。ある非盲検研究では、約50％の患

者が、うつ病症状の著明な改善を体験し、33%の患者では症状が完全に消失しました。効果は、患者がモニターされていた6ヶ月の間持続しました。副作用には、軽度から中等度の頭皮の不快感、頭痛などがありますが、これらの副作用の頻度は、最初の1週間が経過すると、減少しました。

　治療セッションは簡単で、患者にとっては何事もなく経過します。患者は、小さな"アーム"のついた大きな椅子にすわり、そのアームから患者の頭部左側に向けて磁気インパルスが出されます。通常、4-6週間にわたり20-30回の治療セッションが行われ、1回のセッションは40分間以内です。麻酔や鎮静の必要はなく、患者はすぐに仕事やプライベートな活動に戻ることができます。

　TMSは、少なくとも1つの標準的抗うつ薬を適切に使用して改善のなかった大うつ病障害の成人に対して、精神科医が処方します。TMSは、私の統合精神医学概念に合致しており、その結果を印象深く感じてきました。あなたの精神科医に、TMS治療の可能性について話してみる価値はあるでしょう。

　TMSは大きな前進ですが、TMSも、そして他の技術も、根本的な栄養不足を特定し治療することにもとづく統合プログラムの一部として用いるべきです。なぜなら、この本で論じてきた問題点が治療されない限り、長い目で見て成功する治療法は何もないからです。

新しい方法

　私はTHE ZEEBrAアプローチに熱中しています。このアプローチは、医師と患者の双方が、うつ病を新しい方法でとらえる手助けとなり、何百万人が待っていた解決への扉を開けるのです。

　もしもあなたが疑問を持たなければ、どのように答えを見つけ

ることができるのでしょう？　もしもあなたが原因を探さなければ、どのように治療法を見つけるのでしょう？　もしもあなた自身が独自の人間であること、生化学的な、心理的な、スピリチュアルな側面を持つ人間であることを理解できれば、うつ病治療のためには新しいアプローチがぜひ必要であるということがわかるでしょう。

　あなたは自分の健康に責任があります。私は、この本を通して、あなたが治癒し始めるために必要な知識とツールをお伝えすることができたとしたら、うれしく思います。あなたのうつ病に影響していると思われる要因を幅広く探究するよう、健康専門家に頼んでみることをお勧めします。このような探究によって、あなたに必要な援助や、あなたにふさわしい心の平和を見つけることができるでしょう。

　うつ病は治療できるのです。あなたはきっと良くなるでしょう。

エピローグ

今こそ始めよう

　この本の終わりに、私がそもそもなぜこの本を書こうと考えたのか、そのきっかけとなった同じ質問を示します。それは、なぜなのか、ということです。

　なぜ、ビタミン B_{12} と葉酸レベルは、うつ病のすべての患者でルーチンにチェックされないのか？

　なぜ、うつ病の人は、ルーチンにセリアック病のスクリーニング検査をされないのか？

　なぜ、多くの精神科医は、うつ病と亜鉛、クロムやヨードなどの微量金属との関係をもっと深く調べようとしないのか？

　なぜ、健康保険会社はヘルスクラブの会員資格は保険の対象とするのに、検査で明らかな栄養不足がわかった時でさえ、栄養サプリメントは対象としないのか？

　数年前、私は、アメリカで最も大きな保険会社のうちのある1社の会議室で行われたミーティングに参加しました。rEEGを開発した会社は、うつ病の標準的精神科ケアが無効だった患者に、無料でこのテストを供給することを提案しました。覚えていらっしゃるかと思いますが、rEEGは、患者が椅子に座っている間に行える簡単な検査です。考えられる副作用はありません。それでも、この保険会社は、大規模な研究からより多くの結果を得るためもっと時間が必要だという理由で、この有望な技術を使用するというオファーの受け入れを拒否しました。

　私は、このような決定に我慢ができません。これ以上の時間はないのです。精神科病院の最高医療責任者として、私は、危機的

エピローグ　今こそ始めよう

な状態にある患者を定期的に診ています。いろいろなセラピーと病院の間を何年間も行ったり来たりして、次々と薬剤を試してきた後に、みずから死を選んだうつ病患者のリストが私の机の上にあるのは、珍しいことではありません。人が自ら人生の終わりを決断するのは、想像を絶する悲劇的な結末です。

　科学は、現在の試行錯誤の処方モデルを変えるために利用できます。科学は、栄養や代謝が気分に及ぼす影響を修正するために利用できます。今、私たちは、うつ病治療を特定し改善するために必要なツールを手にしているのです。

　今がその時なのです。

参考文献

序章

Berwick, D.M. (2003). Disseminating innovations in health care. *Journal of the American Medical Association, 289*(15), 1969-1975.

Goodwin, J.S., & Goodwin, J.M. (1984). The tomato effect: Rejection of highly efficacious therapies. *The Journal of the American Medical Association, 251*(18), 2387-2390.

Levin, A. (2010). Time to apply cutting edge to the brain, nobelists say. *Psychiatric News, 45*(10), 4.

第1部 問題を理解する

第1章 うつ病とは？

Altshuler, L.L., Hendrick, V., & Cohen, L.S. (1993). Course of mood and anxiety disorders during pregnancy and the postpartum period. *Journal of Clinical Psychiatry, 59*(Suppl 2), 29-33.

Bostwick, J.M., & Pankratz, V.S. (2000). Affective disorders and suicide risk: a reexamination. *American Journal of Psychiatry, 157*(12), 1925-1932.

Conwell, Y., & Brent, D. (1995). Suicide and aging. I: Patterns of psychiatric diagnosis. *International Psychogeriatrics, 7*(2), 149-164.

Goldman, L.S., Nielsen, N.H., & Champion, H.C. (1999). Awareness, Diagnosis and Treatment of Depression. *Journal of Internal General Medicine, 14*(9), 569-580.

González, H.M., et al. (2010). Depression care in the United States: too little for too few. *Archives of General Psychiatry, 67*(1), 37-46.

Green, R.C., et al. (2003). Depression as a risk factor for Alzheimer's disease: the MIRAGE Study. *Archives of Neurology, 60*(5), 753-759.

Hellerstein, D.J., et al. (2010). Impairment in psychosocial functioning associated with dysthymic disorder in the NESARC study. *Journal of Affective Disorders*, [Epub ahead of print].

Huang, T.L., & Lee, C.T. (2007). T-helper 1/T-helper 2 cytokine imbalance and clinical phenotypes of acute-phase major depression. *Psychiatry and Clinical Neuroscience, 61*(4), 415-420.

Kessler, R.C., et al. (2005). Lifetime prevalence and age-of-onset distributions of DSM-IV disorders in the National Comorbidity Survey Replication.

Archives of General Psychiatry, 62(6), 593-602.

Knol, M.J., et al. (2006). Depression as a risk factor for the onset of type 2 diabetes mellitus. A meta-analysis. *Diabetologia, 49*(5), 837-845.

Mark, T.L., Levit, K.R., & Buck, J.A. (2009). Datapoints: Psychotropic drug prescriptions by medical specialty. *Psychiatric Services, 60*(9), 1167.

Sansone, R.A., & Sansone, L.A. (1996). Dysthymic disorder: The chronic depression. *American Family Physician, 53*(8), 2588-2596.

第2章 うつ病は治る

Kennedy, N. & Paykel, E.S. (2004). Residual symptoms at remission from depression: impact on long-term outcome. *Journal of Affective Disorders, 80*(2-3), 135-144.

Mojtabai, R. & Olfson, M. (2010). National trends in psychotrophic medication polypharmacy in office-based psychiatry. *Archives of General Psychiatry, 67*(1), 26-36.

Trivedi, M.H., et al. (2006). Evaluation of outcomes with citalopram for depression using measurement-based care in STAR*D: implications for clinical practice. *American Journal of Psychiatry, 163*(1), 28-40.

Turner, E.H., et al. (2008). Selective publication of antidepressant trials and its influence on apparent efficacy. *The New England Journal of Medicine, 358*(3), 252-260.

Ustün, T.B., et al. (2004). Global burden of depressive disorders in the year 2000. *British Journal of Psychiatry, 184*, 386-392.

第3章 現在の治療法は、思っているほどは効果がない

Bekelman, J.E., Li, Y., & Gross, C.P. (2003). Scope and impact of financial conflicts of interest in biomedical research: a systematic review. *Journal of the American Medical Association, 289*(4), 454-465.

Food and Drug Administration. (2004, March 24). *Worsening depression and suicidality in patients being treated with antidepressants*. Retrieved May 17, 2010 from http:// www.fda.gov/Drugs/DrugSafety/PostmarketDrugSafetyInformationforPatientsand- Providers/DrugSafetyInformationforHeathcareProfessionals/PublicHealthAdvisories/ ucm161696.htm.

Fournier, J.C., et al. (2010). Antidepressant drug effects and depression severity: a patient-level meta-analysis. *Journal of the American Medical Association, 303*(1), 47-53.

Gellad, Z.F. & Lyles, K.W. (2007). Direct-to-consumer advertising of pharmaceuticals. *The American Journal of Medicine, 120*(6), 475-480.

Gregorian, R.S., et al. (2002). Antidepressant-induced sexual dysfunction. *Annals of Pharmacotherapy, 36*(10), 1577-1589.

Kaplan, A. (2010). Antidepressants: how well do they work? *Psychiatric Times, 27*(3).

Moncrieff, J. (2001). Are antidepressants overrated? A review of methodological problems in antidepressant trials. *Journal of Nervous and Mental Disease, 189*(5), 288-295.

Robinson, A.R., et al. (2004). Direct-to-consumer pharmaceutical advertising: physician and public opinion and potential effects on the physician-patient relationship. *Archives of Internal Medicine, 164*(4), 427-432.

Zimmerman, M., Posternak, M.A., & Chelminski, I. (2002). Symptom severity and exclusion from antidepressant efficacy trials. *Journal of Clinical Psychopharmacology, 22*(6), 610-614.

第4章 うつ病と生化学的個別性

Goldman, E. (2007, June). Hippocampal neurogenesis: Key to antidepressants? *Clinical Psychiatry News, 35*(6), 16.

Mayberg, H.S. et al. (2005). Deep brain stimulation for treatment-resistant depression. *Neuron, 45*(5), 651-660.

第5章 ジェネティクス、エピジェネティクス、そしてあなた

Dolinoy, D.C., et al (2006). Maternal genistein alters coat color and protects Avy mouse offspring from obesity by modifying the fetal epigenome. *Environmental Health Perspectives, 114*(4), 567-572.

Dolinoy, D.C., Huang, D., & Jirtle, R.L. (2007). Maternal nutrient supplementation counteracts bisphenol A-induced DNA hypomethylation in early development. *Proceedings of the National Academy of Sciences, 104*(32), 13056-13061.

Fang, M.Z., et al. (2003). Tea polyphenol (-)-epigallocatechin-3-gallate inhibits DNA methyltransferase and reactivates methylation-silenced genes in cancer cell lines. *Cancer Research, 63*(22), 7563-7570.

Hughes, L.A., et al. (2009). Early life exposure to famine and colorectal cancer risk: a role for epigenetic mechanisms. *PLos ONE, 4*(11), e7951.

Liu Y, et al. (2009). Alcohol exposure alters DNA methylation profiles in mouse embryos at early neurulation. *Epigenetics, 4*(7), 500-511.

Murgatroyd, C., et al. (2010). Genes learn from stress: How infantile trauma programs us for depression. *Epigenetics, 5*(3), [Epub ahead of print].

Maestripieri, D. (2005). Early experience affects the intergenerational transmission of infant abuse in rhesus monkeys. *Proceedings of the National Academy of Sciences USA, 102*(27), 9726-9729.

Sullivan, P.F., Neale, M.C., & Kendler, K.S. (2000). Genetic epidemiology of major depression: review and meta-analysis. *American Journal of Psychiatry, 157*(10), 1552-1562.

第6章 THE ZEEBrA アプローチによる個別化医療

Boscarino, J.A., Erlich, P.M., & Hoffman, S.N. (2009). Low serum cholesterol and external-cause mortality: Potential implications for research and surveillance. *Journal of Psychiatric Research, 43*(9), 848-854.

Eby, G.A., & Eby, K.L. (2006). Rapid recovery from major depression using magnesium treatment. *Medical Hypotheses, 67*(2), 362-370.

Hintikka J., et al. (2003). High vitamin B12 level and good treatment outcome may be associated in major depressive disorder. *BMC Psychiatry, 3*, 17.

Levenson, C.W. (2006). Zinc: the new antidepressant?. *Nutrition Reviews, 64*(1), 39-42.

Nemets, H., et al. (2006). Omega-3 treatment of childhood depression: a controlled, double-blind pilot study. *American Journal of Psychiatry, 163*(6), 1098-1100.

Papakostas G.I., et al. (2004). Serum folate, vitamin B12, and homocysteine in major depressive disorder, Part I: predictors of clinical response in fluoxetine-resistant depression. *Journal of Clinical Psychiatry, 65*(8), 1090-1095.

Pope, H.G. Jr., et al. (2003). Testosterone gel supplementation for men with refractory depression: a randomized, placebo-controlled trial. *American Journal of Psychiatry, 160*(1), 105-111.

Su, K.P., et al. (2003). Omega-3 fatty acids in major depressive disorder. A preliminary double-blind, placebo-controlled trial. *European Neuropsychopharmacology, 13*(4), 267-271.

Sublette M.E., et al. (2006). Omega-3 polyunsaturated essential fatty acid status as a predictor of future suicide risk. *American Journal of Psychiatry, 163*(6), 1100-1102.

Tai, S.S., et al. (1999). Promoting physical activity in general practice: should prescribed exercise be free?. *Journal of the Royal Society of Medicine, 92*(2), 65-67.

Young, S.N. (2009). Has the time come for clinical trials on the antidepressant effect of vitamin D? *Journal of Psychiatry & Neuroscience, 34*(1), 3.

第2部 脳を育てる:THE ZEEBrA アプローチ

第7章 自分自身をケアする

Benton, D., Williams, C., & Brown, A. (2007). Impact of consuming a milk drink containing a probiotic on mood and cognition. *European Journal of Clinical Nutrition, 61*(3), 355-361.

Eby, G.A., & Eby, K.L. (2006). Rapid recovery from major depression using magnesium treatment. *Medical Hypotheses, 67*(2), 362-370.

Jacka, F.N., et al. (2010). Association of Western and traditional diets with depression and anxiety in women. American Journal of Psychiatry, 167(3), 305-311.

Jacka, F.N., et al. Associations between diet quality and depressed mood in adolescents: results from the Australian Healthy Neighbourhoods Study. *Australian New Zealand Journal of Psychiatry, 44*(5), 435-442.

Koetter, U. et al. (2007). A randomized, double blind, placebo-controlled, prospective clin- ical study to demonstrate clinical efficacy of a fixed valerian hops extract combination (Ze 91019) in patients suffering from non-organic sleep disorder. *Phytotherapy Research, 21*(9), 847-851.

Poyares, D.R., et al. (2002). Can valerian improve the sleep of insomniacs after benzodiaz- epine withdrawal? *Progress in Neuro-Psychopharmacology & Biological Psychiatry, 26*(3), 539-545.

第8章 ホルモン

Almeida O.P., et al. (2008). Low free testosterone concentration as a potentially treatable cause of depressive symptoms in older men. *Archives of General Psychiatry, 65*(3), 283-289.

Aronson, R., et al. (1996). Triiodothyronine augmentation I the treatment of refractory depression. A meta-analysis. *Archives of General Psychiatry, 53*(9), 842-848.

Bloch, M., et al. (1999). Dehydroepiandrosterone treatment of midlife dysthymia. Biologi- cal Psychiatry, 45(12), 1533–1541.

Lifschytz T., et al. (2006). Basic mechanisms of augmentation of antidepressant effects with thyroid hormone. *Current Drug Targets, 7*(2), 203-210.

Michael, A., et al. (2000). Altered salivary dehydroepiandrosterone levels in major depression in adults. *Biological Psychiatry, 48*(10), 989–995.

Pope, H.G. Jr, et al. (2003). Testosterone gel supplementation for men with refractory depression: a randomized, placebo-controlled trial. *American Journal of Psychiatry, 160*(1), 105-111.

Prange, A.J. Jr, et al. (1969). Enhancement of imipramine antidepressant activity by thyroid hormone. *American Journal of Psychiatry, 126*(4), 457-469.

Schmidt P.J., et al. (2005). Dehydroepiandrosterone monotherapy in midlife-onset major and minor depression. *Archives of General Psychiatry, 62*(2), 154-162.

第9章 取り除く

Ciacci, C., et al. (1998). Depressive symptoms in adult coeliac disease. *Scandinavian Journal of Gastroenterology, 33*(3), 247-250.

Elgun, S., Keskinege, A., Kumbasar, H. (1999). Dipeptidyl peptidase IV and adenosine deaminase activity. decrease in depression. Psychoneuroendocrinology, 24(8), 823-832.

Hallert, C., & Aström, J. (1982). Psychic disturbances in adult coeliac disease. II. Psycho- logical findings. Scandinavian Journal of Gastroenterology, 17(1), 21-24.

Hole, K., et al., (1988). Attention deficit disorders: a study of peptide-containing urinary complexes. *Journal of Developmental and Behavioral Pediatrics, 9*(4), 205-212.

Hole, K., et al., (1979). A peptide-containing fraction in the urine of schizophrenic patients which stimulates opiate receptors and inhibits dopamine uptake. *Neuroscience, 4*(12), 1883-1893.

Lillestol K., et al. (2010). Anxiety and depression in patients with self-reported food hyper-sensitivity. *Gen Hops Psychiatry, 32*(1), 42-48.

Ludvigsson J.F., et al. (2009). Coeliac disease and risk of mood disorders – A general population-based cohort study. *Journal of Affective Disorders, 99*(1-3), 117-126.

Maes, M., et al. (1997). Lower serum dipeptidyl peptidase IV activity in treatment resistant major depression: Relationships with immune-inflammatory markers. *Psychoneuroendocrinology, 22*(2), 65-78.

Pedersen, O.S., Liu, Y., & Reichelt, K.L. (1999). Serotonin uptake stimulating peptide found in plasma of normal individuals and in some autistic urines. *Journal of Peptide Research, 53*(6), 641-646.

Reichelt, K.L., et al., (1981). Biologically active peptide-containing fractions in schizophrenia and childhood autism. *Advances in Biochemical Psychopharmacology, 28*, 627-643.

Saelid, G., et al., (1985). Peptide-containing fractions in depression. *Biological Psychiatry, 20*(3), 245-256.

第10章 亜鉛とその他のミネラル

Amani, R., et al. (2009). Correlation between dietary zinc intakes and its serum levels with depression scales in young female students. *Biological Trace Element Research, 137(*2), 150-158.

Barragan-Rodriguez, L., Rodriguez-Moran, M., & Guerreo-Romero, F. (2008). Efficacy and safety of oral magnesium supplementation in the treatment of depression in the elderly with type 2 diabetes: a randomized, equivalent trial. *Magnesium Research, 21*(4), 218-223.

Bauer M., et al. (2010). Lithium's emerging role in the treatment of refractory major depressive episodes: augmentation of antidepressants. *Neuropsychobiology, 62*(1), 36-42.

Beard, J.L., et al. (2005). Maternal iron deficiency anemia affects postpartum emotions and cognition. *Journal of Nutrition, 135*(2), 267-272.

Cipriani, A., et al. (2005). Lithium in the prevention of suicidal behavior and all-cause mortality in patients with mood disorders: a systematic review of randomized trials. *American Journal of Psychiatry, 162*(10), 1805-1819.

Crayton, J.W., & Walsh, W.J. (2007). Elevated serum copper levels in women with a history of post-partum depression. *Journal of Trace Elements in Medicine and Biology, 21*(1), 17-21.

Davidson, J.R., et al. (2003). Effectiveness of chromium in atypical depression: A placebo-controlled trial. *Biological Psychiatry, 53*(3), 261-264.

De Montigny, C., et al. (1981). Lithium induces rapid relief of depression in tricyclic anti-depressant drug non-responders. *British Journal of Psychiatry, 138*, 252-256.

Eby, G.A. 3rd, & Eby, K.L. (2010). Magnesium for treatment-resistant depression: A review and hypothesis. *Medical Hypotheses, 74*(4), 649-660.

Jacka, F.N., et al. (2009). Association between magnesium intake and depression and anxiety in community-dwelling adults: the Hordaland health study. *Australian and New Zealand Journal of Psychiatry, 43*(1), 45-52.

Maes, M., et al. (1997). Lower serum zinc in major depression is a sensitive marker of treatment resistance of of the immune/inflammatory response in that illness. *Biological Psychiatry, 42*(5), 349-358.

McLeod, M.N., & Golden, R.N. (2000). Chromium treatment of depression. *International Journal of Neuropsychopharmacology, 3*(4), 311-314.

McLoughlin, I.J., & Hodge, J.S. (1990). Zinc in depressive disorder. *Acta Psychiatrica Scandinavica, 82*(6), 451-453.

Narang, R.L., et al. (1991). Levels of copper and zinc in depression. *Indian*

Journal of Physiology and Pharmacology, 35(4), 272-274.
Nowak G., et al. (2003). Effect of zinc supplementation on antidepressant therapy in unipolar depression: a preliminary placebo-controlled trial. *Polish Journal Pharmacology, 55*(6), 1143-1147.
Nowak, G., Szewczyk, B., & Pilc, A. (2005). Zinc and depression. An update. *Pharmacological Reports, 57*(6), 713-718.
Prange, A.J. Jr., et al. (1969). Enhancement of imipramine antidepressant activity by thyroid hormone. *American Journal of Psychiatry, 126*(4), 457-469.
Sawada, T., & Yokoi, K. (2010). Effect of zinc supplementation on mood states in young women: a pilot study. *European Journal of Clinical Nutrition, 64*(3), 331-333.
Siwek M., et al. (2009). Zinc supplementation augments efficacy of imipramine in treatment resistant patients: a double-blind, placebo-controlled study. *Journal of Affective Disorders, 118*(1-3), 187-195.
Szewczyk B., et al. (2008). Antidepressant activity of zinc and magnesium in view of the current hypotheses of antidepressant action. *Pharmacological Reports, 60*(5), 588-599.
Vahdat Shariatpanaahi, M., et al. (2007). The relationship between depression and serumferritin level. *European Journal of Clinical Nutrition, 61*(4), 532-535.

第11章　必須脂肪酸とコレステロール

Borgherini, G., et al. (2002). Serum cholesterol and psychological distress in hospitalized depressed patients. *Acta Psychiatrica Scandinavica, 105*(2), 149-152.
Golomb, B.A., Stattin, H., & Mednick, S. (2000). Low cholesterol and violent crime. *Journal of Psychiatric Research, 34*(4-5), 301-309.
Hibbeln, J.R. (1998). Fish consumption and major depression. *Lancet, 351*(9110), 1213.
Jazayeri, S., et al. (2008). Comparison of therapeutic effects of omega-3 fatty acid eicosapentaenoic acid and fluoxetine, separately and in combination, in major depressive disorder. *Australian and New Zealand Journal of Psychiatry, 42*(3), 192-198.
Lalovic, A., et al. (2007). Cholesterol content in brains of suicide completers. *International Journal of Neuropsychopharmacology, 10*(2), 159-166.
Lehto, S.M., et al. (2010). Low serum HDL-cholesterol levels are associated with long symptoms duration in patients with major depressive disorder.

Psychiatry and Clinical Neurosciences, 64(3), 279-283.

Lesperance, F., et al. (2010). The efficacy of omega-3 supplementation for major depression: a randomized controlled trial. *Journal of Clinical Psychiatry*, [Epub ahead of print].

Logan, A.C. (2004). Omega-3 fatty acids and major depression: A primer for the mental health professional. *Lipids in Health and Disease, 3*, 25.

Mamalakis, G., et al. (2006). Depression in serum adiponectin and adipose omega-3 and omega-6 fatty acids in adolescents. *Pharmacology, Biochemistry, and Behavior, 85*(2), 474-479.

Mamalakis, G., Tornaritis, M., & Kafatos, A. (2002). Depression and adipose essential polyunsaturated fatty acids. *Prostaglandins, Leukotriens, and Essential Fatty Acids, 67*(5), 311-318.

Morgan, R.E., et al. (1993). Plasma cholesterol and depressive symptoms in older men. *Lancet, 341*(8837), 75-79.

Nemets, H., et al. (2006). Omega-3 treatment of childhood depression: a controlled, double-blind pilot study. *American Journal of Psychiatry, 163*(6), 1098-1100.

Perez-Rodriguez, M.M., et al. (2008). Low serum cholesterol may be associated with sui- cide history attempt. *Journal of Clinical Psychiatry, 69*(12), 1920-1927.

Stoll, A.L., et al. (1999). Omega-3 fatty acids in bipolar disorder: a preliminary double-blind, placebo-controlled trial. *Archives of General Psychiatry, 56*(5), 407-412.

Su, K.P., et al. (2003). Omega-3 fatty acids in major depressive disorder. A preliminary double-blind, placebo-controlled trial. *European Neuropsychopharmacology, 13*(4), 267-271.

Sublette, M.E., et al. (2006). Omega-3 polyunsaturated essential fatty acid status as a pre- dictor of future suicide risk. *American Journal of Psychiatry, 163*(6), 1100-1102.

第12章 運動とエネルギー

Babyak, M., et al. (2000). Exercise treatment for major depression: maintenance of therapeutic benefit at 10 months. *Psychomatic Medicine, 62*(5), 633-638.

Dunn, A.L., et al. (2005). Exercise treatment for depression: efficacy and dose response. *American Journal of Preventive Medicine, 28*(1), 1-8.

Galper, D.I., et al. (2006). Inverse association between physical inactivity and mental health in men and women. *Medicine and Science in Sports and Exercise, 36*(1), 183-178.

- Gardner, A., & Boles, R.G. (2008). Mitochondrial energy depletion in depression with somatization. *Psychotherapy and Psychomatics, 77*(2), 127-129.
- Goodwin, R.D. (2003). Association between physical activity and mental disorders among adults in the United States. *Preventive Medicine, 36*(6), 698-703.
- Kuratsune, H., et al. (1994). Acylcarnitine deficiency in chronic fatigue syndrome. *Clinical Infectious Diseases, 18*(Suppl 1), S62-S67.
- Malaguarnera, M., et al. (2007). L-carnitine treatment reduces severity of physical and mental fatigue and increases cognitive functions in centenarians: a randomized and controlled clinical trial. *American Journal of Clinical Nutrition, 86*(6), 1738-1744.
- Mizuno, K., et al. (2004). Antifatigue effects of coenzyme Q10 during physical fatigue. *Nutrition, 24*(4), 293-299.
- Rezin, G.T., et al. (2009). Mitochondrial dysfunction and psychiatric disorders. *Neurochemical Research, 34*(6), 1021-1029.
- Sidhu, K.S., Vandana, P., & Balon, R. (2009). Exercise prescription. *Current Psychiatry, 8*(6), 39-51.
- Teitelbaum, J.E., Johnson, C., & St. Cyr, J. (2006). The use of D-ribose in chronic fatigue syndrome and fibromyalgia: a pilot study. *Journal of Alternative and Complementary Medicine, 12*(9), 857-862.
- Vaccarino, A.L., et al. (2008). Prevalence and association of somatic symptoms in patients with major depressive disorder. *Journal of Affective Disorders, 110*(3), 270-276.
- Wang, C. (2008). Tai Chi improves pain and functional status in adults with rheuma- toid arthritis: results of a pilot single-blinded randomized controlled trial. *Medicine and Sport Science, 52*, 218-229.
- Woolery, A., et al. (2004). A yoga intervention for young adults with elevated symptoms of depression. *Alternative Therapies in Health and Medicine, 10*(2), 60-63.

第13章 ビタミンBとその他のビタミン

- Bell, K.M., et al. (1988). S-adenosylmethionine treatment of depression: a controlled clinical trial. *American Journal of Psychiatry, 145*(9), 1110-1114.
- Coppen, A., & Bailey, J. (2000). Enhancement of the antidepressant action of fluoxetine by folic acid: a randomized, placebo controlled trial. *Journal of Affective Disorders, 60*(2), 121-130.
- Delle Chiaie, R., Pancheri, P., & Scapicchio, P. (2002). Efficacy and tolerability

of oral and intramuscular S-adenosyl-L-methionine 1,4-butanedisulfonate (SAMe) in the treatment of major depression: comparison with imipramine in 2 multicenter studies. *American Jounral of Clinical Nutrition, 76*(5), 1172S-1176S.

Fava, M., & Mischoulon, D. (2009). Folate in depression: Efficacy, safety differences in formulations, and clinical issues. *Journal of Clinical Psychiatry, 70*(Suppl 5), 12-17.

Fava, M., et al. (1997). Folate, vitamin B12, and homocysteine in major depressive disorder. *American Journal of Psychiatry, 154*(3), 426-428.

Milaneschi, Y., et al. (2010). Serum 25-hydroxyvitamin D and depressive symptoms in older women and men. *Journal of Clinical Endrocrinology and Metabolism, 95*(7), 3225-3233.

Morris, M.C., et al. (2005). Dietary folate and vitamin B12 intake and cognitive decline among community-dwelling older persons. *Archives of Neurology, 62*(4), 641-645.

Papakostas, G.I., et al. (2010). S-adenosyl methionine (SAMe) augmentation of serotonin reuptake inhibitors for antidepressant nonresponders with major depressive disorder: a double-blind, randomized clinical trial. *American Journal of Psychiatry, 167*(8), 942-948.

Shipowick, C.D., et al. (2009). Vitamin D and depression symptoms in women during the winter: a pilot study. *Applied Nursing Research, 22*(3), 221-225.

Snellman, G., et al. (2009). Seasonal genetic influence on serum 25-hydroxyvitamin D levels: a twin study. *PLoS One, 4*(11), e7747.

Stewart, J.W., et al. (1984). Low B6 levels in depressed outpatients. *Biological Psychiatry, 19*(4), 613-616.

Stewart, R., & Hirani, V. (2010). Relationship between vitamin D levels and depressive symptoms in older residents from a national survey population. *Psychosomatic Medicine, 72*(7), 608-612.

Tiemeier, H., et al. (2002). Vitamin B12 folate, and homocysteine in depression: the Rotterdam Study. *American Journal of Psychiatry, 159*(12), 2099-2101.

第14章 リファレンスドEEG

CNS Response. (n.d.). *Referenced-EEG® (rEEG®): An introductory guide to recording*. Retrieved July 10, 2010, from http://www.cnsresponse.com/doc/CNSR_rEEG_Intro_ Guide_to_EEG_Recording_v2.0_Mar2009.pdf.

Debattista, C., et al. (2010). The use of referenced-EEG (rEEG) in assisting medication selection for the treatment of depression. *Journal of Psychiatric Research*, [Epub ahead of print].

参考文献

Hoffman, D.A. (n.d.) *Referenced-EEG® (rEEG®): A biomarker assessment system to guide pharmacotherapy.* Retrieved from http://cnsresponse.com/doc/CNSR%20rEEG%20 Research%20Summary.pdf.

Worcester, S. (2005). rEEG system helps guide prescribing. *Clinical Psychiatry News, 33*(2), 1 & 6.

第15章 アミノ酸とプロテイン

Jin, G., et al. (2009). Changes in plasma and tissue amino acid levels in an animal model of complex fatigue. *Nutrition, 25*(5), 597-607.

Layman, D.K. (2009). Dietary guidelines should reflect new understandings about adult protein needs. *Nutrition and Metabolism, 6*, 12.

Levitan, R.D., et al. (2000). Preliminary randomized double-blind placebo-controlled trial of tryptophan combined with fluoxetine to treat major depressive disorder: antidepres- sant and hypnotic effect. *Journal of Psychiatry and Neuroscience, 25*(4), 337-346.

Maes, M., et al. (1995). Total serum protein and serum protein fractions in depression: relationships to depressive symptoms and glucocorticoid activity. *Journal of Affective Disorders, 34*(1), 61-69.

Mauri, M.C., et al. (1998). Plasma and platelet amino acid concentrations in patients affected by major depression and under fluvoxamine treatment. *Neuropsychobiology, 37*(3), 124-129.

Mitani, H., et al. (2006). Correlation between plasma levels of glutamate, alanine and serine with severity of depression. *Progress in Neuro-Psychopharmacology & Biological Psychiatry, 30*(6), 1155-1158.

Smith, K.A., Fairburn, C.G., Cowen, P.J. (1997). Relapse of depression after rapid depletion of tryptophan. *Lancet, 349*(9056), 915-919.

第16章 主治医がオーダーする臨床検査

Almeida, O.P., et al. (2005). Homocysteine and depression later in life. *Archives of General Psychiatry, 65*(11), 1286-1294.

Lord, R.S., & Bralley, J.A. (Eds.). (2008). *Laboratory evaluations for integrative and functional medicine.* Duluth, GA: Metametrix Institute.

Lukaczer, D., & Schiltz, B. (2005). Assessment and therapeutic strategy—A place to start. In D.S. Jones (Ed.), *Textbook of functional medicine* (pp. 706-708). Gig Harbor, WA: Institute for Functional Medicine.

第3部 こころを育む

第17章 生化学の向こうに

Amen, D.G. (n.d.) ANT Therapy: How to develop your own internal anteater to eradicate automatic negative thoughts. Retrieved September 12, 2010 from http://www.ahha.org/ articles.asp?Id=100.

Ananth, S. (2009). Developing healing beliefs. *Explore (NY), 5*(6), 354-355.

Andrews, P.W., & Thomson, J.A. Jr. (2009). The bright side of being blue: depression as an adaptation for analyzing complex problems. *Psychological Review, 116*(3), 620-654.

Broderick, P.C. (2005). Mindfulness and coping with dysphoric mood: contrasts with rumination and distraction. *Cognitive Therapy and Research, 29*(5), 501-510.

Feldman, G. (2007). Cognitive and behavioral therapies for depression: overview, new directions, and practical recommendations for dissemination. *Psychiatric Clinics of North America, 30*(1), 39-50.

Lake, J. (2004). Integrative management of depressed mood. *Integrative Medicine, 3*(3), 48-57.

Langer, E.J. (2009). *Counter Clockwise: Mindful Health and the Power of Possibility.* New York: Ballantine Boooks.

Lee Duckworth, A., Steen, T.A., & Seligman, M.E. (2005). Positive psychology in clinical practice. *Annual Review of Clinical Psychology, 1*, 629-651.

Liebman, J.L. (1946). *Peace of Mind.* New York: Simon & Schuster.

Ray, O. (2004). How the mind hurts and heals the body. *American Psychologist, 59*(1), 29-40.

Shedler, J. (2010). The efficacy of psychodynamic psychotherapy. *American Psychologist, 65*(2), 98-109.

第18章 祈りとプラセボ

Bosworth, H.B., et al. (2003). The impact of religious practice and religious coping on geriatric depression. International *Journal of Geriatric Psychiatry, 18*(10), 905-914.

Fournier, J.C., et al. (2010). Antidepressant drug effects and depression severity: a patient-level meta-analysis. *Journal of the American Medical Association, 303*(1), 47-53.

Koenig, H.G. (2009). Research on religion, spirituality, and mental health: a review. *Canadian Journal of Psychiatry, 54*(5), 283-291.

Koenig, H.G., George, L.K., & Peterson, B.L. (1998). Religiosity and remission of depression in medically ill older patients. *American Journal of Psychiatry, 155*(4), 536-542.

Murphy, P.E., & Fitchett, G. (2009). Belief in a concerned God predicts response to treat- ment for adults with clinical depression. *Journal of Clinical Psychiatry, 65*(9), 1000-1008.

Murray, C.J., & Lopez, A.D. (1996). Evidence-based health policy – lessons from the Global Burden of Disease Study. *Science, 274*(5288), 740-743.

Pollo, A., & Benedetti, F. (2009). The placebo response: neurobiological and clinical issues of neurological relevance. *Progress in Brain Research, 175*, 283-294.

Shafranske, E.P. (2009). Spiritually oriented psychodynamic psychotherapy. *Journal of Clinical Psychiatry, 65*(2), 147-157.

Styron, W. (2007). *Darkness Visible: A Memoir of Madness*. New York: Modern Library.

第19章 手放す

Bennett, M.P., & Lengacher, C. (2008). Humor and laughter may influence health: III. Laughter and Health Outcomes. *Evidence-based Complementary and Alternative Medicine, 5*(1), 37-40.

Broderick, P.C. (2005). Mindfulness and coping with dysphoric mood: contrasts with rumination and distraction. *Cognitive Therapy and Research, 29*(5), 501-510.

Brown, R.P., & Gerbarg, P.L. (2009). Yoga breathing, meditation, and longevity. *Annals of New York Academy of Sciences, 1172*, 54-62.

Friedman, P.H., & Toussaint, L. (2006). The relationship between forgiveness, gratitude, distress, and well-being: an integrative review of the literature. *International Journal of Healing and Caring, 6*(2), 1-10.

Kenny, M., Bernier, R., & DeMartini, C. (2005). Chant and be happy: the effects of chanting on respiratory function and general well-being in individual diagnosed with depression. *International Journal of Yoga Therapy, 15*, 61-64.

Krause, N., & Ellison, C.G. (2003). Forgiveness by God, forgiveness of others, and psychological well-being late in life. *Journal for the Scientific Study of Religion, 42*(1), 77-93.

Lawler, K.A., et al. (2005). The unique effects of forgiveness on health: an exploration of pathways. *Journal of Behavioral Medicine, 28*(2), 157-167.

Lund, D.A., et al. (2008). Humor, laughter & happiness in the daily lives of recently bereaved spouses. *Omega, 58*(2), 87-105.

Nolen-Hoeksema, S. (2000). The role of rumination in depressive disorders and mixed anxiety/depressive symptoms. *Journal of Abnormal Psychology, 109*(3), 504-511.

Oman, D., et al. (2009). Meditation lowers stress and supports forgiveness among college students: a randomized controlled trial. *Journal of American College Health, 56*(5), 569-578.

Thompson, L.Y., et al. (2005). Dispositional forgiveness of self, others, and situations: The Heartland Forgiveness Scale. *Journal of Personality, 73*(2), 313-359.

Toussaint, L.L., et al. (2001). Forgiveness and health: age differences in a U.S. probability sample. *Journal of Adult Development, 8*(4), 249-257.

結び　パーソナライズされた医療

Bhatia, S.K., & Bhatia, S.C. (2001). Childhood and adolescent depression. *American Family Physician, 75*(1), 73-80.

Hamrin, V., & Magorno, M. (2010). Assessment of adolescents for depression in the pediatric primary care setting. *Pediatric Nursing, 36*(2), 103-111.

Jacka, F.N., et al. (2010). Associations between diet quality and depressed mood in adolescents: results from the Australian Healthy Neighbourhoods Study. *Australian New Zealand Journal of Psychiatry, 44*(5), 435-442.

Katon, W., et al. (2010). Depressive symptoms in adolescence: the association with mul- tiple health risk behaviors. *General Hospital Psychiatry, 32*(3), 233-239.

Richmond, T.K., & Rosen, D.S. (2005). The treatment of adolescent depression in the era of the black box warning. *Current Opinion in Pediatrics, 17*(4), 466-472.

Shannon, S. (2009). Integrative approaches to pediatric mood disorders. *Alternative Therapies in Health and Medicine, 15*(5), 48-53.

Whitaker, R.T. (2010). *Anatomy of an Epidemic*. New York: Crown.

訳者あとがき

　2012年の夏、薬を用いないうつ病治療について、日頃の臨床で感じてきたことをまとめ、「これからはメンタル美人」という本を出版しました。その年の秋、ガンの自然療法研究会に出席するため、アメリカのカンザスを訪れました。そこで、私はこの本と出会うことができました。

〈この本の翻訳に至った背景、精神科医療の変遷〉

　医療の世界に入り、約35年が過ぎました。この間に医療の世界は大きく変わりました。

　わたしの医師としてのキャリアは脳外科から始まりました。ER、ICU、麻酔科の仕事にも携わりました。外傷、脳血管障害、脳腫瘍、先天性疾患、感染症、熱傷など様々な症例の診断治療にあたりました。患者の体温、血圧、心電図、尿量、尿浸透圧、意識レベル、呼吸状態などを常時モニターしました。1日に何回も採血をして、血算値、生化学、電解質バランス、血液ガス分圧などをチェック、それにより点滴成分と速度、吸気酸素濃度、レスピレーターなどの調整を行いました。レントゲン、脳血管撮影（当時の脳血管検査法）、CTスキャンなど検査が必要と判断すると、直ちに行いました。ひとりひとりの患者の、その時の状態を的確に把握することが、診断治療上不可欠でした。特に手術適応とその時期の決定には、患者の病態の正確な把握は不可欠でした。

　身体医学の研鑽後、学生時代から関心を持っていた精神医学に転身を決意。入局した東京医科歯科大学精神医学教室には、神経化学、神経生理学、精神病理学の3つの研究分野があり、ひとり

ひとりの患者を多角的に診療する姿勢を徹底的に教え込まれました。その当時の精神科疾患は、統合失調症、うつ病（躁うつ病）、神経症の3つに、大きく分類されていました。

その間に時代は変わり、米国からDSM診断が導入され、受診時の症状、状態像に基づく診断が主流となりました。その結果、発症前、既往歴、合併症、発症経過、発症後の経過、予後予測などを考慮にいれ、治療的介入や社会生活、人間関係などと患者との関連をも視野に入れた診断治療の考え方はうすれていきました。パニック障害など新しい診断名、SSRIや非定型抗精神病薬など新薬が日本に導入され、セロトニン仮説やダウンレギュレーションなどの用語、認知療法などの新しい治療法が出現しました。診断治療などの意思決定や評価には、症状評価尺度、治療アルゴリズム、ガイドライン、EBMなどが導入されました。

このような流れにより、医師による診断や治療方針の差異は大きく減少したと思われます。しかし一方で診断治療のマニュアル化が進み、患者ひとりひとりの固有の要因は不問に付される傾向が強くなりました。原因経過が違っても、受診時の症状がうつ症状なら同じ診断治療とする、という考え方に変化したのです。しかし、私の中には「本当にそれでいいのだろうか？」という思いが常にくすぶり続けていました。

脳外科や救急医療にたずさわっていた頃には、脳内出血の症例が救急搬送されれば、「頭蓋内のどこの、何による出血か？　頭蓋内圧亢進の症状は？　脳浮腫は？」などの原因経過状況、予後予測などをからめた診断が不可欠でした。それにより、同じ頭蓋内出血でも、治療方針や予後などが大きく異なるからでした。

これを「うつ病」に当てはめたらどうなるでしょう？　「きっかけは何か？　性格はどうか？　職業、職歴は？　仕事など社会生活、プライベートな状況はどうか？　食事や睡眠はどうか？　自律神経症状は？　身体症状は？　精神症状は？　合併症は？　家

族の病歴はどうか？　過去から現在まで家族との関係は？　これまでの居住地域はどこか？」など様々な要因を十分考慮にいれず、診察時の患者さんの主観的症状だけで「うつ病」と診断すると、その後の治療方針選択や予後判定などの検討考察は不十分なものになるのではないでしょうか？

現在の精神医学では、耳にすることが稀になった分野に精神病理学があります。その考え方は、「ひとつひとつの症例を先入観なく詳細に観察することで、各症例の微妙な差異を浮き上がらせ、診断や治療の枠組みをひとりひとりの症例にあった、より精緻なものに深めること」であると理解しています。ですから私は、ここ数十年の精神医学の質の変化をもたらした大きな要因のひとつは、精神病理学的視点の欠如であったと感じています。もちろん、昔の精神病理学そのものに戻ることを提唱しているのではありません。分子生物学、遺伝学などあらゆる先端科学も導入し、ひとりひとりの精神症状をありのままに客観的にとらえようとする視点、つまり新しい時代の精神病理学の復活が必要だと痛感しています。

このような流れに伴う、もうひとつの大きな変化は、ひとりひとりの医師の臨床経験を軽視する風潮です。EBMに代表される統計的研究結果が重視され、現場の医師の経験による知見は、「客観性、再現性、普遍性に乏しい」と見向きもされなくなりました。昔は重視されていた症例報告、まれな事例の一例報告というものが軽視されるようになりました。

しかし私は、ある医師の長年にわたる臨床経験は、「ひとりの医師のある視点から多くの症例を長期間追い続けたエビデンス」ではなかろうか、と以前から感じてきました。これを「100%主観である」とするなら、そう主張するエビデンスはどこにあるのでしょうか？　また、これが「多施設の複数の医師が、数週間だけ、初めて出あった被験者を観察した結果の統計的処理」と比較し、明らかに劣っているというエビデンスはどこにあるのでしょ

訳者あとがき

うか？

あるいは、研究結果がそのまま臨床の現場に100%適応できるというエビデンスは、どこにあるのでしょう？　もうひとつ、これに関して私が感じているのは、「主観的に見える各精神科医の視点には、かなり共通の部分がある」、つまり「客観性を保持した主観」であろうということです。（研究会などの意見交換の場で、エビデンスと異なる主観的意見を述べると、「私もそう思う」という精神科医師が非常に多いのです。）

このような近年の流れによって、精神医学の診断治療システムは異質なものに変化していき、「患者も医者も固有の顔を失った、集団の中の無名の存在」となってしまったのです。

〈うつ病の多様性、栄養療法、そしてこの本との出会い〉

約15年来このような疑問を持ち続けてきたある日、栄養療法に関心を持ちました。それを学びながら、分子生物学、生理学、遺伝学などの基礎医学分野にふれ、なぜ栄養が病気を治すのか、少しずつ理解できるようになりました。同時に長い間、霧にかすみ良く見えなかった、うつ病の背後にあるものとその実態に到る道筋が見えはじめた気がしました。

栄養療法に取り組むと、必然的にガンの治療にたどりつきます。日頃、ご指導いただいていた先輩医師のすすめで出席したカンザスのガンの自然療法研究会の書籍コーナーで、この本に出会いました。何気なく手に取り、目次と数ページを読んだ時に、「これが、求めていたものだ！」と直感し、その瞬間に日本への紹介を決意しました。

この本の著者も述べているように、うつ病は決して一つの疾患単位ではありません。様々な原因によりもたらされる身体的精神的不調の症状群であり、原因、経過、治療方針、予後は本来様々

です。たまたま症状に共通部分があることから、同じ病名で呼んでいるのです。

　脳内出血を例に比較すると、同じ出血でも原因、出血部位、出血量の大小、出血からの経過時間、脳圧亢進症状の有無、意識レベルなどによって、診断名、治療法やその緊急度、予後などは大きく異なるのと同じです。

　うつ病に対する現在の考え方では、その時点の症状により診断治療方針を決定することが多いのです。これにより、精神医学の思考方法は、医学の他の専門領域の思考方法と大きく異なる道を進むことになりました。

　この本で、原著者が述べていることをまとめると、次のようになるでしょう。

- うつ病は背景に心身の多様な要因をもち、けっして単一の疾患ではない。
- うつ病の多様性を理解し、表面の抑うつ症状だけにとらわれない。
- かならずその背後にある心身の問題点に注目し解き明かす。
- そのための手法として、分子生物学を始めとする、基礎医学の知見を用いる。
- あらゆるエビデンスを公平に扱う。
- 問題点を客観的な指標に基づく臨床検査によって明らかにする。
- 人の心と体の仕組みに照らし合わせて、その検査項目の意味を考える。
- 検査結果は基準値や平均値だけで判断せず、ひとりひとりの患者の固有性を重視する。
- 結果として起こった症状を対症的に薬剤で治療することは、できるだけ避ける。

- 自然な物質を用いて、できるだけ根本原因に近いところまでさかのぼって治療する。
- 再発防止にも寄与する治療法を選択する。
- うつ病の治療が、同時に心身の他の健康状態にも良好な結果をもたらすことも目指す。
- 患者本人に、自分自身の健康と主体的に取り組むことの重要性を理解してもらう。
- そのための、具体的な知識と方法を身につけていただく。
- 医療や健康産業の、ビジネスとしての側面を、冷静に分析理解する視点を身につける。
- 現象を柔軟に多方面から観察し、先入観、目の前の情報に惑わされず、振り回されない。
- 身体活動やスピリチュアルな側面など、大昔から人間の生活と共に在るものを大切にする。

〈患者さんの多様性、医療の多様性、医者の多様性〉

　専門家はそれぞれ、自分の専門分野の治療法で、すべてのうつ病が治ると受け取れる表現をします。実際はおそらくそんなに単純なものではないのですが、多くの患者はそういう情報に惑わされます。医療に限らず何事も、「これだけですべて解決」という話はありません。選択肢が少ないのは良くありません。道理から考えて、物事のあり方はきわめて多様であるのが真実でしょう。セロトニン仮説ですべて解決、ということは考えられません。現代の特徴として、あらゆる業種がマニュアル化の方向に流れています。医療に関しても、同様です。患者さんには、「真実の進歩とマニュアル化目的の見かけの進歩」とを見分ける能力が必要な時代です。

　大切な事はいろいろな治療法、いろいろなアプローチの仕方、

いろいろな考え方があっていいということです。心と体が複雑につながり、人はみなひとりひとり違う、ということがわかれば、治療もひとりひとりに合わせることが不可欠であると理解できるでしょう。特にうつ病のように、社会現象も関与する複雑な事象の場合にはなおさらです。お仕着せの治療ではなく、数ある治療の中から患者さんがご自身に合うと思う治療法、信頼できる治療者を選択する事が重要です。そしてまた、治療者の指向性もひとりひとり固有なのです。すべての精神科医がSSRIを第1選択と考える必要はないのです。

　科学の進歩は、常に人類にとっての進歩と合致するとは限りません。進歩に見える科学技術も、人類にとっては退歩という場合もありうるわけです。また印象派絵画のように、過去のものでありながら、今でも私たちを大きく魅了し続けるものがあるように、医学の治療論、治療技法に関しても時代の流れに埋もれ振り向かれなくなったものの中に、現代に活かせるものが、たくさんあるに違いないのです。「現代と未来が常に過去より優れている」というエビデンスはないということに私たちは気づく必要があるでしょう。

　　原著者はこの本を通して、過去に埋もれかかっていた自然な治療にスポットライトを当てています。統合医療に取り組む海外の精神科医に尋ねると、彼らの国でもこういう治療に取り組む医師はごく少数であると教えてくれます。しかしたとえ少数でも、世間に流布する一般的エビデンスではなく、自分の臨床実感と知識、理念に基づき、患者さんと共に標準治療以外の治療に取り組み、研究し続けている精神科医がいるということは、本当にすばらしいことだと思います。

訳者あとがき

〈栄養療法とサプリメントの関係〉

　この本の翻訳を通じて、私はけっしてサプリメントを勧めているのではありません。おそらく原著者も同じ考えでしょう。この本に書いてあるのは、検査の結果などから、その人に不足している栄養素がわかったら、それを十分な量正しく用いると、うつ病に効果的であるということです。うつ病治療に栄養療法を用いる場合、サプリメントはその一手段に過ぎません。もしサプリメントを治療に用いるなら、その1日量の中に、必要な栄養素が、適切な形で十分に、体内に移行しやすいかたちで入っているかどうかが大切です。

　サプリメントならすべて安全というわけではありません。また、薬がすべて悪いわけではありません。SSRIが効くという情報が広まると、多くの意識はそちらに向かいます。ビタミンが良いというと、意識はビタミンに向かいます。これでは、SSRIとビタミンが入れ替わっただけで、私たちの健康意識がその時の情報に振り回されるさまに、変わりはありません。

　薬が効くといっても、それは治験での話です。治験の対象患者群と実際の臨床でうつ病と診断される患者集団とは同質ではありません。ですから、薬は治験ほど効かないのです。

　またたとえばビタミンDが効いたという論文が出たからと言って、それは研究での話です。町や通販で売っているビタミンDサプリメントに飛びついても、必ずしも効くわけではありません。研究で使ったビタミンDと町や通販のビタミンDサプリメントは純度や品質が違う可能性があるからです。

　医師が発信する健康情報についても、ただ鵜呑みにせずフィルターにかけることが重要です。製薬会社と医師との間の密接な関係と同じように、サプリメント会社と医師との密接な関係も、あるいは無農薬野菜生産業者と自然療法医との密接な関係もあるで

しょう。

この本で栄養の重要性について認識していただけたら、次には栄養補充の手段に関する様々な情報の中から、できるだけ真実に近いものを選び実践してください。

「健康は人まかせにせず自分で守る」時代です。

サプリメントに関して、わたしがいつも患者さんにお伝えするのは次のことです。

- どのメーカーのどの製品か？
- 成分は明記してあるか、含有量は十分か、添加物はあるか？
- どこで作られたか？（原材料から製品化まで）
- いつのロットか？（徐々に品質が下がることがあります。含有量の低下など、原価削減？）
- サプリメントの減量、終了はどのようにするのか、その情報も提供してくれるか？
- 値段は高すぎないか？　安すぎないか？
- 問い合わせ相談窓口はあるか、担当者の顔は見えるか？
- 大幅な割引はしていないか？　誇大宣伝はないか？
- どのような宣伝拡販手法を用いているか？

このようなことを考えると、医療を始めとする健康サービスは専門家から対面で受けるのが基本でしょう。

最近、我が国でも、ある製薬会社からオメガ３系のEPAとDHAの合剤が処方薬として発売されました。原著者も述べているように、製薬会社がこのような栄養療法に目を向け始めているのは、とても良いことです。適切な栄養療法には品質の信頼性は不可欠であり、製薬企業の優れた技術力で自然な栄養療法治療技法が商品化できれば、うつ病治療の選択肢は大きく広がるでしょう。

訳者あとがき

　また、自然な治療法の一環として、患者さんが信頼性のある良質なサプリメントを使用できるような仕組みを作る事も、今後の課題でしょう。いずれにしても、国民の健康実現なくして国の発展と将来はありえません。

〈感謝いたします〉

　何よりも、近年の精神医学の流れに抗して、その流れの真っ只中の米国で、長年の臨床を通じて本来の精神科医療を実践し、研究を行い、この素晴らしい本をお書きになった原著者、グリーンブラット先生の業績と医師としての姿勢に大いなる敬意を表します。

　翻訳が決定し、ボストン郊外の歴史的なレンガ造りの建物内にあるクリニックに、グリーンブラット先生を訪ねました。先生の穏やかな人柄にふれ、精神科医療のあり方、今後の方向性について、お話をお聞かせいただきました。先生のお考えの中の確固たる信念を感じた時、わたしがこれから進むべき方向を示していただいたように感じました。こころから感謝申し上げます。そして、私に翻訳のチャンスを与えてくださったことに、感謝申し上げます。

　翻訳実現に向けて、ご尽力いただいたS.カーター先生、柳澤厚生先生にこころよりお礼申し上げます。

　多くの患者さんたちに、感謝いたします。私が栄養療法をお勧めすると、「先生がそう言うなら試してみます、何事もやってみないとわからないから……」とおっしゃり、取り組んでくださいました。また勿論、「今は、ちょっと考えさせてください」と、おっしゃる患者さんもいらっしゃいました。そして、いずれの患者さんの場合でも、良い結果が出たときも、出なかったときも、いっしょに次のステップを考える事ができました。迷った末に、

半年後に再度来院され、「やはり栄養療法ためしてみます。」という患者さんもいらっしゃいました。これは、臨床現場での自然なコントロールスタディーであると感じています。今わたしが確信を持って栄養療法の道を進むことができるのは、こういった多くの患者さんたちとの出会いをいただいたことが、大きく関与しています。

おおぜいの製薬会社MRのみなさん、サプリメント関連業界のみなさんが、貴重なお話をたくさんお聞かせくださいました。

岩井俊憲、大野純一、北原健の各氏には、この本の翻訳出版に関して多くのご相談にのっていただき、貴重なアドバイスをいただきました。お礼申し上げます。

翻訳実務に関しては、私のクリニックの臨床心理士山口麻美さんが、英語ドイツ語にわたる堪能な語学力で多大な協力をしてくださいました。カウンセリング業務をこなしながらの作業で、かなりハードなスケジュールにも関わらず、持ち前の持久力でゴールまでがんばってくださいました。

翻訳作業を進めた約半年間、診療をはじめ通常業務をいつものように続ける上で、クリニックスタッフには多くの協力をお願いしました。また原稿入力など翻訳実務処理の上で、迅速かつ的確な作業をすすめていただいた事が、円滑な作業進行に大きく寄与しました。スタッフのみなさんに感謝いたします。

最後に、昨年10月からスタートしたこの翻訳プロジェクトの間、いつもとかわらず傍らで協力とアドバイスをくれた妻にこころから感謝します。早朝から深夜まで、この本について意見を交換し合い、翻訳実務などに全面的に協力してくれました。そして私たちを育み成長を見守ってきてくれた、私と妻のそれぞれの両親の愛情にこころから感謝します。

2013年8月初秋の日に

著者／訳者プロフィール

[著者]

ジェームズ・グリーンブラット（James Greenblatt）

　医学博士。ジョージワシントン大学にて医学学位取得後、精神科レジデントとしての研修終了。ジョンズ・ホプキンス医学校にて小児青年期精神医学の、専門医研修を受けた。小児および成人の米国精神科認定専門医で、統合医療分野のパイオニアである。全米およびカナダで、精神疾患に対する栄養学的治療、その他の治療に関する科学的エビデンスについて、講演を行なっている。マサチューセッツ州ウォルサムの精神科施設「Walden Behavioral Care」の摂食障害サービス部門の医学ディレクターであり、またボストン近郊で統合精神医療診療所「Comprehensive Psychiatric Resources」を開業し、その院長を務めている。

[訳者]

千村　晃（ちむら あきら）

1952年東京都千代田区神田生まれ。1978年千葉大学医学部卒業。同大学医学部付属病院脳神経外科、東京厚生年金病院ＩＣＵ麻酔科などで脳外科・救急医療などの診療にあたる。その後、東京医科歯科大学精神医学教室入局、同大学付属病院精神科で研修終了後、その関連病院、都立病院などで診療にあたった。その間、大学保健センターでの診療、都内保健センターのデイケア、精神保健相談、民間企業の管理職業務にも従事した。

2004年に南池袋クリニック開設、現在同クリニック院長。開設以来、薬以外の治療に力を入れている。救急医療からメンタル領域にわたる長年の臨床経験をもとに、心身を総合的にとらえ、自然

著者／訳者プロフィール

療法、栄養療法、精神療法、運動療法など多方面にわたる治療法を積極的に取りいれている。

現在はうつ病などメンタルな疾患のみでなく、ガン、メタボリック症候群、高血圧、糖尿病などさまざまな不調に取り組み、その治療、発病予防、再発防止などに取り組んでいる。クリニック診療のほか、企業メンタルヘルス顧問医、老人ホーム顧問医、講演会研修会講師など健康啓蒙活動をライフワークとしている。

専門は精神病理学、病跡学。日本精神神経学会専門医、日本抗加齢医学会専門医、日本外来精神医療学会理事、点滴療法研究会認定医、キレーション療法認定医、精神保健指定医。

著書『これからはメンタル美人』

南池袋クリニック：心療内科　統合精神科　統合医療科
東京都豊島区南池袋2-12-9　KKビル2F
電話03-5950-1881
ホームページ：minamiikebukuroclinic.com

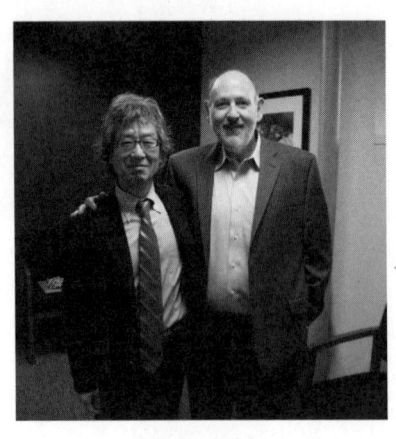

著者と共に

Translation from the English edition of
THE BREAKTHROUGH DEPRESSION SOLUTION:
A Personalized 9-Step Method for Beating
the Physical Causes of Your Depression
by James Greenblatt, MD
English Edition Copyright © 2011
by James Greenblatt, MD
All Rights Reserved
Japanese translation published by arrangement with
the original publisher, Sunrise River Press, Inc.,
North Branch, Minnesota U.S.A.
through The English Agency (Japan) Ltd.

薬に頼らない個々に合ったうつ病治療
パーソナライズドメディスン◆9つのステップ

©2013　　　訳者　千村　晃

2013年9月17日　　第1刷発行

発行所	㈲コスモス・ライブラリー
発行者	大野純一
	〒113-0033　東京都文京区本郷3-23-5　ハイシティ本郷204
	電話：03-3813-8726　Fax：03-5684-8705
	郵便振替：00110-1-112214
	E-mail：kosmos-aeon@tcn-catv.ne.jp
	http://www.kosmos-lby.com/
装幀	瀬川　潔
発売所	㈱星雲社
	〒112-0012　東京都文京区大塚3-21-10
	電話：03-3947-1021　Fax：03-3947-1617
印刷／製本	シナノ印刷㈱

ISBN978-4-434-18385-0 C0047
定価はカバー等に表示してあります。

「コスモス・ライブラリー」のめざすもの

古代ギリシャのピュタゴラス学派にとって〈コスモス kosmos〉とは、現代人が思い浮かべるようなたんなる物理的宇宙（cosmos）ではなく、物質から心および神にまで至る存在の全領域が豊かに織り込まれた〈全体〉を意味していた。が、物質還元主義の科学とそれが生み出した技術と対応した産業主義の急速な発達とともに、もっぱら五官に隷属するものだけが重視され、人間のかけがえのない一半を形づくる産業主義は悲惨なまでに忘却されようとしている。しかし、自然の無限の浄化力と無尽蔵の資源という、ありえない仮定の上に営まれてきた産業主義は、いま社会主義経済も自由主義経済もともに、当然ながら深刻な環境破壊と精神・心の荒廃というつけを負わされ、それを克服する本当の意味で「持続可能な」社会のビジョンを提示できぬまま、立ちすくんでいるかに見える。

環境問題だけをとっても、真の解決には、科学技術的な取組みだけではなく、それを内面から支える新たな環境倫理の確立が急務であり、それには、環境・自然と人間との深い一体感、環境を破壊することは自分自身を破壊することにほかならないことを、観念ではなく実感として把握しうる精神性、真の宗教性、さらに言えば〈霊性〉が不可欠である。が、そうした深い内面的変容は、これまでごく限られた宗教者、覚者、賢者たちにおいて実現されるにとどまり、また文化や宗教の枠に阻まれて、人類全体の進路を決める大きな潮流をなすには至っていない。

「コスモス・ライブラリー」の創設には、東西・新旧の知恵の書の紹介を通じて、失われた〈コスモス〉の自覚を回復したい、様々な英知の合流した大きな潮流の形成に寄与したいという切実な願いがこめられている。そのような思いの実現は、いうまでもなく心ある読者の幅広い支援なしにはありえない。来るべき世紀に向け、破壊と暗黒ではなく、英知と洞察と深い慈愛に満ちた世界が実現されることを願って、「コスモス・ライブラリー」は読者と共に歩み続けたい。